职业教育智慧康养系列新形态教材

营养与健康

沧 州 医 学 高 等 专 科 学 校
中德诺浩（北京）教育科技股份有限公司 组编

主　编　于立博　宁波卫生职业技术学院
　　　　张雪莹　苏州卫生职业技术学院
副主编　李　旭　沧州医学高等专科学校
　　　　纪　艳　安徽医学高等专科学校
　　　　李淼淼　福建卫生职业技术学院
　　　　邹金梅　四川卫生康复职业学院
参　编　吴　楠　沧州医学高等专科学校
　　　　周　楠　山东药品食品职业学院
　　　　王国浩　福建卫生职业技术学院
　　　　孟　姣　曹妃甸职业技术学院
　　　　曾　璐　赣南卫生健康职业学院
　　　　汪晓稳　南京养老志愿服务联合会

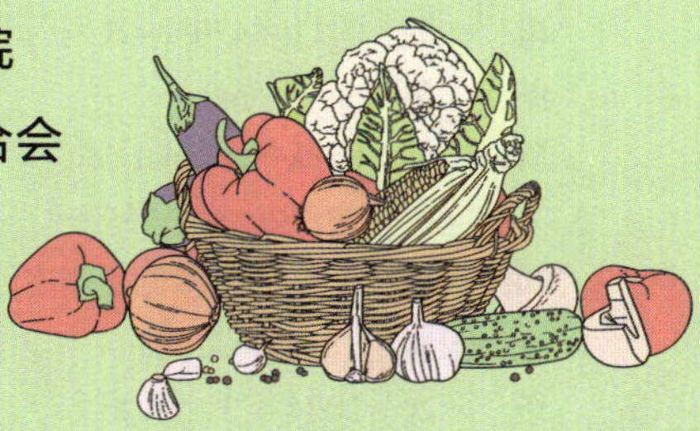

大连理工大学出版社

内容提要：

"合理营养，平衡膳食"的基础是满足人体各种营养素所需，各种营养素的来源是充足、均衡的食物供给。本教材旨在介绍"营养咨询、营养教育、慢性病营养防治、食谱编制"各个环节的相关概念、方法、技术，内容包括营养素的生理功能、各类食物营养价值、食物数据库及食品标签、生物活性物与健康调节、膳食调查与食谱编制、营养相关慢性病防治、常见疾病的临床营养管理等内容。

本教材可供高等职业院校临床医学、护理、健康管理、智慧健康养老服务与管理、现代家政服务与管理、医学营养等相关专业教学使用，也可作为健康管理师、养老护理员、公共营养师培训参考书目；同时，可供基层医疗卫生服务机构、健康管理机构、健康体检中心、养老服务机构等领域相关服务人员、技术人员在工作实践中参考使用。

图书在版编目(CIP)数据

营养与健康 / 于立博, 张雪莹主编. -- 大连：大连理工大学出版社, 2024.3

ISBN 978-7-5685-4527-3

Ⅰ. ①营… Ⅱ. ①于… ②张… Ⅲ. ①营养卫生－关系－健康－高等职业教育－教材 Ⅳ. ①R151.4

中国国家版本馆CIP数据核字(2023)第123210号

出 版 人 苏克治
策划编辑 赵晓艳 **责任编辑** 夏圆圆
责任校对 初 蕾 **封面设计** 方 茜

出版发行 大连理工大学出版社
地 址 大连市软件园路80号 **邮政编码** 116023
电 话 0411-84708842（发行） 0411-84708943（邮购）
邮 箱 dutp@dutp.cn
网 址 https://www.dutp.cn

印 刷 大连图腾彩色印刷有限公司印刷
幅面尺寸 185mm×260mm **印 张** 20.25 **字 数** 491千字
版 次 2024年3月第1版 **印 次** 2024年3月第1次印刷
书 号 978-7-5685-4527-3 **定 价** 89.00元

职业教育智慧康养系列新形态教材
专家指导委员会

主　任

徐国庆　华东师范大学职业教育与成人教育研究所所长

副主任

史国栋　常州大学原党委书记

尤　红　清华大学万科公共卫生与健康学院教授

刘　健　中国职业教育技术学会康养康育专委会执行主任
　　　　沧州医学高等专科学校党委书记

刘悫一　滨州职业学院党委书记

张立祥　山东中医药大学党委书记

委　员　(排名不分先后)

屠其雷　全国民政职业教育教学指导委员会智慧养老专委会秘书长
　　　　北京社会管理职业学院(民政部培训中心)老年福祉学院院长

洪　炜　北京大学医学人文研究院医学心理学系主任
　　　　临床心理研究中心主任

陈国忠　江苏医药职业学院党委书记

张隆海　山东理工职业学院院长

贾让成　宁波卫生职业技术学院原院长

张　晋　中国老龄产业协会老年宜居养生专业委员会主任
　　　　中国健康养老集团研究院院长

王　帅　宝石花医疗健康投资控股集团有限公司医养事业部部长

许　婕　中德诺浩(北京)教育科技股份有限公司董事长

教材编写委员会

序　言

PREFACE

自我国进入老龄化社会以来，老年人口规模和比例总体呈上升趋势，人口老龄化进程加速发展，高龄化趋势日益凸显。2020年到2030年将是我国老年人口增长最快的阶段，预计2030年老年人口总量将接近4亿。人口老龄化是我国实现第二个一百年奋斗目标征程中的重要国情，走出积极应对人口老龄化的中国道路，艰巨性和复杂性前所未有。党的十八大以来，党和国家领导人作出一系列重要指示，规划部署国家老龄事业发展和养老体系建设。在党的二十大报告和《中华人民共和国国民经济和社会发展第十四个五年规划和2035年远景目标纲要》中都作出专门部署。

随着中共中央办公厅、国务院办公厅印发《关于推进基本养老服务体系建设的意见》以及《国务院办公厅关于发展银发经济增进老年人福祉的意见》（国办发〔2024〕1号）等一系列重要政策陆续出台，我国养老服务体系全面优化，围绕满足老年群体的多样化需求，各级党委、政府加快构建新发展格局，着力推动高质量发展，也有效推动了养老服务高质量发展，主要体现在以下四个方面：一是养老服务着力点更加明晰，养老服务工作重点逐步聚焦扩大养老服务供给、增强护理服务、加强监管、提高服务质量等方面；二是发展内容更加追求质量，养老服务的发展重点逐步从追求“床位增长”向“提高内涵“的发展阶段转变，聚焦满足老年人急难愁盼的养老问题和提升老年人的服务满意度；三是医养结合服务体系更加健全，长期护理保险制度成为缓解失能老年人家庭照料负担、推动养老服务产业发展的重要途径；四是数字技术运用更加广泛，伴随着互联网信息技术快速发展，养老服务更加强调与数字技术的融合发展，养老服务适应数字化转型。

近年来，我国养老服务从政策到实践都取得了长足进展，但仍然面临发展不平衡、不充分的巨大挑战，其中一个重要体现来自专业服务人才方面。《中共中央 国务院 关于加强新时代老龄工作的意见》《“十四五”国家老龄事业发展和养老服务体系规划》等重大政策规划对加强养老服务人才队伍建设提出明确任务要求，民政部等12部门也联合印发了《关于加强养老服务人才队伍建设的意见》。挑战主要体现在以下几个方面：一是高技能人才缺乏，作为支撑老年人幸福晚年的重要力量，我国养老服务高素质专业人才队伍存在数量短缺、从业人员年龄偏大、年轻从业人员流失严重等问题；二是养老服务人员对新理念、新技术掌握有待提高，智慧养老等创新养老服务理念，物联网、大数据、人工智能等科技手段亟待行业从业者快速接受与掌握。此外，作为培养养老护理专业化人才的主要途径，当前各职业院校在养老护理专业群建设、优质教材与教学资源开发、教师团队建设等方面须补足短板，加快建设发展步伐以满足产业实际用人需求。

为满足国家战略下对高素质康养技能人才的迫切需求和职业院校高质量康养人才培养的需求，由沧州医学高等专科学校、滨州职业学院牵头，中德诺浩（北京）教育科技股份有限公司通过多元联动的创新机制，组建包括行、企/临床、校、研等在内的300余位专家的课程开发团队，编写这套“职业教育智慧康养系列新形态教材”，可谓正逢其时。

该系列教材从走出中国特色积极应对人口老龄化道路出发，聚焦国家养老服务体系建设，以产业发展为导向，以“对标国际职业技能标准，融合国家专业教学标准，对接企业岗位用人标准”为定位，在全面借鉴国际康养专业人才培养的理念、标准的基础上，融合教育部专业目录下相关专业的教学标准，对接国内相关有代表性、引导性企业的实际岗位的用人需求，提炼企业典型工作任务，将知识、技能、思政融为一体，以工作过程为导向、以典型任务为载体、以综合职业能力培养为目标，形成“岗课赛证”融通的新形态教材。我相信，这套教材的出版发行必将对提升我国养老服务职业教育人才培养水平、提高行业从业人员素质、推动养老服务专业知识普及、探索相关职业教育研究等方面发挥重要的作用。

风好正是扬帆时，奋楫逐浪天地宽。在党和国家的正确指引下，职教领域上下齐心协力，行业内外热情参与，我国养老服务职业教育人才培养正在向着高质量发展的目标迈步前进。真诚祝愿广大有志青年能够通过使用这套教材，充分领会最新养老服务理念，扎实掌握先进养老护理知识和技术技能，走进养老护理人才队伍，书写为老年人服务的工匠精神和大爱情怀，为我国老年人幸福生活贡献力量。

中国人民大学老年学研究所所长
中国老年学和老年医学学会副会长
民政部专家委员会委员

杜鹏

前 言

PREFACE

党的二十大明确提出，推进健康中国建设，把保障人民健康放在优先发展的战略位置。“健康中国，营养先行”，良好的营养状况对维护及保障国民健康起着举足轻重的作用。

“合理膳食，适当运动，戒烟限酒，心理平衡”是国际公认的健康四大基石。随着社会经济的快速发展，我国居民生活水平迅速提升，健康意识逐渐增强。我国拥有世界最多的老年人口，巨大的老年人群加剧了我国群体慢性病管理的负担。慢性病的控制管理重在预防，其中“合理营养，平衡膳食”是预防慢性病的关键。

大健康产业背景下，需要培养大量的康养类专业人才。但是，我国专业化、高素质康养类人才缺口巨大，成为制约产业发展的关键短板，也是影响人民生命健康和幸福生活的重要因素。而高品质教材的匮乏，也是导致人才培养不适应产业发展需要的重要原因之一。

综上所述，为了弥补高质量康养类人才缺口巨大这个短板，为我国健康事业提供强有力的人才和技能支撑，我们编写了这本职业教育新形态一体化教材。

本教材具备以下特点：

1. 对标国际理念，打造范式创新

本教材主要汲取国内外最新的膳食营养理论知识、实践技能，对照全国职业院校技能大赛标准，对营养照护及营养教育知识、技术的应用进行梳理，培养具备国际视野、适应未来康养教育新范式的创新人才。

2. 对接职教双标，“岗课赛证”融通

教材设计依据职业教育专业教学标准要求，以康养服务岗位“知识+技能+素养”为主导，以教育教学为中心，以营养咨询、膳食管理、食谱编制等职业技能鉴定评价标准为依据，通过“岗课赛证”融通，实现高质量人才培养目标。

3. 产教深度融合，创新教材形态

本教材集合多位国内医药卫生院校教授及知名行业专家共同编写，融合了健康管理与养老照护企业典型实践案例、创新教学模式与方法、产业前沿知识与先进技术，采用工作手册式教材形式、图文并茂设计，配套多样化数字资源，有效激发学生学习兴趣和创新潜能。

4. 坚持德育为先，德技并行兼修

本教材遵循职业教育的人才培养规律，坚持立德树人、德技并修，在内容编写中坚持正确的政治方向和价值导向，落实课程思政要求，弘扬敬畏生命、爱岗敬业、奉献社会的中华传统美德，培育劳模精神、劳动精神、工匠精神和人文关怀的素养。

本教材由于立博、张雪莹负责教材整体设计规划和具体审核修改。情境一中，张雪莹负责编写任务一和任务二，纪艳负责编写任务三，吴楠负责编写任务四，周楠负责编写任务五；情境二中，曾璐负责编写任务一，孟姣负责编写任务二；情境三中，张雪莹负责编写任务一、任务二和任务三；情境四中，于立博、李旭负责编写任务一，王国浩负责编写任务二；情境五中，汪晓稳负责编写任务一，孟姣负责编写任务二；情境六中，李森淼负责编写任务一，邹金梅负责编写任务二。此外，本教材在编写过程中还得到了行业、企业、职业院校等产、学、研各方面的专家、技术骨干的参与和支持，在此致以诚挚的谢意。

本教材可作为职业院校健康管理专业核心课程教材，也可作为相关康养类专业核心课程教材和拓展类课程教材使用，可供从事营养管理、健康管理、老年照护等技能培训人员学习和参考。

尽管我们在教材特色的建设方面做出了许多努力，但是由于编写团队水平有限，教材中仍可能存在一些疏漏和不妥之处，恳请各教学单位和读者在使用本教材时多提宝贵意见，以便我们不断完善。

教材编写组

目　录

CONTENTS

情境一　老年人健康咨询

情境二　老年人营养健康教育

情境三　老年人常见慢性病的饮食指导

情境四　老年人膳食营养指导

情境五　常见食品安全问题的预防管理

情境六　老年人常见疾病的临床营养管理

情境一
老年人健康咨询

情境介绍

本情境包括能量和宏量营养素与人体健康认知、微量营养素和水与人体健康认知、食物营养价值评价、食物生物活性物与健康调节、食物成分数据库及食品标签应用五项任务。

能量和宏量营养素与人体健康认知任务涵盖营养和营养素的基本知识、能量、蛋白质、脂肪、碳水化合物、膳食纤维与人体健康等知识；微量营养素和水与人体健康认知任务涵盖矿物质、维生素、水与人体健康等知识；食物营养价值评价任务涵盖动物性食物、植物性食物、各类常见加工食品的营养价值评价等知识；食物生物活性物与健康调节任务涵盖食物中常见生物活性物与人体健康关系等知识；食物成分数据库及食品标签应用任务涵盖食物成分数据库及食品标签的正确使用等知识。

情境目标

- 能够根据能量和营养素与人体健康的知识为特定人群进行营养素摄入指导，避免营养素缺乏。
- 能够根据食物营养价值评价知识指导食物的科学选择和合理搭配。
- 能够根据生物活性物知识正确地选择和使用相关食物。
- 能够正确使用食物成分数据库、解读食品标签。

任务一　能量和宏量营养素与人体健康认知

任务二　微量营养素和水与人体健康认知

任务三　食物营养价值评价

任务四　食物生物活性物与健康调节

任务五　食物成分数据库及食品标签应用

任务一　能量和宏量营养素与人体健康认知

任务导入

场景：某医院营养门诊

人物：李奶奶、营养师小张

情节：某医院营养门诊，68岁的李奶奶认为“有钱难买老来瘦”，老年人越瘦越健康，所以她严格控制饮食，日常饮食以素食为主，常吃清粥小菜，很少吃肉类等荤食，体检时发现身高162 cm，体重44 kg，面色苍白，精神欠佳，血浆白蛋白32 g/L，营养师小张需要为其进行膳食指导。如果你是小张，该如何做？

任务目标

- 能根据营养、营养素、宏量营养素、微量营养素的概念，熟悉老年人能量不足和过量的危害，完成宏量营养素和能量对老年人身体健康具有哪些重要意义的健康教育。
- 能根据宏量营养素的生理功能、营养价值评价、良好食物来源、缺乏及过量的危害，结合老年人身体状况及个人诉求，完成对老年人合理补充宏量营养素的膳食指导。

任务实施

（一）能量、蛋白质与人体健康认知

1.知识学习

（1）基本概念

1）营养

营养（Nutrition）是指机体从外界摄取食物，经过体内的消化、吸收和（或）代谢后，或参与构建组织器官，或满足生理功能和体力活动需要的必要的生物学过程。

2)营养素

营养素(Nutrient)是指为维持机体繁殖、生长发育和生存等一切生命活动和过程,需要从外界环境中摄取的物质。来自食物的营养素种类繁多,人类所需大约有40种,根据其化学性质和生理作用分为七大类,即蛋白质(Protein)、脂类(Lipids)、碳水化合物(Carbohydrate)、矿物质(Mineral)、维生素(Vitamin)、水(Water)和膳食纤维(Diet Fiber)。根据人体的需要量或体内含量多少,可将营养素分为宏量营养素(Macronutrients)和微量营养素(Micronutrients)。

3)营养学

营养学(Nutriology)是研究营养与健康之间相互关系,机体营养代谢、需求和来源的一门学科。

4)营养性疾病

营养性疾病(Nutrition-Related Disease)是指因体内某种或几种营养素过多或过少,不能适应生理需要量,营养素之间相互比例不平衡和以营养因素为主要病因、营养疗法为主要治疗手段的一些疾病。最常见的营养性疾病是营养不良(Malnutrition),在发展中国家主要表现为营养低下(Under-Nutrition),在发达国家则以营养过剩(Over-Nutrition)和营养失调为主。我国居民目前的营养状况是既有营养低下,又有营养过剩,并且二者都将长期存在。

(2)营养素分类

1)宏量营养素

宏量营养素是人体需要量较大的营养素,包括碳水化合物、脂类和蛋白质,这三种营养素经体内氧化后可以释放能量,故又称为产能营养素(Calorigenic Nutrients)。碳水化合物是机体的主要能量来源,成年人所需能量的50%~65%应由食物中的碳水化合物提供。脂肪作为能源物质在体内氧化时释放的能量较多,可在机体内大量储存。一般情况下,人体主要利用碳水化合物和脂类氧化供能,在机体能源物质供应不足时,蛋白质也可氧化分解提供能量。

2)微量营养素

微量营养素是人体需要量相对较少的营养素,包括矿物质和维生素。矿物质根据在体内的含量不同可分为常量元素(Macroelements)和微量元素(Microelements)。维生素根据其溶解性可分为脂溶性维生素(Lipid-Soluble Vitamins)和水溶性维生素(Water-Soluble Vitamins)。

3)水

水不仅构成身体成分,还具备调节生理功能的作用。人体离不开水,一旦失去体内水分的10%,生理功能即会发生严重紊乱;失去体内水分的20%,很快就会死亡。

4)膳食纤维

膳食纤维指人体不能消化吸收的多糖和木质素,虽然不能为人体提

微课 膳食纤维的生理功能

供能量，也不构成人体成分，但是在人体生理功能调节中发挥十分重要的作用，因此被列为人体必需的第七大营养素。人体所需的营养素如图1-1-1所示。

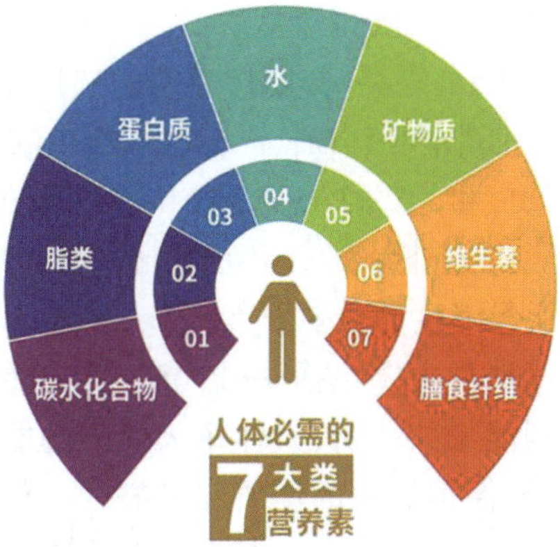

图1-1-1 人体所需的营养素

(3)能量的基本知识

能量(Energy)是维持生命活动的基本条件，能量的摄入与消耗是否平衡直接影响其他营养素的代谢与身体健康。人体所需的能量来自食物中的碳水化合物、脂肪和蛋白质。这些物质在体内经生物氧化释放的能量一部分用于维持体温并向外散发，另一部分形成三磷酸腺苷(Adenosine Triphosphate, ATP)，ATP在生理条件下释放出能量供机体各种生命活动所需。

1)能量单位与能量系数

①能量单位

国际上通用的能量单位是焦(Joule，J)，1 J即1牛顿的力使1 kg的物体移动1 m所消耗的能量。过去以卡(Calorie, cal)为单位，1 cal是指1 g水从15 ℃升高到16 ℃所吸收的能量。目前营养学上常用千焦(kJ)或兆焦(MJ)作为能量单位。焦与卡之间的换算关系如下：

1卡(cal)＝4.184焦(J)

1千卡(kcal)＝4.184千焦(kJ)

1千焦(kJ)＝0.239千卡(kcal)

1兆焦(MJ)＝239千卡(kcal)

②能量系数

1 g产能营养素在体内完全氧化产生的能量值称为能量系数、生热系数或热能系数。由于碳水化合物、脂肪和蛋白质三种产能营养素在消化过程中不能完全被消化吸收，特别是蛋白质可产生一些不能继续分解利用的含氮化合物，如尿素、肌酐、尿酸等。因此，在营养学中产能营养素实际的能量系数是经换算得到的，碳水化合物、脂肪、蛋白质的能量系数分别为16.7 kJ/g(4.0 kcal/g)、37.6 kJ/g(9.0 kcal/g)、16.7 kJ/g(4.0 kcal/g)。

混合食物按其不同产能营养素的构成比计算其所含的总能量。因此，食物产热能力的强弱，取决于食物的构成。例如，含脂肪多的食物，其产热能力较强。在日常生活中摄入能量的高低，还取决于膳食中产热营养素的浓度。例如，肥肉比瘦肉的脂肪浓度高，乳酪中蛋白质的浓度比鲜奶的高，因此肥肉和乳酪的产热量也相对高；蔬菜和水果中含纤维素和水分较多而脂肪和蛋白质的浓度相对低，故产热量少。有学者把食物分成高能量、中等能量与低能量等类别，以指导人们选择食物。

除了碳水化合物、脂肪和蛋白质，酒精性饮料中的乙醇也可产生能量，1 g乙醇在体内产生的能量为29.3 kJ(7.0 kcal)。乙醇在体内氧化产生的能量只以热的形式出现，并向外界散发，不能用于机体做功，故又称为空热。

2)决定人体的能量消耗的主要因素

通常人体的能量消耗主要包括基础代谢、体力活动和食物的热效应三个方面。为了达到能量的平衡，人体每天摄入的能量应能满足这三个方面的需要，这样才能保持健康的体质和良好的工作效率。对于孕妇应包括子宫、乳房、胎盘、胎儿的生长及体脂储备所需的能量；哺乳期妇女应包括合成乳汁的能量；婴幼儿、儿童、青少年应包括生长发育的能量需要；创伤病人康复期间等也需要能量。

①基础代谢

基础代谢(Basal Metabolism，BM)是指人体在适宜的环境温度(18~25 ℃)、空腹(禁食12 h后)、清醒而安静的状态下维持最基本的生命活动所需的能量。此时能量仅用于维持体温、呼吸、血液循环及其他器官的生理需要。为了确定基础代谢的能量消耗(Basic Energy Expenditure，BEE)，首先应测定基础代谢率(Basal Metabolic Rate，BMR)。基础代谢率是指人体处于基础代谢状态下，每小时每平方米体表面积(或每千克体重)的能量消耗。其单位为：kcal(kJ)/(m^2·h)。正常情况下，人体的基础代谢率比较稳定。在相同年龄、性别、体重的正常成年人中，85%的基础代谢率在正常平均值±10%以内。

影响人体基础代谢的七个因素

②体力活动

体力活动的能量消耗(the Thermic Effect of Exercise，TEE)是指各种体力活动所消耗的能量，在通常情况下，各种体力活动所消耗的能量占人体总能量消耗的15%~30%。这部分能量消耗变化最大，也是人体控制能量消耗，保持能量平衡，维持健康最重要的部分。影响体力活动能量消耗主要有体型、体重、体力活动三方面的因素。肌肉越发达者，活动时消耗能量越多；体重越大者，做相同的运动所消耗的能量越多；体力活动的强度越大、时间越长，消耗能量越多；对体力活动越不熟练者消耗能量越多。其中体力活动强度对能量代谢的影响最为显著。

国际上身体活动强度的通用单位是能量代谢当量(Metabolic Equivalence of Energy，MET)，1 MET相当于能量消耗为1 kcal/(kg·h)或消耗3.5 mL O_2/(kg·min)的活动强度。身体活动强度一般以7~9 MET为高强度身体活动，3~6 MET为中等强度身体活动，1.1~2.9 MET为低等强度身体活动。常见身体活动强度和能量消耗见表1-1-1。

表 1-1-1 常见身体活动强度和能量消耗

活动项目	具体内容	代谢当量(MET)	千步当量	能量消耗/[kcal/(标准体重·10 min)]	
				男(66 kg)	女(56 kg)
家务活动	收拾餐桌(走动),做饭	2.5	4.5	27.5	23.3
	手洗衣服	3.3	6.9	36.3	30.8
	扫地、拖地板、吸尘	3.5	7.5	38.5	32.7
步行	慢速(3 km/h)	2.5	4.5	27.5	23.3
	中速(5 km/h)	3.5	7.5	38.5	32.7
	快速(5.5~6 km/h)	4.0	9.0	44.0	37.3
跑步	走跑结合(慢跑少于10 min)	6.0	15.0	66.0	56.0
	慢跑(一般)	7.0	18.0	77.0	65.3
球类	乒乓球	4.0	9.0	44.0	37.3
	篮球(一般)	6.0	15.0	66.0	56.0
	排球(一般)	3.0	6.0	33.0	28.0
	羽毛球(一般)	4.5	10.5	49.5	42.0
	网球(一般)	5.0	12.0	55.0	46.7
	保龄球	3.0	6.0	33.0	28.0
游泳	爬泳(慢)、自由泳、仰泳	8.0	21.0	88.0	74.7
	蛙泳(一般速度)	10.0	27.0	110.0	93.3
其他	俯卧撑、舞蹈(中速)	4.5	10.5	49.5	42.0
	健身操(轻或中等强度)	5.0	12.0	55.0	46.7
	太极拳	3.5	7.5	38.5	32.7
	跳绳中速(一般)	10.0	27.0	110.0	93.3

注:1 MET=l kcal/(kg·h);0~3 MET为低强度,3~6 MET为中等强度,7~9 MET为高强度,10~11 MET为极高强度;千步当量数:进行相应活动项目1 h相当的千步数。

③食物的特殊动力作用

食物的特殊动力作用(Specific Dynamic Action, SDA)是指人体在摄食过程中,需要额外消耗能量对食物中营养素进行消化、吸收、代谢转化等,这种因摄食而引起的能量的额外消耗也称食物的热效应(Thermic Effect of Food, TEF)。食物的特殊动力作用因食物成分而异,摄入蛋白质可增加20%~30%,碳水化合物为5%~10%,脂肪为0%~5%,三者的混合膳食增加能量消耗约占基础代谢的10%。此外,食物的特殊动力作用与进食量和进食频率也有关,吃得越多、越快,能量消耗也越多。TEF在进食

温馨提示

○怀孕后女性身体的新陈代谢会发生改变，与没怀孕时相比，既要负担自身生殖器官的生长发育，还要负担胎儿生长发育所需的营养物质，因此在孕期必须适当补充能量。孕期能量摄入多少直接影响孕妇体重，体重过轻会导致胎儿和孕妇营养不良、贫血等，甚至可能导致流产。

后2 h左右达到高峰，3~4 h后恢复正常。

④生长发育的能量消耗

对于正处于生长发育的儿童，能量的消耗还应包括生长发育所需的能量。按每千克体重计算，新生儿比成人多消耗2~3倍的能量；3~6个月的婴儿，每天所摄入能量的15%~23%被机体用于生长发育的需要而被保留在体内。研究表明，每增加1 g新组织约需要20 kJ（4.78 kcal）的能量。孕妇，特别是怀孕中后期的孕妇也要考虑这部分的能量消耗。

3）人体能量需要量的确定

能量需要量（Estimated Energy Requirement，EER）是指能长期保持良好的健康状态，维持良好的体型、机体构成及理想活动水平的个体或人群，达到能量平衡时所需要的膳食能量摄入量。人群的能量推荐摄入量（RNI）与其他营养素不同，可以直接等同于该人群的能量平均需要量（EAR）。确定EER时，需要充分考虑性别、年龄、体重、身高、体力活动和生长发育等因素。对于孕妇和哺乳期妇女而言，EER还应该包括胎儿组织生长、泌乳过程的能量需要量。

①基础能量消耗计算法

能量推荐摄入量是以估算BEE为重要基础，再与身体活动水平（Physical Activity Level，PAL）的乘积来估算成年人TEE，推算出成人的EER。

WHO建议的推算BEE的公式是Schofield公式。按照此公式计算，中国人的基础代谢普遍偏高，且我国尚缺乏人群基础代谢的研究数据，中国营养学会建议将18~59岁人群按此公式计算的结果减去5%，作为该人群的基础代谢能量消耗参考值。按体重计算基础能量消耗的公式见表1-1-2。

表1-1-2　按体重计算基础能量消耗的公式

年龄/岁	男		女	
	kcal/d	MJ/d	kcal/d	MJ/d
18~30	15.057*W*+692.2	0.063*W*+2.89	14.818*W*+486.6	0.062*W*+2.03
30~60	11.472*W*+873.1	0.048*W*+3.65	8.126*W*+845.6	0.034*W*+3.53
>60	11.711*W*+587.7	0.049*W*+2.46	9.082*W*+658.5	0.038*W*+2.75

注：*W*为体重（kg）。

人体活动水平或劳动强度的大小直接影响着机体能量需要量。中国营养学会专家委员会将中国人群成人身体活动强度分为三级，即轻体力活动水平（PAL 1.50）、中等体力活动水平（PAL 1.75）和重体力活动水平（PAL 2.00）（表1-1-3），对有明显的体育运动或重体力休闲活动者，PAL增大0.30。

表1-1-3 中国营养学会建议的中国成年人身体活动水平分级

活动水平分级	PAL	生活方式	从事的职业或人群
轻度	1.50	静态生活方式/坐位工作，有时需走动或站立，很少或没有重体力的休闲活动	办公室职员、精密仪器机械师、实验室助理、司机、学生、装配线工人
中等	1.75	主要是站着或走着工作	家庭主妇、销售人员、侍应生、机械师、交易员
重度	2.00	重体力职业工作或重体力休闲活动方式；体育运动量较大或重体力休闲活动次数多且持续时间较长	建筑工人、农民、林业工人、矿工、运动员

注：有明显体育运动量或重体力休闲活动者(每周4~5次，每次30~60 min)，PAL增大0.3。

由于基础代谢率随着年龄增长而降低，中国营养学会对50岁以上的人群各PAL组的基础能量消耗进行了调整，较18~49岁人群组BEE下调5%(按照千克体重计)，见表1-1-4。

表1-1-4 中国18~79岁成年人能量需要量

性别	年龄/岁	体重/kg	基础能量消耗(BEE)		轻体力活动水平(PAL 1.5)	中体力活动水平(PAL 1.75)	重体力活动水平(PAL 2.0)
			kcal/d	kcal/kg	EER/($kcal \cdot d^{-1}$)	EER/($kcal \cdot d^{-1}$)	EER/($kcal \cdot d^{-1}$)
男性	18~49	66	1 500	22.7	2 250	2 600	3 000
	50~64	65	1 400	21.5	2 100	2 450	2 800
	65~79	63	1 350	21.4	2 050	2 350	—
女性	18~49	56	1 200	21.4	1 800	2 100	2 400
	50~64	58	1 170	20.1	1 750	2 050	2 350
	65~79	55.5	1 120	20.1	1 700	1 950	—

注：“—”表示未制定参考值。

②膳食调查法

对于身体健康者，在食物供应充足、体重不发生明显变化时，其能量摄入量基本上可反映能量需要量。一般情况下，可以通过5~7 d的膳食调查，借助食物成分表和食物成分分析软件等工具计算出平均每日膳食中三大产热营养素摄入量，结合调查对象的营养状况，间接估算出每日的能量需要量。

4)能量的食物来源及参考摄入量

人体所需能量的来源是食物中的碳水化合物、脂类、蛋白质。这三种营养素在各类食物中普遍存在。谷薯类食物含碳水化合物较多，是最经济的膳食能量来源；油料植物富含脂肪；动物性食物一般比植物性食物含更多的脂肪和蛋白质，但大豆和硬果类例外，它们含丰富的油脂和蛋白质；蔬菜和水果含能量较少。

正常人体能量的需要量与年龄、性别、体力活动等因素相关，中国营养学会在2013年制定的《中国居民膳食营养素参考摄入量》中，对各年龄人群、同一性别不同活动强度人群的能量摄入量均做出了具体的推荐。

碳水化合物、脂类和蛋白质在体内都有其特殊的生理功能，并且相互影响，如碳水化合物可转化为脂肪、碳水化合物和脂肪对蛋白质的节约作用等。因此，三者在总能量供给中应有一个恰当的比例，根据我国居民以植物性食物为主、动物性食物为辅的饮食习惯，成人碳水化合物占总能量供给量的50%~65%，脂肪占20%~30%，蛋白质占10%~15%为宜。年龄越小，蛋白质及脂肪供能占的比例越应适当增大。成人脂肪摄入量一般不宜超过总能量的30%。

5）能量与健康

能量是否平衡与人体健康有着密切的关系。由于饥饿或疾病等原因，导致能量摄入不足，可造成体力下降、工作效率低下。此外，能量摄入不足造成脂肪贮存过少，身体对环境的适应能力和抗病能力也因此而下降。女性体重太低，会导致性成熟延迟、生产低体重婴儿；年老人能量摄入不足，会增加营养不良的危险。相反，能量摄入过剩，则会主要以脂肪的形式在体内贮存起来。若长期能量摄入过剩，会使人发胖，增加患心脑血管疾病、糖尿病、脂肪肝等疾病的危险性，对身心健康不利。

评价成人能量营养状态最常用的指标是体质指数（Body Mass Index，BMI）。BMI的计算公式为：BMI=体重（kg）/[身高（m）]^2，中国成人的判断标准为：BMI<18.5为过轻体重，BMI为18.5~23.9为标准体重，BMI为24~28为超重，BMI>28为肥胖。

（4）蛋白质的基本知识

1）蛋白质的生理功能

蛋白质是一切生命的物质基础，是人体最重要的营养素之一，与人体的生长发育和健康有着密切的关系。高蛋白质食物（示例）如图1-1-2所示。

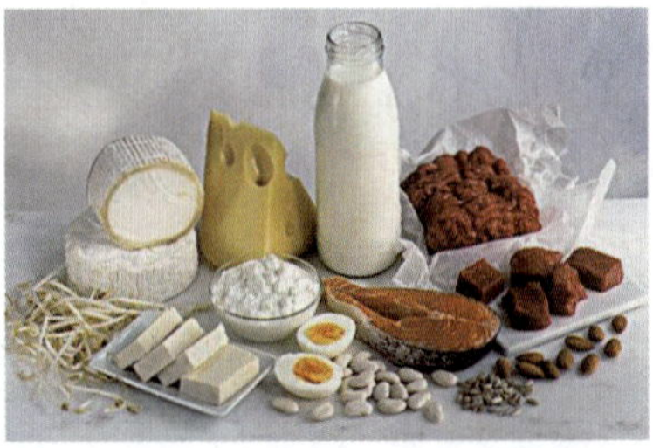

图1-1-2 高蛋白质食物（示例）

①构成人体组织成分

正常成人体内16%~19%是蛋白质。每个有生命的细胞和所有体液（除了胆汁和尿）都含有蛋白质。人体内的蛋白质始终处于不断地分解又不断地合成的动态平衡之中，以达到不断地更新和修复组织蛋白的目的。

蛋白质对生长发育期的儿童尤为重要。身体创伤后也需要蛋白质作为修复材料。

②构成体内各种重要的生理活性物质

蛋白质是生命的物质基础，是生命存在的一种形式。蛋白质参与构成的酶、激素、抗体等对于调节体内的代谢反应、维持内环境的稳定、提高机体免疫力以抵御外来微生物及其他有害物质的入侵等都具有重要意义。细胞膜和血液中的蛋白质担负着各类物质的运输和交换；体液内可溶性且可离解为阴、阳离子的蛋白质维持着体液的渗透压和酸碱度的稳定；血液的凝固、视觉的形成、人体的运动等等，无一不与蛋白质有关。

③供给能量

蛋白质是人体的三大产能营养素之一，蛋白质的能量系数是4 kcal/g（16.7 kJ/g）。但是，供给能量是蛋白质的次要功能。当体内碳水化合物、脂肪充足时，蛋白质的这种功能可以被代替。

④合成体内其他的含氮物质的前体

合成碱基、肌酸、肉碱等都需要氨基酸作为原料。

⑤肽、氨基酸特有的生理功能

近些年的研究使我们对蛋白质的生理功能的认识进入了一个新的阶段，即从蛋白质、肽和氨基酸三个不同层次认识蛋白质的生理功能。这些特有的生理功能，在产品开发及临床健康方面的研究和应用，都引起了一定的关注。

肽是蛋白质的次级水解产物，主要生理功能有：参与机体的免疫调节，促进矿物质吸收，清除自由基，调节血压等。

氨基酸在营养健康和临床应用中的各种特有的生理功能也日益受到广泛关注。例如赖氨酸可促进钙吸收，提高胃液分泌，利尿，加速疱疹感染康复；色氨酸可改善睡眠；组氨酸可促进铁吸收，降低胃液酸度，减少妊娠期呕吐等；牛磺酸与生长、视力、心、脑功能改善有关；精氨酸具有免疫调节功能，抑制肿瘤生长转移功能等。

2）氨基酸的分类

蛋白质组成的基本单位是氨基酸。不同的蛋白质中含有氨基酸的种类、数量和排列顺序不同，就构成了无数种功能各异的蛋白质，形成了丰富多彩的生物世界。构成人体蛋白质的氨基酸有20种。

氨基酸模式

①必需氨基酸（Essential Amino Acid）

必需氨基酸是指人体不能合成或合成速度不能满足机体需要，必须从食物中直接获得的氨基酸。成人的必需氨基酸有8种：异亮氨酸（Ile）、亮氨酸（Leu）、赖氨酸（Lys）、蛋氨酸（Met）、苯丙氨酸（Phe）、苏氨酸（Thr）、色氨酸（Trp）和缬氨酸（Val）。婴儿体内合成组氨酸（His）的能力弱，故婴儿的必需氨基酸还包括组氨酸。

②半必需氨基酸（Semi Essential Amino Acid）

半胱氨酸和酪氨酸在体内分别由蛋氨酸和苯丙氨酸转变而成，如果膳食中能直接提供这两种氨基酸，则人体对蛋氨酸和苯丙氨酸的需要可分别减少30%和50%。所以将半胱氨酸和酪氨酸这类可减少人体对某些必需氨基酸需要量的氨基酸，称为半必需氨基酸，也称为条件必需氨基酸(Conditionally Essential Amino Acid)。在计算食物必需氨基酸组成时，往往将半胱氨酸和蛋氨酸、苯丙氨酸和酪氨酸合并计算。其余9种氨基酸，人体自身可以合成以满足机体需要，故称非必需氨基酸(Nonessential Amino Acid)。

③限制氨基酸(Limiting Amino Acid)

食物蛋白质中一种或几种必需氨基酸相对含量较低，导致其他的必需氨基酸在体内不能被充分利用而浪费，造成其蛋白质营养价值降低，这些含量相对较低的必需氨基酸称为限制氨基酸。其中含量最低的称为第一限制氨基酸，余者以此类推。植物性蛋白往往相对缺少赖氨酸、蛋氨酸、苏氨酸和色氨酸等必需氨基酸，故其营养价值相对较低。

蛋白质互补作用

3)蛋白质的消化、吸收和代谢

膳食中的蛋白质消化从胃开始。胃酸可以使蛋白质变性，破坏其空间结构以利于酶发挥作用，还可激活胃蛋白酶分解蛋白质。蛋白质消化吸收的主要场所在小肠。由胰腺分泌的胰蛋白酶(Trypsin)和糜蛋白酶(Chymotrypsin)使蛋白质在小肠中被分解为氨基酸、部分二肽和三肽，在小肠黏膜刷状缘中肽酶的作用下，进入黏膜细胞，进一步分解为氨基酸单体。被吸收的氨基酸通过黏膜细胞进入肝门静脉，被运送到肝脏和其他组织或器官后被利用。也有少数蛋白质大分子和多肽可被直接吸收。

氨基酸通过小肠黏膜细胞的过程是由三种主动运输系统来进行的，它们分别转运中性、酸性和碱性氨基酸。具有相似结构的氨基酸在共同使用同一种转运系统时，相互间具有竞争机制，肠道能按食物中氨基酸的含量比例进行吸收，含量高的氨基酸相应地被吸收得多一些。如果膳食中过多地摄入某种氨基酸，会造成同类型的其他氨基酸吸收减少。如亮氨酸、异亮氨酸和缬氨酸有共同的转运系统，若亮氨酸过多，异亮氨酸和缬氨酸吸收就会减少，从而导致食物蛋白质的营养价值的下降。

肠道中被消化吸收的蛋白质，不仅仅来自食物，也有部分来自脱落的肠道黏膜细胞和消化液等，每天约有70 g，其中大部分可被消化和重吸收，未被吸收的则由粪便排出体外，这种蛋白质称内源性氮或粪代谢氮。

存在于人体各组织、器官和体液中的游离氨基酸统称为氨基酸池(Amino Acid Pool)。氨基酸池中的游离氨基酸除了来自食物，大部分来自于体内蛋白质的分解产物。这些氨基酸少数用于合成体内含氮化合物，多数被用来重新合成人体蛋白质，以达到机体蛋白质的不断更新和修复。未被利用的氨基酸，则经代谢转变成尿素、氨、尿酸和肌酐等，由尿排出体外，或转化为糖原和脂肪。所以，由尿排出的氮，也包括食物氮和内源性氮。

氮平衡

机体每天由于皮肤、毛发和黏膜的脱落、妇女月经期的失血以及肠道菌体死亡排出等，损失约20 g蛋白质，这种氮排出是机体不可避免的氮消耗，称为必要的氮损失(Obligatory Nitrogen Losses)。当膳食中的碳水化合物和脂肪不能满足机体能量需要或蛋白质摄入过多时，蛋白质才被用来作为能源或转化为碳水化合物和脂肪。

4)食物蛋白质营养价值评价

评价食物蛋白质的营养价值，对于鉴定食物品质，研究和开发新的食物资源，指导人群膳食等方面都是十分必要的。营养学上主要通过食物蛋白质的含量、被消化吸收的程度和被人体利用程度三方面评价食物蛋白质的营养价值。

①蛋白质含量

蛋白质含量是食物蛋白质营养价值的基础。一般使用微量凯氏(Micro-Kjeldahl)定氮法测定食物中的氮含量，再乘以由氮换算成蛋白质的换算系数，就可得到食物蛋白质的含量。大多数蛋白质的含氮量相当接近，平均约为16%，其倒数即6.25，即由氮计算蛋白质的换算系数是6.25。

一般动物性食物的蛋白质含量比植物性食物多，植物性食物中大豆类蛋白质含量较高。如：每100 g食物中，肉类含蛋白质10~20 g，鱼类含15~20 g，全蛋含13~15 g，豆类含20~30 g，谷类含8~12 g，蔬菜、水果含1~2 g。

②蛋白质真消化率(True Digestibility)

蛋白质真消化率反映了蛋白质在消化道内被分解的程度，同时还反映了消化后的氨基酸和肽被吸收的程度。蛋白质的真消化率越高，被机体吸收利用的可能性越大，营养价值也越高。一般来说，动物性食物中的蛋白质真消化率高于植物性食物，但经过加工后植物蛋白质的真消化率可适当提高，如整粒大豆的蛋白质真消化率为60%，做成豆腐、豆浆后可提高到90%。蛋白质在煮熟后真消化率会得到提高，如乳类为98%，肉类为93%，蛋类为98%，米饭为82%。

测定蛋白质真消化率时，无论以人或动物为实验对象，都必须检测实验期内摄入的食物氮、排出体外的粪氮和粪代谢氮，再用下列公式计算。粪代谢氮，是在实验对象完全不摄入蛋白质时，粪中的含氮量。成人24 h内粪代谢氮一般为0.9~1.2 g。食物蛋白质真消化率的计算公式为：

$$\text{蛋白质真消化率}(\%)=\frac{\text{食物氮}-(\text{粪氮}-\text{粪代谢氮})}{\text{食物氮}}$$

几种食物蛋白质真消化率见表1-1-5。

表1-1-5　几种食物蛋白质真消化率

食物	真消化率/%	食物	真消化率/%	食物	真消化率/%
鸡蛋	97	大米	87	大豆粉	86
牛奶	95	面粉(精制)	96	菜豆	78
肉、鱼	94	燕麦	86	花生酱	95
玉米	85	小米	79	花生	94
豆子	78	黑小麦	90	—	—

在实际应用中，往往不考虑粪代谢氮。这样不仅实验方法简便，而且因所测得的结果比真消化率要低，具有一定安全性。这种消化率即表观消化率(Apparent Digestibility)。

③蛋白质生物学价值与利用率

A. 蛋白质生物学价值(Biological Value，BV)简称生物价，是指蛋白质经过消化吸收后，进入机体可以储留和利用的部分，是反映蛋白质的生物利用程度的指标，用被机体利用的蛋白质量与消化吸收的食物蛋白质量的比值的100倍表示。生物价越高，被利用的程度越高，最大值为100。生物价的计算公式为：

$$生物价=\frac{储留氮}{吸收氮}\times 100$$

吸收氮=食物氮-(粪氮-粪代谢氮)

储留氮=吸收氮-(尿氮-尿内源性氮)

尿氮和尿内源性氮的检测原理和方法与粪氮、粪代谢氮一样。生物价对指导肝、肾病人的膳食很有意义。生物价越高，表明食物蛋白质中氨基酸主要用来合成人体蛋白，极少有过多的氨基酸经肝、肾代谢而释放能量或由尿排出多余的氮，肝肾的负担就越低。

B. 蛋白质净利用率(Net Protein Utilization，NPU)，是反映食物中蛋白质被利用的程度，即机体利用的蛋白质占食物中蛋白质的百分比。它包含了食物蛋白质的消化和利用两个方面，因此更为全面。蛋白质净利用率的计算公式为：

$$蛋白质净利用率=消化率\times 生物价=\frac{储留氮}{食物氮}\times 100\%$$

C. 蛋白质功效比值(Protein Efficiency Ratio，PER)，是用处于生长阶段中的幼年动物(一般用刚断奶的雄性大白鼠)在实验期内，其体重增加和摄入蛋白质的量的比值来反映蛋白质的营养价值的指标。实验时，饲料中被测蛋白质是唯一蛋白质来源，占饲料的10%，实验期为28 d。由于实验中蛋白质主要被用来提供生长的需要，所以该指标被广泛用来作为婴幼儿食品中蛋白质的评价指标。蛋白质功效比值的计算公式为：

$$蛋白质功效比值=\frac{动物体重增加(g)}{摄入食物蛋白质(g)}$$

同一种食物，在不同的实验条件下，所测得的功效比值往往有明显差异。为了使实验结果具有一致性和可比性，实验时，用标化酪蛋白为参考蛋白设对照组，无论酪蛋白质组的功效比值为多少，均应换算为2.5。所以被测蛋白质的功效比值的计算公式为：

$$被测蛋白质功效比值=\frac{实验组功效比值}{对照组功效比值}\times 2.5$$

D. 氨基酸评分(Amino Acid Score，AAS)也叫蛋白质化学评分(Chemical Score)，是目前被广泛采用的一种评价方法。该方法是用被测食物蛋白质的必需氨基酸评分模式(Amino Acid Scoring Pattern)和推荐的理想模式或参考蛋白的模式进行比较,因此可以反映蛋白质构成和利用的关系。不同年龄的人群,其氨基酸评分模式不同;不同的食物,其氨基酸评分模式也不相同。氨基酸评分分值为食物蛋白质中的必需氨基酸和参考蛋白或理想模式中相应的必需氨基酸的比值。氨基酸评分的计算公式为:

$$氨基酸评分=\frac{被测蛋白质每克氮(或蛋白质)中氨基酸量(mg)}{参考蛋白质中每克氮(或蛋白质)中氨基酸量(mg)}$$

不同人群需要的氨基酸评分模式见表1-1-6。

表1-1-6 不同人群需要的氨基酸评分模式 mg/g蛋白质

年龄/岁	1以下	1~2	3~10	11~14	15~17	18及以上
组氨酸	20	18	16	16	16	15
异亮氨酸	32	31	31	30	30	30
亮氨酸	66	63	61	60	60	59
赖氨酸	57	52	48	48	47	45
蛋氨酸+半胱氨酸	28	26	24	23	23	22
苯丙氨酸+酪氨酸	52	46	41	41	40	38
苏氨酸	31	27	25	25	24	23
缬氨酸	43	42	40	40	40	39
色氨酸	8.5	7.4	6.6	6.5	6.3	6.0

确定某一食物蛋白质氨基酸评分,需要先计算被测蛋白质每种必需氨基酸的评分值;再在计算结果中,找出最低的必需氨基酸(第一限制氨基酸)评分值,即该蛋白质的氨基酸评分。

几种常见食物的蛋白质氨基酸评分见表1-1-7。

表1-1-7 几种常见食物的蛋白质氨基酸评分

食物	BV	NPU/%	PER	AAS
全鸡蛋	94	84	3.92	1.06
全牛奶	87	82	3.09	0.98
鱼	83	81	4.55	1.00
牛肉	74	73	2.30	1.00
大豆	73	66	2.32	0.63
精制面粉	52	51	0.60	0.34
大米	63	63	2.16	0.59
土豆	67	60	—	0.48

氨基酸评分的方法比较简单，缺点是没有考虑食物蛋白质的消化率。为此，美国联邦食品药品监督管理局(Food and Drug Administration，FDA)通过了一种新的方法——经消化率校正的氨基酸评分(Protein Digestibility Corrected Amino Acid Score，PDCAAS)。这种方法可替代蛋白质功效比值PER，对孕妇和1岁以下婴儿以外的所有人群的食物蛋白质进行评价。PDCAAS的计算公式为：

PDCAAS=氨基酸评分×真消化率

几种食物蛋白质的PDCAAS见表1-1-8。

表1-1-8 几种食物蛋白质的PDCAAS

食物蛋白来源	PDCAAS	食物蛋白来源	PDCAAS
酪蛋白	1.00	花生粉	0.52
鸡蛋	1.00	牛肉	0.92
大豆分离蛋白	0.99	豌豆粉	0.69
菜豆	0.68	小扁豆	0.52
燕麦粉	0.57	全麦	0.40

蛋白质营养评价方法和指标还有相对蛋白质值(Relative Protein Value，RPV)、净蛋白质比值(Net Protein Ratio，NPR)、氮平衡指数(Nitrogen Balance Index，NBI)等，一般使用较少。

优质蛋白质指所含必需氨基酸种类齐全、数量充足、比例恰当的蛋白质，包括奶、蛋、鱼、肉中的蛋白质和大豆中的大豆蛋白。优质蛋白质在人体内利用率较高，不但可以维持成人健康，还可以促进儿童生长发育。

5)食物来源及参考摄入量

植物性蛋白质中，谷类含蛋白质10%左右，是我国人民膳食蛋白质的主要来源；豆类和坚果蛋白质含量为20%~40%，较为丰富；动物性蛋白质中，蛋类含蛋白质11%~14%，奶类含蛋白质3%，畜禽鱼类含蛋白质15%~22%。一般动物性食物中蛋白质质量好、吸收率高，但含胆固醇及饱和脂肪酸较多。大豆中蛋白质含量高、质量好、不含胆固醇，故应多食用大豆制品。应注意利用蛋白质的互补作用，使膳食多样化。

理论上成人每天摄入约30 g蛋白质就可满足零氮平衡，但考虑到安全性和我国以植物性食物为主的传统膳食结构，我国成人蛋白质的推荐摄入量是1.0~1.2 g/(kg·d)，中国营养学会推荐成人蛋白质的摄入量为：男性65 g/d，女性55 g/d，占膳食总能量的比例为10%~15%，儿童青少年为12%~15%。另外，一般要求优质蛋白质(动物性蛋白质和大豆蛋白质)应占膳食蛋白质总量的1/3以上 。

6)蛋白质与健康

①评价蛋白质营养状况的指标

评价蛋白质营养状况的指标包括血清蛋白水平、上臂围、上臂肌围和血清氨基酸比值。

血清蛋白质水平常用于评估人体营养水平，评价蛋白质营养状况的主要指标见表1-1-9。

表1-1-9 评价蛋白质营养状况的主要指标

评价指标	参考范围	优点	缺点
白蛋白	40~55 g/L	群体调查时常用的指标，白蛋白测定样品易采集，方法简易	白蛋白体积大，生物半衰期长，早期缺乏时不易测出
运铁蛋白	2.3~4.1 g/L	能及时地反映脏器蛋白质急剧的变化	受铁的影响，当蛋白质和铁的摄取量都低时，其血浆浓度出现代偿性升高
前白蛋白	250~400 mg/L	体内储存很少，生物半衰期仅为1.9 d	在任何急需合成蛋白质的情况下，如创伤、急性感染等，血清前白蛋白都会迅速下降
视黄醇结合蛋白	25~70 mg/L	高度敏感	在很小的应激情况下也有变化；肾脏有病变时，浓度升高
血清总蛋白	65~85 g/L	样品易采集，方法简易	特异性差

上臂肌围（Arm Muscle Circumference，AMC）是评价总体蛋白质储存的较可靠指标。测量上臂中点处的围长（Arm Circumference，AC）和三头肌皮褶厚度（Triceps Skin-fold Thickness，TSF），AMC的计算公式为：

AMC（mm）=AC（mm）−3.14 × TSF（mm）

AMC评价标准：国际标准25.3 cm（男）、23.2 cm（女）。测定值>90%标准值为正常。

上臂肌围测算简便，评价结果和其他蛋白质营养状况的评价结果有显著相关。但测量易有误差，由于上臂是纺锤形的，即使同一人操作，上臂围和皮褶厚度两处合计测量误差可达10%。

在人体蛋白质营养不良时，适应性代谢可能导致血清游离氨基酸的模式发生变化，进而使血清氨基酸比值（Serum Amino Acid Ratios，SAAR）发生变化。蛋白质营养不良的儿童，空腹血亮氨酸、异亮氨酸等必需氨基酸和酪氨酸、精氨酸等非必需氨基酸减少，而其他非必需氨基酸正常或增加。

②蛋白质缺乏

成人和儿童都会发生蛋白质缺乏，但处于生长阶段的儿童更为敏感。据WHO估计，最为常见的是蛋白质-能量营养不良（Protein-Energy Malnutrition，PEM），大多数PEM是由贫穷和饥饿引起的。PEM有两种，一种称Kwashiorker，主要表现为腹、腿部水肿、虚弱、表情淡漠、生长滞缓、头发变色、变脆、易脱落、易感染其他疾病等。另一种叫Marasmus，原意即“消瘦”，指蛋白质和能量均摄入严重不足的儿童营养性疾病。蛋白质缺乏的患儿消瘦无力，易因感染其他疾病而死亡。对成人来说，蛋白质摄入不足，同样可引起体力下降、浮肿、抗病力减弱等症状，老年人随着年龄增长，骨骼肌肉量将逐步减少，肌力下降，易出现肌肉衰减症。蛋白质缺乏还会影响免疫功能，导致免疫力下降，易感染。故应常吃富含优质蛋白质的动物性食物和大豆制品以避免蛋白质缺乏。

③蛋白质过量

蛋白质，尤其是动物性蛋白摄入过多，对人体同样有害。过多的动物蛋白质的摄入必然伴随较多的动物脂肪和胆固醇摄入。而蛋白质过多本身也会产生有害影响。正常情况下，人体不贮存蛋白质，所以必须将过多的蛋白质脱氨分解，氮则由尿排出体外。这一过程需要大量水分，从而加重了肾脏的负荷，若肾功能不全，则危害更大。过多的动物蛋白摄入，还会造成含硫氨基酸摄入过多，加速骨骼中钙质的丢失，易产生骨质疏松症(Osteoporosis)。

人体内存在着氮平衡，通过膳食给人体提供的蛋白质应满足机体的氮平衡，长时期、不恰当的正氮平衡或负氮平衡都能对人体造成危害。蛋白质作为人体的一种重要的营养素，缺乏时会严重影响人体的功能。

2.技能操作

68岁的李奶奶，严格控制饮食，日常饮食以素食为主，很少吃肉类、蛋类等荤食，体检时发现身高162 cm，体重44 kg，面色苍白，精神欠佳，血浆白蛋白32 g/L，营养师小张需要调查其饮食情况并进行指导。如果你是小张，该如何做？

(1)沟通评估

在进行膳食指导前，需要先与老人沟通，收集评估信息，见表1-1-10。

表1-1-10 膳食指导信息评估记录表

评估内容	沟通要求	具体内容	评估记录
饮食史	了解患者饮食情况、全日能量及三大产热营养素摄入情况	患者日常食物摄入情况	□是 □否
营养状况	测量身高、体重、腰围、臀围等；检查血脂、电解质水平、肝肾功能情况	利用体质指数法、理想体重法、腰臀比等方法判断有无蛋白质-能量营养不良	□是 □否
运动情况	了解每日运动量	常见身体活动强度(MET)和能量消耗	□是 □否
其他	生活方式、其他疾病情况	有无不良生活方式，如吸烟、饮酒、生活不规律等	□是 □否

(2)操作准备

在膳食指导前,需要做好必要的准备,见表1-1-11。

表1-1-11　膳食指导前的物品准备

准备类型	准备记录
用物准备	□各类食物模型 □膳食调查记录表 □身高体重秤 □软尺 □人体成分分析仪 □常见身体活动强度(MET)和能量消耗表

(3)操作记录

通过对老人日常食物摄入情况的调查,根据老人目前营养状况及饮食、运动情况提出膳食指导,并记录在表1-1-12中。

表1-1-12　膳食指导操作记录表

操作项目		操作记录
膳食调查	饮食特点	
	营养素摄入分析	主要营养素:______
	摄入是否均衡	□是 □否
综合膳食指导	营养知识教育	1.老年人的基本能量:按体重计算基础能量消耗,年龄>60岁,______ 2.三大产热营养素摄入要求:成人碳水化合物占总能量供给量的______,脂肪占______,蛋白质占______为宜 3.健康体型的判断标准:评价成人能量营养状态最常用的指标是______;中国成人的判断标准为:______为过轻体重,______为标准体重,______为超重,______为肥胖
综合膳食指导	饮食指导	1.我国成人蛋白质的推荐量是______,中国营养学会推荐成人蛋白质的推荐摄入量为:男性______,女性______ 2.一般要求优质蛋白质(______和______)应占膳食蛋白质总量的1/3以上 3.植物性蛋白质中,______蛋白质含量丰富,为20%~40%;动物性蛋白质中,______含蛋白质11%~14%,______含蛋白质3%,______含蛋白质15%~22%

(二)碳水化合物、脂类与人体健康认知

1.知识学习

(1)碳水化合物的基本知识

1)分类

碳水化合物也称糖类,是由碳、氢、氧三种元素组成的一类化合物,营养学上一般将其分为单糖、双糖、寡糖和多糖四类。

①单糖

单糖(Monosaccharide)是不能被水解的最简单的碳水化合物。食物中的单糖主要为葡萄糖(Glucose)、果糖(Fructose)和半乳糖(Galactose)。此外,食物中还存在少量的其他单糖,如核糖、脱氧核糖、阿拉伯糖和木糖。葡萄糖是构成食物中各种糖类的最基本单位。葡萄糖、果糖存在于水果、浆果、蔬菜和蜂蜜中,而半乳糖几乎全部是以结合形式存在。葡萄糖注射液是临床营养治疗中非氮能源之一,糖尿病病人、手术和外伤危重病人可用转化糖(葡萄糖和果糖的混合液)代替葡萄糖。

由单糖衍生而来的物质是糖醇类。糖醇类在体内消化、吸收速度慢,且提供的能量比葡萄糖少,属于特殊食品原料。市场上常见糖醇有山梨醇(Sorbitol)、甘露醇(Mannitol)、木糖醇(Xylitol)和麦芽糖醇(Maltitol)等。临床上常用20%或25%的山梨醇水溶液作脱水剂,使周围组织及脑组织脱水,降低颅内压,消除水肿。麦芽糖醇、木糖醇常作为甜味剂用于心血管病、糖尿病病人的专用食品及许多药品中。木糖醇是口香糖的原料,可预防龋齿。

②双糖

重要的双糖(Disaccharide)有蔗糖(Sucrose)、麦芽糖(Maltose)和乳糖(Lactose)。蔗糖是由一分子葡萄糖和一分子果糖以α-键连接的,几乎普遍存在于植物的叶、花、根、茎、种子及果实中,在甘蔗、甜菜和蜂蜜中尤为丰富。麦芽糖是由两分子的葡萄糖以α-键连接的,为淀粉的水解产物,俗称饴糖,常用于食品工业。乳糖是由一分子葡萄糖和一分子半乳糖以β-键连接的。乳糖只存在于各种哺乳动物的乳汁中,其浓度大约是5%,占奶类提供热量的30%~50%。

③寡糖

寡糖(Oligosaccharide)又称低聚糖,是由3~10个单糖构成的一类小分子多糖,重要的寡糖有棉籽糖、水苏糖、异麦芽低聚糖、低聚果糖、低聚甘露糖、大豆低聚糖等,其甜度通常只有蔗糖的30%~60%。寡糖可被肠道益生菌(如双歧杆菌)所利用,促进菌群生长和繁殖,其发酵产物如短链脂肪酸有重要生理功能,与膳食纤维一道对肠道的结构与功能起重要的保护和促进作用,但也不可过多食用。

④多糖

多糖(Polysaccharide)是由10个以上单糖组成的聚合糖高分子碳水化合物。营养学上具有重要作用的多糖主要有糖原、淀粉和膳食纤维。糖原广泛分布于哺乳类及其他动物的肝脏、肌肉等组织,在体内可迅速分解产生能量。但食物中含糖原的量较少,所以,糖原不是主要的碳水化合物食物来源。淀粉主要存在于谷类、根茎类植物中,是人类摄入碳水化合物的主要来源。淀粉分为可吸收淀粉和抗性淀粉。前者是可以被人体消化、吸收、利用的,富含于谷类、薯类和豆类制品中,是人体碳水化合物的主要食物来源,也是最丰富、最廉价的能量营养素。抗性淀粉不能在小肠

膳食纤维

内被消化吸收,但在结肠内可被细菌发酵,从而调节肠道有益菌群和降低粪便的pH。抗性淀粉存在于马铃薯、香蕉、大米等天然食品中,特别是高直链淀粉的玉米淀粉含抗性淀粉高达60%。膳食纤维(Diet Fiber)包括纤维素、半纤维素、木质素、果胶、树胶等。膳食纤维中的葡萄糖分子是以β-键连接,人体淀粉酶不能破坏这种化学键,无法对其进行消化,但膳食纤维具有重要的营养学意义。

2)碳水化合物的生理功能

人体内碳水化合物的功能主要有:

①贮存和提供能量

碳水化合物是人类获取能量的最经济和最主要的来源,每克碳水化合物在体内氧化可以产生16.7 kJ(4 kcal)的能量。糖原是体内碳水化合物的储存形式,肝脏约储存体内1/3糖原。一旦机体需要,肝中糖原立即分解为葡萄糖进入血液,为主要器官组织提供能量。红细胞、脑、神经组织及心肌对糖分解产能依赖性大。

②机体的构成成分

碳水化合物也是构成机体组织的重要物质,并参与细胞的组成和多种活动,如核糖和脱氧核糖是细胞中核酸的成分;糖与脂类形成的糖脂是组成神经组织与细胞膜的重要成分;糖与蛋白质结合的糖蛋白,是某些具有重要生理功能的物质如抗原、抗体、酶、激素的组成成分。

③节约蛋白质作用(Sparing Protein Action)

节约蛋白质作用指当碳水化合物供应不足时,机体为了满足自身对能量的需要,将通过糖异生产生葡萄糖,这一作用主要动用体内的蛋白质。若食物能提供足量的可利用碳水化合物,人体首先利用食物中的碳水化合物作为能量来源,从而减少蛋白质作为能量的消耗,使更多的蛋白质参与组织构成等更重要的生理功能,因此碳水化合物可以起到节约蛋白质的作用。此外,膳食中碳水化合物的充分补给使体内有足够的能量产生,也有利于氨基酸的主动转运。因此采取节食减肥,往往会对机体造成一定的危害,不仅会造成体内酮体的大量积累,还会使机体蛋白质分解,危害健康。

④抗生酮作用(Anti-Ketogenesis)

脂肪氧化时需要葡萄糖的协同作用。脂肪酸分解所产生的乙酰基需与草酰乙酸结合进入三羧酸循环而被彻底氧化产生能量。当体内缺乏碳水化合物时,草酰乙酸供应不足,脂肪酸将不能彻底氧化而产生酮体,体内累积过多的酮体会引起酮血症,影响机体的酸碱平衡。反之,当体内有充足的碳水化合物时,则可以起到抗生酮作用。人体摄入糖类至少100 g/d才能起到节约蛋白质和抗生酮作用。

⑤解毒作用

经糖醛酸途径生成的葡萄糖醛酸,是一种重要的体内结合解毒剂,在肝脏中能与许多有害物质如细菌毒素、酒精、砷等结合,以消除或减轻这

食物中碳水化合物的功能

些物质的毒性或生物活性，从而起到解毒作用。

3)碳水化合物的消化和吸收

膳食中的碳水化合物在消化道经酶逐步水解为单糖而被吸收。食物进入口腔后，通过咀嚼等促进唾液的分泌，唾液中淀粉酶使淀粉分解，产生少量的糊精、麦芽糖及葡萄糖。淀粉在胃中一般不被消化，这是由于胃液的酸度分解了淀粉酶。小肠是糖类分解和吸收的主要场所，胰腺分泌的胰淀粉酶是消化淀粉最主要的酶。它将淀粉分解成糊精和麦芽糖，当糊精及麦芽糖接触到肠黏膜上皮细胞刷状缘时，立即分解成为葡萄糖。肠黏膜除了含有麦芽糖酶，还含有蔗糖酶和乳糖酶，蔗糖酶可将蔗糖分解成葡萄糖及果糖，乳糖酶可将乳糖分解为葡萄糖及半乳糖。在肠道中消化后的碳水化合物主要是单糖中的葡萄糖，还有少量的果糖及半乳糖。单糖在小肠内吸收后经血液运送到肝脏进行相应的代谢，或运送到其他器官直接被利用。膳食纤维和抗性淀粉在小肠内不被酶分解，进入大肠后被肠道细菌作用产生水分、气体和短链脂肪酸。

世界各地都有一部分人有不同程度的乳糖不耐受(Lactose Intolerance)，他们不能或只能部分地分解乳糖，而大量乳糖进入大肠被细菌分解产酸、产气，引起胃肠不适、胀气、痉挛和腹泻等。造成乳糖不耐受的原因有：①先天性缺少或不能分泌乳糖酶；②某些药物(抗癌药)或肠道感染使乳糖酶分泌减少；③年龄增加，乳糖酶水平不断下降。一般从2岁到青春期，乳糖酶水平会降低到出生时的5%~10%。为了克服这种乳糖不耐症，可选用经过发酵的乳制品(如酸奶)，也有将乳糖经乳糖酶分解后进行销售的乳品。

4)食物的血糖指数(Glycemic Index，GI)

血糖指数是指50 g含碳水化合物的食物血糖应答曲线下面积与同一个体摄入50 g碳水化合物的标准食物(葡萄糖或面包)血糖应答曲线下面积之比。食物的血糖指数与其所含碳水化合物的种类、数量有密切的关系，也关系到餐后血糖升高速度的快慢，这对不同健康水平和不同生理需要的人来说，有着重要的意义。一般将GI<55%的食物称为低GI食物，GI为55%~70%的食物称为中GI食物，而高GI食物则指GI>70%的食物。常见食物的血糖指数见表1-1-13。部分低GI食物如图1-1-3所示。

表1-1-13 常见食物的血糖指数

食物名称	GI	食物名称	GI	食物名称	GI
馒头	88.1	马铃薯(煮)	66.4	可乐	40.3
白面包	87.9	大麦粉	66.0	扁豆	38.0
大米饭	83.2	菠萝	66.0	梨	36.0
面条	81.6	荞麦面条	59.3	苹果	36.0
烙饼	79.6	荞麦	54.0	苕粉	34.5
玉米片	78.5	甘薯(生)	54.0	藕粉	32.6

续表

食物名称	GI	食物名称	GI	食物名称	GI
熟甘薯	76.7	香蕉	52.0	鲜桃	28.0
南瓜	75.0	球桃	52.0	牛奶	27.6
油条	74.9	山药	51.0	绿豆	27.2
西瓜	72.0	酸奶	48.0	四季豆	27.0
胡萝卜	71.0	闲趣饼干	47.1	柚子	25.0
小米	71.0	葡萄	43.0	黄豆(浸泡,煮)	18.0
玉米面	68.0	柑	43.0	花生	14.0

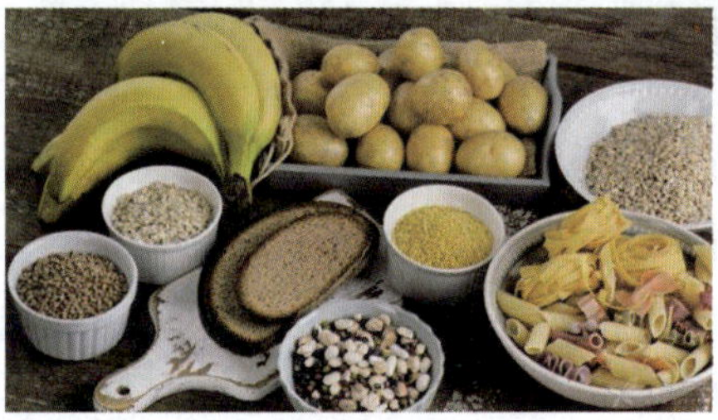

图1-1-3　部分低GI食物

血糖指数的主要应用如下：

①控制血糖，指导膳食

针对不同的人群对血糖控制水平的特点，可选择相应血糖指数的食物。如糖尿病患者，应多选择血糖指数低的食物，有利于维持血糖的稳定；而运动员为了在运动比赛和训练中维持血糖水平稳定，则应选择血糖指数高的食物。

②控制体重，利于减肥

血糖指数低的食物在调节能量代谢、控制食物摄入量等方面优于血糖指数高的食物。

③改善胃肠道，促进消化

血糖指数低的食物有利于肠道益生菌的生长繁殖，可改善肠道的结构和功能；而血糖指数高的食物易于消化吸收，可减轻肠道负担，更适用于消化功能弱的人。

5）食物来源及参考摄入量

碳水化合物的主要食物来源是粮谷类和薯类食物，粮谷类食物一般含碳水化合物为60%~80%，薯类为15%~29%，大豆为25%~30%。

中国营养学会推荐我国居民的碳水化合物的膳食供给量占总能量的50%~65%较为适宜，膳食纤维的适宜摄入量为25~30 g/d，添加糖每日不超过50 g，最好限制在25 g以内。碳水化合物的来源应含有多种不同种类的谷物，特别是全谷物，应限制纯能量食物（如糖）的摄入量，以保障人体能量充足和营养素的需要。膳食缺乏碳水化合物时易出现酮血症，影响脑、神经、红细胞等组织细胞的正常功能，还可造成食物蛋白质的浪费和机体蛋白质的消耗。而膳食碳水化合物过多可导致肥胖等慢性病的发生。膳食碳水化合物供给量长期大于总能量的80%或小于总能量的40%都是不利于健康的。

(2)脂类的基本知识

1)概述

脂类包括脂肪和类脂。脂肪又称甘油三酯(Triglycerides),是由一分子甘油和三分子脂肪酸结合而成。磷脂和固醇类合称为类脂(Lipoids)。食物中的脂类95%是甘油三酯,5%是其他脂类。人体贮存的脂类中,甘油三酯高达99%。脂类不仅易溶解于有机溶剂,而且可溶解其他脂溶性物质和脂溶性维生素。

2)脂类的生理功能

①脂肪

人体内脂肪的生理功能如下:

A.供能和储能

1 g脂肪在体内彻底氧化可产生37.6 kJ(9 kcal)的能量,比1 g蛋白质或1 g碳水化合物高一倍多。成年人脂肪占体重的14%~20%,肥胖者为30%~60%。维持安静状态下空腹的成年人所需的能量大约25%来自游离脂肪酸,15%来自葡萄糖代谢,其余由内源性脂肪提供。

体内脂肪细胞的贮存和供应能量有两个特点:一是脂肪细胞可以不断地贮存脂肪,至今未发现其吸收脂肪的上限,所以人体脂肪可以不断累积,导致身体愈来愈胖,肥胖者脂肪细胞可能比消瘦者大很多倍;二是机体不能利用脂肪酸分解的含2个碳的化合物合成葡萄糖,所以脂肪不能给脑细胞、神经细胞及血细胞供能,节食就可能导致机体分解蛋白质,通过糖异生保证血糖水平。

临床肠外营养制剂中脂肪乳剂占有重要的地位。因为脂肪在代谢时可产生大量能量,能满足成人每日能量需要的20%~50%。给婴儿输注脂肪乳剂尤为有益,因为婴儿所需能量的一半左右通常由脂肪代谢来满足。脂肪是完全肠外营养时能量的主要来源。此外,临床长时间以葡萄糖和氨基酸提供营养时,可发生必需脂肪酸的缺乏。补给脂肪乳剂后,必需脂肪酸的缺乏可得到缓解。

B.内分泌作用

脂肪组织内分泌功能的发现是近年来内分泌领域的重大进展之一,也是人们进一步认识脂肪组织作用的新起点。脂肪组织分泌一系列因子,如瘦素、肿瘤坏死因子、白细胞介素、雌激素、胰岛素样生长因子、脂联素等参与机体代谢、免疫、生长发育等生理过程。

C.其他功能

脂肪可维持体温恒定,还有抵御寒冷的作用。存在于器官组织间的脂肪组织,可以使器官与器官间减少摩擦,保护机体免受损伤。

食物中甘油三酯的功能

②磷脂和固醇

磷脂是指甘油三酯中的一个或两个脂肪酸被含磷酸的其他基团所取代的一类脂类物质，其中最重要的磷脂是卵磷脂(Lecithin)。其次还有脑磷脂、鞘磷脂、神经磷脂等。磷脂可以提供能量，同时也是细胞膜的构成成分，可以帮助脂溶性维生素、激素等顺利通过细胞膜，促进细胞内外物质交换。磷脂缺乏会造成细胞膜结构受损，出现毛细血管脆性和通透性增加，皮肤细胞对水的通透性增高而引起水代谢紊乱，产生皮疹等症状。

固醇(Sterols)类是一类含有多个环状结构的脂类化合物，包括动物固醇和植物固醇，最重要的固醇是胆固醇(Cholesterol)。

胆固醇是细胞膜的重要成分，人体90%的胆固醇存在于细胞内。人体内许多活性物质(如胆汁、性激素、肾上腺素和维生素D等)都是以胆固醇为原料来合成的。体内胆固醇可来源于膳食及自身肝脏的合成，过多摄入的胆固醇可通过反馈机制抑制肝脏胆固醇合成。但这种反馈调节并不完善，故膳食胆固醇摄入过多时仍可使血胆固醇含量升高。

植物固醇(Phytosterols)是存在于植物性食品中分子结构与胆固醇相似的化合物，属于植物甾醇类，与胆固醇不同的是，植物固醇在侧链上还有额外的甲基或乙基基团。常见的植物固醇有β-谷固醇、菜固醇和豆固醇。植物固醇可以干扰肠道对膳食中胆固醇和胆汁中胆固醇的吸收，因此，具有降低人和动物血清胆固醇的作用。植物固醇主要来源是植物油、种子和坚果等食品，30 g玉米油中可获得286 mg的植物固醇。

3)脂肪酸和必需脂肪酸

脂肪酸(Fatty Acid, FA)是脂类的关键部分。脂肪酸的基本分子式为$CH_3(CH_2)_nCOOH$，式中n大部分为2~24，基本上是偶数碳原子。脂肪酸的命名和表达方式可以用碳的数目和不饱和双键的数目来表示，例如棕榈酸为16个碳的饱和脂肪酸，没有不饱和双键，用$C_{16:0}$表示。已知目前存在于自然界的脂肪酸有40多种，常见的脂肪酸见表1-1-14。

表1-1-14 常见的脂肪酸

饱和脂肪酸	单不饱和脂肪酸	多不饱和脂肪酸
丁酸 $_{C4:0}$	棕榈油酸 $C_{16:1}$, n-7 cis	亚油酸 $C_{18:2}$, n-6,9 all cis
已酸 $_{C6:0}$	油酸 $C_{18:1}$, n-9 cis	-亚麻酸 $C_{18:3}$, n-3,6,9 all cis
辛酸 $_{C8:0}$	反油酸 $C_{18:1}$, n-9 trans	-亚麻酸 $C_{18:3}$, n-6,9,12 all cis
葵酸 $_{C10:0}$	芥子酸 $C_{22:1}$, n-9 cis	花生四烯酸 $C_{20:4}$, n-6,9,12,15 all cis
月桂酸 $_{C12:0}$	神经酸 $C_{24:1}$, n-9 cis	二十碳五烯酸 $C_{20:5}$, n-3,6,9,12,15 all cis
肉豆蔻酸 $_{C14:0}$	—	鱼祭鱼酸 $C_{22:5}$, n-3,6,9,12,15 all cis
棕榈酸 $_{C16:0}$	—	二十二碳六烯酸 $C_{22:6}$, n-3,6,9,12,15,18all cis
硬脂酸 $_{C18:0}$	—	—
花生酸 $_{C20:0}$	—	—

脂肪酸按碳链的长短可分为长链脂肪酸（13个碳及以上）、中链脂肪酸（6~12个碳）和短链脂肪酸（5个碳及以下）。按其饱和度可分为零双键的脂肪酸为饱和脂肪酸（Saturated Fatty Acid, SFA）；一个双键的脂肪酸为单不饱和脂肪酸（Monounsaturated Fatty Acid，MUFA），如油酸；两个或两个以上双键的脂肪酸为多不饱和脂肪酸（Polyunsaturated Fatty Acid，PUFA），如亚油酸、亚麻酸等。按其空间结构可分为顺式和反式两种，两者互为异构体，顺式脂肪酸（Cis-Fatty Acid，CFA）的氢原子在碳双键的同侧，反式脂肪酸（Trans-Fatty Acid，TFA）的氢原子在碳双键的不同侧。在自然状态下，大多数的脂肪酸为顺式。在油脂的氢化过程和高温加热条件下，一些不饱和脂肪酸由顺式转化为反式。按第一个双键离甲基端的位置分为n-3族、n-6族和n-9族等。

必需脂肪酸的主要生理功能

必需脂肪酸是指人体不能合成，必须由食物供给的脂肪酸。目前认为有两种，即亚油酸和α-亚麻酸。亚油酸属于n-6族，α-亚麻酸属于n-3族。亚油酸在体内可以合成花生四烯酸（ARA），α-亚麻酸在体内可以合成二十碳五烯酸（EPA）和二十二碳六烯酸（DHA）。

4）脂类的消化和吸收

膳食中的脂类主要是甘油三酯以及少量的磷脂和固醇。机体每天从胃肠道吸收50~100 g甘油三酯、4~8 g的磷脂和300~450 mg的胆固醇。成人胃液酸性强，含脂肪酶甚少，故脂肪在成人胃内几乎不能消化。胃的蠕动促使食入的脂肪被磷脂乳化呈分散在水相内的细小油珠而排入小肠腔内，然后即与肝脏分泌的磷脂、胆固醇复合体结合成胆汁酸盐微团。小肠蠕动使微团中的脂肪油珠乳化成脂肪小滴，增加了酶与脂肪分子的接触面，然后被激活的胰脂肪酶水解为甘油和脂肪酸。食入的甘油三酯约70%被水解为单酰甘油和两分子脂肪酸，其余约20%的甘油三酯被小肠黏膜细胞分泌的肠脂肪酶继续水解为脂肪酸和甘油，未被消化的少量脂肪则随胆汁酸盐由粪便排出。

通常食物中的油脂皆为由长链脂肪酸组成的甘油三酯，主要为16个碳和18个碳的脂肪酸。16个碳和18个碳的脂肪酸及其他长链脂肪酸代谢时必须在小肠黏膜细胞内重新合成甘油三酯，然后以乳糜微粒（Chylomicron，CM）的形式经淋巴从胸导管进入血液循环。中链脂肪酸组成的甘油三酯则可不经消化、不需胆盐即可完整地被吸收到小肠黏膜的绒毛上皮或进入细胞，催化其分解的是细胞内的脂肪酶，而不是分泌到肠腔的胰脂肪酶。最后，产生的中链脂肪酸不重新酯化，亦不以乳糜微粒形式分泌进入淋巴，而是以脂肪酸形式直接扩散进入门静脉，与血浆清蛋白呈物理性结合，并以脂肪酸形式由门静脉循环直接输送到肝脏。

由于脂类不溶于或微溶于水，因此无论是外源性还是内源性脂类都必须形成溶解度较大的脂蛋白复合体，才能在血液循环中运转。已知CM是将膳食的甘油三酯运往肝脏和其他组织，极低密度脂蛋白（VLDL）是将肝脏合成的甘油三酯与其他脂类物质运输到体细胞以便利用。当

VLDL将自己的大部分脂肪给予体细胞后会与胆固醇形成低密度脂蛋白(LDL)。高密度脂蛋白(HDL)可将胆固醇从体细胞运输到肝脏降解。LDL和HDL的载体蛋白都是在肝脏中制造的,虽然两者同样都可携带大量的胆固醇,但血液中LDL浓度升高是心脏病发作的最危险信号,而HDL浓度升高则意味着心脏病发作的危险性比较低。

5)食物脂类营养价值评价

食物脂类营养价值评价主要包括:脂肪的消化率、必需脂肪酸的含量、脂溶性维生素的含量、油脂的稳定性等。脂肪的消化率主要取决于脂肪熔点的高低,熔点高低取决于其中不饱和脂肪酸的含量和碳链的长短。饱和脂肪酸含量越多,碳链越长,其熔点就越高,越不易消化。长碳链饱和脂肪酸主要存在于动物油脂中,因此动物油脂的消化率要低于植物油脂。植物油脂中含有较多的必需脂肪酸,故营养价值较动物油脂高,椰子油例外;植物油脂中还含有较多维生素E,是天然的抗氧化剂。动物脂肪中几乎不含维生素,动物肝脏、奶和蛋中含有丰富的维生素A和维生素D。耐储藏、稳定性高的油脂不易发生酸败。

6)脂类的食物来源及参考摄入量

脂类主要来源于植物油及动物性食物中的脂肪,坚果类、种子植物中脂类含量也较高,谷类胚芽部分也含有一定量的脂肪。鱼类脂肪含EPA和DHA较多;蛋黄、动物肝脏、大豆、花生和谷类胚芽中含磷脂较多;动物内脏、鱼子、虾子和鸡蛋黄中胆固醇含量较高。

脂肪摄入过多,可导致肥胖、心血管疾病、高血压和提升某些癌症发病率。因此限制和降低脂肪的摄入已成为发达国家和我国预防此类疾病发生的重要措施。中国营养学会推荐成人脂肪摄入量应占总能量的20%~30%。关于n-6族和n-3族脂肪酸的推荐摄入量,《中国居民膳食营养素参考摄入量(2013版)》提出,成年人亚油酸的适宜摄入量为总能量的4%;α-亚麻酸的适宜摄入量为总能量的0.6%,一般只要注意摄入一定量的植物油,就不会造成必需脂肪酸缺乏。

2.技能操作

72岁的王奶奶,患糖尿病8年,爱吃馒头等主食及肉类等荤食,尤其喜欢五花肉,体检时发现身高155 cm,体重65 kg,营养师小张需要为其进行膳食指导。假如你是小张,该如何做?

(1)沟通评估

在进行膳食指导前,需要先与老人沟通,收集评估信息,见表1-1-15。

表1-1-15　膳食指导所需信息评估记录表

评估内容	沟通要求	具体内容	评估记录
饮食史	了解患者饮食情况,全日能量及三大产热营养素摄入情况	患者日常食物摄入情况	□是 □否

续表

评估内容	沟通要求	具体内容	评估记录
营养状况	测量身高、体重、腰围、臀围等;检查血脂、电解质水平、肝肾功能情况	利用体质指数法、理想体重法、腰臀比等方法判断有无蛋白质-能量营养不良	□是 □否
运动情况	了解每日运动量	常见身体活动强度(MET)和能量消耗	□是 □否
其他	生活方式、其他疾病情况	有无不良生活方式,如吸烟、饮酒、生活不规律等	□是 □否

(2)操作准备

在膳食指导前,需要做好必要的准备,见表1-1-16。

表1-1-16 膳食指导所需物品准备

准备类型	准备记录
用物准备	□各类食物模型 □膳食调查记录表 □身高体重秤 □软尺 □人体成分分析仪 □常见身体活动强度(MET)和能量消耗表

(3)操作记录

通过对老人日常食物摄入情况的调查,根据老人目前营养状况及饮食、运动情况提出膳食指导,并记录在表1-1-17中。

表1-1-17 膳食指导操作记录表(脂类与碳水化合物)

操作项目		操作记录
膳食调查	饮食特点	
	营养素摄入分析	主要营养素:______
	摄入是否均衡	□是 □否
综合膳食指导	营养知识教育	1.老年人的基本能量:按体重计算基础能量消耗,年龄>60岁,______ 2.三大产热营养素摄入要求:成人碳水化合物占总能量供给量的______,脂肪占______,蛋白质占______为宜 3.健康体型的判断标准:评价成人能量营养状态最常用的指标是______;中国成人的判断标准为:______为过轻体重,______为标准体重,______为超重,______为肥胖
	饮食指导	1.脂肪摄入过多,可导致______发病率升高 2.______中胆固醇含量较高 3.一般将______的食物称为低GI食物,______的食物称为中GI食物,而高GI食物则指______的食物 4.请列举3种高GI食物:______

检查评估

操作者按照表1-1-18中的检查项目进行自我检查，并将检查结果和自我点评记录在表中。

表1-1-18 能量和宏量营养素与人体健康认知检查记录表（自我点评）

序号	检查项目	检查结果	自我点评
1	是否穿工作服并保持服装整洁	是□ 否□	
2	操作前是否洗净双手	是□ 否□	
3	是否在操作前对指导对象进行营养、运动等评估	是□ 否□	
4	是否在操作过程中与指导对象进行有效沟通	是□ 否□	
5	是否按照标准步骤进行操作	是□ 否□	
6	是否完成操作记录	是□ 否□	

指导对象根据表1-1-19中的检查项目对操作者的服务情况进行检查，并将检查结果和结果点评记录在表中。

表1-1-19 能量和宏量营养素与人体健康认知检查记录表（指导对象点评）

序号	检查项目	检查结果	结果点评
1	态度是否和蔼，语言是否亲切	是□ 否□	
2	是否清楚说明合理饮食的重要性	是□ 否□	
3	是否清楚说明基本营养知识及饮食指导内容	是□ 否□	
4	操作过程中是否询问指导对象有无其他特殊需求	是□ 否□	

教师根据表1-1-20中的检查项目对操作者的任务完成情况进行检查，并将检查结果和结果点评记录在表中。

表1-1-20 能量和宏量营养素与人体健康认知检查记录表（教师点评）

序号	检查项目	检查结果	结果点评
1	是否按时完成任务	是□ 否□	
2	团队协作是否顺畅	是□ 否□	
3	设备、用具及物品是否整理恢复	是□ 否□	
4	工作页填写是否准确、完整	是□ 否□	

任务小结

- 能量和宏量营养素与人体健康认知
  - 营养素
    - 基本概念
    - 营养素分类
  - 能量
    - 能量单位、系数
    - 人体能量消耗的主要因素
      - 基础代谢
      - 体力活动
      - 食物的特殊动力作用
      - 生长发育的能量消耗
    - 人体能量需要量的确定
    - 能量的食物来源及参考摄入量
    - 能量与健康
      - 评价指标
      - 缺乏和过量的危害
  - 蛋白质
    - 生理功能
    - 氨基酸的分类
    - 蛋白质的消化、吸收和代谢
    - 食物蛋白质营养价值评价
      - 含量
      - 真消化率
      - 生物学价值与利用率
    - 食物来源及参考摄入量
    - 蛋白质与健康
      - 评价指标
      - 缺乏和过量
  - 碳水化合物
    - 分类
    - 生理功能
    - 消化和吸收
    - 食物的血糖指数
    - 食物来源及参考摄入量
  - 脂类
    - 概述
    - 生理功能
    - 脂肪酸和必需脂肪酸
    - 消化和吸收
    - 食物脂类营养价值评价
    - 食物来源及参考摄入量

任务二 微量营养素和水与人体健康认知

任务导入

场景：社区卫生服务中心

人物：李大爷、社区营养师

情节：李大爷70岁，近年来时感腰背部疼痛，上楼梯或从座位上站起来时感到吃力，弯腰、下蹲时加剧，体检时发现存在骨质疏松，在社区卫生服务中心接受营养咨询和指导。

任务目标

- 能掌握矿物质、维生素、水的生理功能、营养价值评价、缺乏及过量的危害，指导老年人认识到矿物质、维生素、水对人体健康的重要意义。
- 能掌握矿物质、维生素的良好食物来源、膳食营养素摄入量标准，科学指导居民合理补充矿物质、维生素。

任务实施

（一）矿物质与人体健康认知

1.知识学习

（1）概述

人体组织中几乎含有自然界存在的各种元素，除碳、氢、氧、氮主要以有机化合物形式存在，其余的统称为矿物质（Mineral），也称无机盐或灰分。人体是一个整体，需要各种营养物质的参与才能完成整个生命活动过程，缺一不可。人体内矿物质的总量虽然较少，需要量也不像蛋白质、脂类、碳水化合物那么多，但其中的二十余种已被证实为人类所必需。

占人体重0.01%以上的元素称为常量元素（Macroelements），有钠、钾、钙、镁、硫、磷、氯七种。占人体重0.01%以下的元素称为微量元素

(Microelements),通常是指铁、锌、铜、碘、硒、锰、钴、钼、铬、镍、锡、氟、硅、钒14种。1995年,FAO/WHO将微量元素中的铜、钴、铬、铁、氟、碘、锰、钼、硒、锌等10种元素列为维持正常人体生命活动不可缺少的必需微量元素,将硅、镍、硼、钒列为可能必需微量元素,将铅、镉、汞、砷、铝、锡和锂列为具有潜在毒性,但低剂量可能具有功能作用的微量元素。

矿物质不能在人体内生成,且除非被排出体外,也不能在人体代谢过程中消失。它们在人体内分布不均匀,如钙、磷主要集中在骨骼和牙齿,铁主要存在于红细胞,碘主要分布在甲状腺等。矿物质相互之间存在协同或拮抗作用,一种元素可影响另一种元素的吸收或改变另一种元素在体内的分布。虽然某些微量元素在体内的需要量很少,但因其生理剂量与中毒剂量范围较窄,摄入过多易产生毒性作用。

1)人体内矿物质的主要生理功能

①构成机体组织成分,如硫、磷是构成某些蛋白质的成分,钙、磷是构成骨骼和牙齿的主要成分。

②维持机体酸碱平衡,如钾、钠、钙、镁等碱性离子与硫、磷、氯等酸性离子相互配合,调节体内酸碱平衡。

③维持组织细胞的正常渗透压,如钠、钾、氯等与蛋白质共同维持组织细胞的渗透压,在体液的移动和贮留过程起着重要的作用。

④维持细胞膜的通透性和神经、肌肉的正常兴奋性。

⑤构成体内生理活性物质和酶系统的激活剂,如甲状腺素中的碘、谷胱甘肽过氧化物酶中的硒可使酶具有活性。

在新陈代谢过程中,每天都有一定量矿物质经粪、尿、头发、指甲、皮肤等途径排出体外。因此,必须每天从膳食中补充矿物质。矿物质在食物中分布较广泛,只要注意平衡膳食,一般均能满足人体需要。根据矿物质在食物中的分布、吸收与人体需要特点,我国人群比较容易缺乏的矿物质有钙、铁和锌,某些地区人群还容易缺乏碘、硒。

2)导致人体矿物质缺乏的主要因素

①各种元素的分布不平衡。由于某些地区表层土壤中缺少一种或几种元素,人群因长期摄入在缺乏某种矿物质的土壤上生长的食物而引起缺乏。

②食物中含有天然存在的矿物质拮抗物。有些植物因含较多草酸或植酸可影响某些矿物质的吸收,如菠菜中含有较多草酸盐可与钙或铁结合成难溶的螯合物而影响其吸收。

③食物加工烹调方式不当。食物在加工烹调过程中也可造成矿物质的损失,如蔬菜浸泡于水中或蔬菜水煮后把水倒掉可损失大量水溶性矿物质,粮谷粒表层的丰富矿物质常因碾磨过于精细而丢失。

④食物摄入量不足或不良饮食习惯。如缺少肉、禽、鱼类的摄入会引起锌和铁的缺乏,乳制品摄入量不足可引起钙的缺乏。

⑤对矿物质的营养需求增加。在生理上有特殊营养需求的人群如儿童、青少年、孕妇、哺乳期妇女、老年人,对矿物质的需要量不同于普通人

群，较易出现钙、锌、铁等元素的缺乏。

（2）钙

钙（Calcium）是人体含量最多的矿物质，成年人体内含钙850~1 200 g，占体重的1.5%~2.0%，是人体的常量元素。

1）生理功能

机体中的钙约99%集中在骨骼和牙齿中，是构成骨骼和牙齿的主要成分，这是钙的主要生理功能。其余1%的钙，一部分与柠檬酸螯合或与蛋白质结合，另一部分则以离子状态分布于软组织、细胞外液和血液中，统称为混溶钙池（Miscible Calcium Pool）。混溶钙池的钙与骨骼钙保持着动态平衡，维持体内所有细胞的正常生理状态，如维持神经肌肉的兴奋性，促进体内某些酶的活性，参与凝血过程，作为第二信使调节各种生理功能，以及维持体内酸碱平衡等。

钙的吸收

2）钙的缺乏与过量

钙缺乏时可使神经肌肉兴奋性增高，引起手足搐搦症。长期缺钙可影响儿童骨骼和牙齿的发育，骨钙化不良，骨骼变形，甚至佝偻病等，导致生长发育迟缓，骨软化、骨骼变形，严重缺乏者可导致佝偻病，出现“O”形或“X”形腿、肋骨串珠、鸡胸等症状。成人则可发生骨软化症，老年人可发生骨质疏松症。尤其绝经妇女因雌激素分泌减少而导致骨质丢失加快。钙缺乏者因牙齿质量低下容易患龋齿。

钙摄入过量会增加肾结石的患病危险；高钙膳食还可明显抑制铁、镁、磷的吸收及降低锌的生物利用率。

3）食物来源与膳食营养素参考摄入量（DRIs）

钙的最理想来源是奶及奶制品，奶不仅含钙丰富，而且奶中钙的吸收率较高。虾皮、海带、蛋黄、豆类等钙含量也较高。谷类和蔬菜因含植酸和草酸，不是钙的良好来源。

中国营养学会建议我国18~50岁的成年人钙的摄入量为800 mg/d，青少年可适当增加，为1 000 mg/d。大量出汗使体内钙的排出增加，故运动员钙的摄入量应适当提高。

含钙丰富的食物见表1-2-1。

表1-2-1 含钙丰富的食物 mg/100 g

食物	含量	食物	含量	食物	含量
虾皮	991	苜蓿	713	酸枣	435
虾米	555	荠菜	294	花生仁	284
河虾	325	雪里蕻	230	紫菜	264
泥鳅	299	苋菜	187	海带（湿）	241
红螺	539	乌塌菜	186	黑木耳	247
河蚌	306	油菜	156	全脂牛乳粉	676
鲜海参	285	黑芝麻	780	酸奶	118

可吸收钙的常见食物来源见表1-2-2。

表1-2-2 可吸收钙的常见食物来源

食物/100 g	钙含量/mg	钙吸收率/%	食物/100g	钙含量/mg	钙吸收率/%
奶	110	32.1	豆(红豆)	23.5	24.4
奶酪	721	32.1	甘薯	26.8	22.2
酸奶	160	32.1	甘蓝	70	49.3
豆(斑豆)	51.8	26.7	小白菜	90	53.8
豆(白豆)	103	21.8	菠菜	135	5.1

(3)铁

铁(Iron)是人体含量最多的微量元素,缺铁性贫血和血色素低于正常值的现象存在于世界上所有国家。第四次中国居民营养与健康现状调查报告的数据显示,中国居民贫血率平均为20.1%,2岁以内幼儿、60岁以上老人、育龄妇女的贫血率分别为31.1%、29.1%和19.9%,中国缺铁人群或为平均贫血率的2倍,即40%左右。正常人由于年龄、性别、营养状况和健康状况不同,体内含铁量有较大的差异,总量为4~5 g,主要存在于血红蛋白中,占60%~75%,3%在肌红蛋白中,1%为含铁酶类(如细胞色素、细胞色素氧化酶、过氧化物酶和过氧化氢酶等)。在体内具有功能性的铁又称为功能性铁。其余为贮存铁,以铁蛋白和含铁血黄素形式存在于肝、脾和骨髓中,约占体内总铁的25%。

1)生理功能

铁的主要生理功能是参与血红蛋白、肌红蛋白、细胞色素氧化酶的合成,参与体内氧与二氧化碳的转运、交换和组织呼吸过程。铁还参与许多重要生理功能,如促进β-胡萝卜素转变为维生素A;参与胶原、嘌呤的合成,并促进抗体的形成;参与脂类从血液中转运及药物在肝脏的解毒等;还与机体维持正常的免疫功能有关。

铁的吸收

2)铁的缺乏与过量

膳食中长期缺少铁,可导致缺铁性贫血,特别是婴幼儿、青少年、孕妇、哺乳期妇女及老年人更易发生。患者常有面色苍白、头晕、气短、心悸、乏力、注意力不集中等临床表现,消化系统也会出现食欲减退、恶心、消化不良、腹泻或便秘等临床表现,少数患者会出现异食癖。铁缺乏还会造成儿童心理活动和智力发育的损害、行为改变、免疫力低下、体温调节能力差等。

铁摄入过量的主要原因为大量服用铁制剂或大量输血。由于机体不能主动排铁,铁能在体内长期蓄积,储存过多的铁会损伤各种器官,是促发动脉粥样硬化、糖尿病、肝纤维化、肝硬化及多种器官肿瘤的危险因素。

3)食物来源及膳食营养素参考摄入量(DRIs)

铁的主要来源是动物肝脏和全血,其次是瘦肉和鱼类。蛋黄中的铁受卵黄高磷蛋白的影响,吸收率只有3%。奶类为贫铁食物。植物性食物中以豆类、绿叶蔬菜含铁较高,一般蔬菜含铁量不高,但黑木耳、芝麻酱含铁丰富。中国营养学会推荐我国居民铁的摄入量是:18~50岁男性为12 mg/d,女性为20 mg/d。含铁丰富的食物见表1-2-3。

表1-2-3 含铁丰富的食物 mg/100 g

食物	含量	食物	含量	食物	含量
荞麦(带皮)	10.1	黑木耳(干)	97.4	紫菜(干)	54.9
蛏子	33.6	鸭血(白鸭)	30.5	猪肝	22.6
河蚌	26.6	豆腐皮	13.9	芝麻酱	50.3
海参	13.2	虾米	11.0	蘑菇(干)	51.3
鸭肝	23.1	羊血	18.3	扁豆	19.2

(4)锌

锌(Zinc)是人体的必需微量元素,广泛存在于肝、肾、肌肉、骨骼、视网膜、前列腺、皮肤等组织器官中,成人体内含锌2.0~2.5 g。锌在体内主要以酶的形式存在,参与广泛的物质代谢反应,具有十分重要的生理功能。

1)生理功能

锌的主要生理功能是构成机体多种酶成分(如超氧化物歧化酶、苹果酸脱氢酶、碱性磷酸酶、乳酸脱氢酶等),促进生长发育(锌参与蛋白质合成、细胞生长、细胞分裂和细胞分化等过程),促进食欲,促进免疫功能,保护视力等。

锌的吸收

2)锌的缺乏与过量

人类锌缺乏体征是一种或多种锌的生物学功能降低的结果,常见症状为:食欲不振、味觉减退、有异食癖、生长发育迟缓、皮炎、皮肤伤口不易愈合、暗适应能力下降、性器官发育不全。儿童长期缺锌可导致侏儒症,成人长期缺锌可导致性功能减退、精子数减少、皮肤粗糙、免疫力降低等,孕妇缺锌易出现胎儿畸形、低体重儿。肠病性肢端皮炎(Acrodermatitis)是一种严重的先天性锌吸收不良的遗传代谢性疾病,这种严重缺锌引起的皮肤损害和免疫功能损伤,目前不常见。

锌过量常可引起铜、铁和其他微量元素的吸收和利用,发生继发性缺乏,损害免疫器官和免疫功能。

3)食物来源及膳食营养素参考摄入量(DRIs)

高蛋白质食物普遍含锌较高。海产品是锌的良好来源,肉、蛋、奶含量次之,植物性食物含锌较少。牛奶的含锌量高于母乳,但吸收率只有42%,而母乳吸收率可达60%。哺乳期妇女如不缺锌,则母乳喂养一般能满足婴儿需要。我国成年人锌的推荐摄入量(RNI)是:男性为12 mg/d,女性为8.5 mg/d,孕妇为10.5 mg/d,哺乳期妇女为13 mg/d。含锌丰富的食物见表1-2-4。

表1-2-4 含锌丰富的食物 mg/100 g

食物	含量	食物	含量	食物	含量
小麦胚粉	23.4	生蚝	71.2	鲜扇贝	11.7
山核桃	12.6	蕨菜(脱水)	18.1	螺蛳	10.3
松子	9.0	山羊肉(冻)	10.4	海蛎	47.1
口蘑	9.0	蛏干	13.6	蚌肉	8.5
火鸡腿	9.3	墨鱼(干)	10.0	鱿鱼(干)	11.2

(5)硒

硒(Selenium)在人体内总量为13~20 mg,广泛分布于所有组织和器官中,浓度以肝、肾最高,肌肉、骨骼和血次之,脂肪组织最低。

1)生理功能

硒的主要生理功能包括构成含硒蛋白与含硒酶(如谷胱甘肽过氧化物酶),发挥较强的抗氧化作用,保护心血管和心肌健康,增强免疫功能,消解重金属的毒性,促进生长及抗肿瘤等。

硒的吸收

2)硒的缺乏与过量

硒缺乏已被证实与克山病的发生有关,其主要表现为心脏扩大、心功能失代偿、心力衰竭、心源性休克、心律失常、心动过速或过缓。心电图检查可见ST-T波改变,严重时可发生房室传导阻滞、期前收缩等。与缺硒有关的还有大骨关节病,其主要病变是骨端软骨细胞变性坏死、肌肉萎缩、发育障碍等,多发生在青春期。硒摄入过多可引起中毒,主要表现为恶心、呕吐、脱发、指甲变形、烦躁、周围神经炎、偏瘫,严重时可致死亡。

3)食物来源及膳食营养素参考摄入量(DRIs)

食物中硒含量受土壤中硒含量影响较大,即使是同一品种的谷物或蔬菜,由于产地不同,含硒量可能不同。动物内脏及海产品是硒的良好食物来源,瘦肉、谷类、奶制品、蔬菜水果也含有一定量的硒。我国成年人硒的RNI为60 μg/d,孕妇为65 μg/d,哺乳期妇女为78 μg/d。含硒丰富的食物见表1-2-5。

表1-2-5 含硒丰富的食物 mg/100 g

食物	含量	食物	含量	食物	含量
魔芋精粉	350.1	猪肾	156.8	瘦牛肉	10.6
普中红蘑	91.7	珍珠白蘑(干)	78.5	干蘑菇	39.2
牡蛎	86.6	鸭肝	57.3	小麦胚粉	65.2

续表

食物	含量	食物	含量	食物	含量
小黄花鱼	55.2	蘑菇(干)	39.2	带鱼	36.6
腰果	34.0	南瓜子	27.0	鸡蛋黄	27.0
鲜赤贝	57.4	猪肝	19.2	西瓜子	23.4
猪肉(肥瘦)	12.0	羊肉(肥瘦)	32.2	扁豆	32.0

(6)碘

碘是人体的必需微量元素,它被甲状腺摄取后合成甲状腺激素。成人体内的碘总量为30 mg(20~50 mg),甲状腺具有很强的富集碘的能力,其碘含量为8~15 mg,是体内碘含量最高的腺体,其中甲状腺素(T4)为16.2%,三碘甲状腺原氨酸(T3)为7.6%。

1)碘的生理功能

碘的生理功能是通过甲状腺素完成的,甲状腺素是人体内重要的激素。甲状腺素在体内的生理功能如下:

①在蛋白质、脂肪、糖代谢中,促进三羧酸循环生物氧化,协调生物氧化和磷酸化的偶联,调节能量的转换,促进物质的分解代谢,加强产热作用。

②调节蛋白质合成和分解,当蛋白质摄入不足时,甲状腺素促进蛋白质合成;当蛋白质摄入充足时,甲状腺素可促进蛋白质分解。

③促进糖的吸收,加速肝糖原分解,促进周围组织对糖的利用,通过肾上腺素促进脂肪的分解和氧化等作用。

④甲状腺素缺乏时可引起组织内水盐潴留,在组织间隙出现含有大量黏液的组织液,从而使皮肤产生黏液性水肿的症状。

⑤促进尼克酸的吸收和利用,促进胡萝卜素转变为维生素A,促进核黄素合成核黄素腺嘌呤二核苷酸(FAD)。

2)碘过量和缺乏症

碘缺乏会导致成人单纯性甲状腺肿大,胚胎及婴幼儿时期缺碘可引起生长发育迟缓、智力低下,严重会发生克汀病,症状为呆、小、聋、哑、瘫。

碘缺乏病是全球性公共卫生问题,我国从1995年开始实施全民食盐加碘(USI)计划,经调查评估,基本上消除碘缺乏病。

碘过量会导致高碘性甲状腺肿大,多呈弥漫型,还可诱发甲状腺机能亢进,常出现心率加速、气短、急躁不安、失眠、手、舌、眼睑及全身震颤、畏热多汗、代谢和食欲亢进,并伴有凸眼性甲状腺肿。

3)食物来源及膳食营养素参考摄入量(DRIs)

海产品的碘含量大于陆地食物,动物性食物的碘含量大于植物性食物,水果和蔬菜中的碘含量最低。碘的需要量受年龄、性别、体重、发育和营养状况等影响,成年人在基础代谢和中等活动的条件下碘的推荐摄入量为120 μg/d,孕妇为230 μg/d,哺乳期妇女为240 μg/d。

碘的吸收

其他微量元素

2.技能操作

(1)沟通评估

在进行膳食指导前，需要先与老年人沟通，收集评估信息，见表1-2-6。

表1-2-6 老年人健康咨询(矿物质与人体健康认知)沟通评估

沟通评估内容	沟通要求	评估内容	记录
饮食史	了解饮食情况、全日能量及主要矿物质摄入情况	日常食物摄入情况	
营养状况	测量身高、体重、腰围、臀围等;检查血脂、电解质水平、肝肾功能情况	有无营养素缺乏和过量	
其他	生活方式、其他疾病情况	有无不良生活方式，如吸烟、饮酒、生活不规律等	

(2)操作准备

在饮食指导前，需要做好必要的准备，见表1-2-7。

表1-2-7 饮食指导前的物料准备(矿物质摄入)

准备项目	具体物料	备注
膳食史调查	各类食物模型、膳食调查记录表	
营养状况评估	身高体重秤、软尺、人体成分分析仪、超声骨密度仪等	

(3)膳食调查记录表

利用食物频率法调查老年人日常食物摄入情况，将膳食摄入频率调查记录在表1-2-8中。

表1-2-8 食物频率调查表(矿物质摄入)

食物名称	平均每次食用量/g	食用频率(进食次数)				
		每天食用	每周食用	每月食用	每年食用	从不食用
大米						
面粉						
粗粮						
薯类						
油炸面食						
猪肉						
牛、羊肉						
禽肉						
水产品						

续表

食物名称	平均每次食用量/g	食用频率(进食次数)				
		每天食用	每周食用	每月食用	每年食用	从不食用
内脏类						
奶类						
蛋类						
大豆类						
新鲜蔬菜						
水果						
咸菜、泡菜						
糕点						
坚果						
酒类(如有,注明类别)						
果汁、饮料						
营养补充剂(如有,注明类别)						
食用油(说明主要类别)						
盐						
糖						

(4)综合健康指导

根据老年人目前营养状况及饮食、运动情况提出综合指导方案,见表1-2-9。

表1-2-9 老年人综合健康指导(矿物质摄入)

准备项目	具体要求	备注
营养知识教育	老年人容易缺乏的矿物质及其摄入要求、缺乏的判断标准	
饮食指导	矿物质的良好食物来源	
运动指导	老年人适宜的运动项目推荐、运动量要求	
生活方式指导	作息规律、心情愉快等	

（二）维生素和水与人体健康认知

1. 知识学习

（1）概述

维生素（Vitamin）又名维他命，是人和动物为维持正常的生理功能所必需的一类微量低分子有机化合物，在人体生长、代谢、发育过程中发挥着重要的作用。大多数的维生素都不能在体内合成，必须由食物供给。虽然维生素每日的需要量很少，仅以毫克或者微克计，但在调节物质代谢和能量代谢过程中起着重要的作用。维生素根据溶解性的不同，可以分为脂溶性维生素和水溶性维生素。脂溶性维生素包括维生素A、D、E、K等，不溶于水而溶于脂肪和有机溶剂（如苯、乙醚及氯仿等）。脂溶性维生素在食物中常与脂类共存，其吸收与肠道中的脂类密切相关。脂溶性维生素可储存于体内，摄取过多时容易引起中毒，缺乏时缓慢出现症状。水溶性维生素包括B族维生素（维生素B_1、B_2、PP、B_6、叶酸、B_{12}、泛酸、生物素）和维生素C，水溶性维生素在体内没有非功能性的单纯储存形式，可以利用负荷试验对水溶性维生素的营养状况进行鉴定。水溶性维生素一般无毒性，缺乏时出现症状较快。

（2）维生素A

维生素A（Vitamin A）是最早被发现的维生素，指具有视黄醇（Retinol）结构并具有其生物活性的一大类物质，包括动物性食物中的视黄醇（维生素A_1）、脱氢视黄醇（维生素A_2，生物活性为维生素A_1的40%）、视黄醛（Retinal）、视黄酸（Retinoic Acid）和植物性食物中的维生素A原——类胡萝卜素（Carotenoids）等。

1）生理功能

①维持正常视觉。视网膜上的感光物质视紫红质，由11-顺式视黄醛与视蛋白结合而成，为维持暗视觉功能所必需。若维生素A充足，则视紫红质合成快而完全，暗适应恢复时间短；若维生素A不足，则视紫红质合成慢而不完全，暗适应恢复时间延长，严重时可产生夜盲症。

②维持上皮的正常生长与分化。维生素A在糖蛋白合成中发挥了重要作用，可稳定上皮细胞的细胞膜，对维持皮肤、消化道、呼吸道及泌尿生殖道等上皮组织的形态和功能具有重要作用。

③促进生长发育。视黄醇和视黄酸对于胚胎发育也是必需的。缺乏维生素A的儿童生长停滞，发育迟缓，骨骼发育不良，缺乏维生素A的孕妇所生的新生儿体重较轻。

④抑癌作用。维生素A或其衍生物（如5，6-环氧视黄酸、1，3-顺式视黄酸）有抑癌防癌作用，与它们能促进上皮细胞的正常分化有关，也与阻止肿瘤形成的抗启动基因的活性有关。类胡萝卜素的抑癌作用比维生素A更受人们重视，可能与其抗氧化作用有关。

⑤维持机体正常免疫功能。维生素A可调节机体的细胞免疫和体液免疫功能，而且维生素A可维持上皮组织完整和正常分化，有利于抵抗外来致病因子的入侵。

2)缺乏与过量

维生素A缺乏最早的症状是暗适应能力(Dark Adaptation)下降，严重者可致夜盲症(Night Blindness)。维生素A缺乏最明显的一个结果是干眼病，患者眼结膜和角膜上皮组织变性、泪腺分泌减少，可发生结膜皱纹、失去正常光泽、混浊、变厚、变硬，角膜基质水肿、表面粗糙混浊、软化、溃疡、糜烂、穿孔。患者常感眼睛干燥、怕光、流泪、发炎、疼痛，发展下去可致失明。

维生素A缺乏除了引起眼部症状，还会引起机体不同组织上皮干燥、增生及角化，以至出现各种症状。比如，皮脂腺及汗腺角化，出现皮肤干燥，在毛囊周围角化过度，发生毛囊丘疹与毛发脱落，多见于上、下肢的伸侧面，以后向臂部、腹部、背部、颈部蔓延；呼吸、消化、泌尿、生殖上皮细胞角化变性，破坏其完整性，容易遭受细菌侵入，引起感染。

摄入大剂量维生素A可引起急性中毒、慢性中毒及致畸中毒。急性中毒见于一次或多次连续摄入大量的维生素A(成人大于RNI 100倍，儿童大于RNI 20倍)，表现为嗜睡或兴奋、头痛、呕吐等高颅压症状。慢性中毒比急性中毒常见，维生素A使用量为RNI 10倍以上可出现头痛、食欲降低、肝大、肌肉疼痛或僵硬、皮肤干燥瘙痒、呕吐、昏迷等慢性中毒症状。孕期维生素A过量摄入可导致胚胎吸收、流产和出生缺陷。维生素A过量大多数是由于大量摄入了维生素A浓缩制剂，或食用了狗肝和鲨鱼肝等维生素A含量特别高的食物。

维生素A的营养状况鉴定

3)食物来源和膳食营养素参考摄入量(DRIs)

富含维生素A的食物有两类：一类是维生素A原，即各种胡萝卜素，存在于植物性食物中，如绿叶菜类、黄色菜类和水果，含量较丰富的有菠菜、苜蓿、豌豆苗、红心甜薯、胡萝卜、青椒、南瓜等；另一类是来自动物性食物的维生素A，这一类是能够直接被人体利用的维生素A，主要存在于动物肝脏、奶及奶制品(未脱脂奶)、禽蛋中。

食物中全部具有视黄醇活性的物质常用视黄醇当量(Retinol Equivalents, RE)表示：RE(μg)=视黄醇(μg)+β-胡萝卜素(μg)×0.167+其他维生素A原(μg)×0.084。1IU维生素A的RE=0.3 μg。我国居民膳食维生素A的RNI为成年男性800 μgRE/d，女性700 μgRE/d，孕妇及哺乳期妇女为800~1 300 μgRE/d。

(3)维生素D

维生素D(Vitamin D)是指含环戊氢烯菲环结构、并具有钙化醇生物活性的一大类物质，以维生素D_2(Ergocalciferol，麦角钙化醇)及维生素D_3(Cholecalciferol，胆钙化醇)最为常见。人体内的胆固醇代谢转变为7-脱氢胆固醇储存于皮肤中经紫外光照射后可转化为维生素D_3；维生素D_2可由植物中的麦角固醇在紫外光作用下转化生成。维生素D溶于脂肪和有机溶剂，化学性质比较稳定，在中性和碱性溶液中耐热，但在酸性溶液中则逐渐分解。故一般的烹调加工不会引起维生素D的损失，但脂肪酸败可引起维生素D破坏，过量辐射线照射，可形成具有毒性的化合物。

1）生理功能

维生素D的基本生理功能是维持细胞内、外钙浓度，调节钙磷代谢，这主要是通过1,25-$(OH)_2$- D_3在小肠、肾、骨等靶器官实现的。1,25-$(OH)_2$- D_3由维生素D_3转化而来，是维生素D_3的主要活化形式。

①促进小肠对钙的吸收。转运至小肠的1,25-$(OH)_2$-D_3可以促进小肠黏膜上皮中钙结合蛋白的合成，促进钙的吸收。

②促进肾小管对钙、磷的重吸收。1,25-$(OH)_2$-D_3能直接作用于肾脏，促进肾小管对钙、磷的重吸收，减少丢失。佝偻病患儿的早期表现就是尿磷增高，血浆无机磷酸盐浓度下降，从而影响骨组织的钙化。

③对骨细胞呈现多种作用。在血钙降低时，1,25-$(OH)_2$-D_3将储存在骨组织中的钙和磷动员出来进入血液，还能诱导肝细胞、单核细胞变为成熟的破骨细胞。

④调节基因转录作用。1,25-$(OH)_2$-D_3通过调节基因转录和一种独立信息转导途径来启动生物学效应。已经证明具有调节基因转录作用的维生素D核受体靶器官包括肠、肾、骨、胰、垂体、乳房、胎盘、造血组织、皮肤及各种来源的癌细胞等。

⑤通过维生素D内分泌系统调节血钙平衡。目前已确认存在维生素D内分泌系统，其主要的调节因子是1,25-$(OH)_2$-D_3、甲状旁腺激素及血清钙和磷的浓度。1,25-$(OH)_2$-D_3是受低血钙引起的甲状旁腺激素上升的刺激而产生的，肾脏将25-(OH)-D_3羟化为24R, 25-$(OH)_2$-D_3的过程是受高血钙引起的甲状旁腺激素下降的刺激而产生的。当血钙降低时，甲状旁腺激素升高，1,25-$(OH)_2$-D_3增多，通过其对小肠、肾、骨等靶器官的作用以增高血钙水平；当血钙过高时，甲状旁腺激素下降，降钙素产生增加，尿中钙、磷的排出量增加。

2）缺乏与过量

儿童缺乏维生素D_3会引起佝偻病；对成人，尤其是孕妇、哺乳期妇女和老人，可使已成熟的骨骼脱钙而发生骨质软化症和骨质疏松症。

①佝偻病（Rickets），维生素D缺乏时，由于骨骼不能正常钙化，易引起生长迟滞和弯曲变形，如幼儿刚学会走路时，身体重量使下肢骨弯曲，形成“X”或“O”形腿；由于腹部肌肉发育不好，易使腹部膨出；胸骨外凸（“鸡胸”）；肋骨与肋软骨连接处形成“肋骨串珠”；囟门闭合延迟、骨盆变窄和脊柱弯曲；牙齿方面，出牙推迟，恒齿稀疏、凹陷、容易发生龋齿。

②骨质软化症（Osteomalacia），主要表现为肢骨、脊柱、胸廓及骨盆骨质软化、容易变形，孕妇、哺乳期妇女和老人容易发生。

③骨质疏松症（Osteoporosis），主要表现为骨矿物质含量减少，骨质变

微课 维生素D缺乏与过量的危害

松变薄，常导致脊椎骨压缩变形，髋部和前臂腕部骨折。骨质疏松症及其引起的骨折是威胁老年人健康的主要疾病之一。

④手足搐搦症（Tetany of Vitamin D Deficiency），表现为肌肉痉挛，小腿抽筋、惊厥等，缺乏维生素D、钙吸收不足、甲状旁腺功能失调或其他原因造成血钙水平降低时易引起手足痉挛症。

⑤过量和中毒，维生素D_3的中毒剂量虽然尚未确定，但有报道称幼童每天摄入维生素D_3仅45 μg（1 800 IU）可出现维生素D过多症的症状。在某些病例，维生素D中毒量仅为RDA的5倍，表现为食欲不振、体重减轻、恶心、呕吐、腹泻、头痛、多尿、烦渴、发热；血清钙磷增高，以至发展成动脉、心肌、肺、肾、气管等软组织转移性钙化和肾结石。发现维生素D中毒后，首先应停服维生素D、限制钙摄入，重症者可静脉注射EDTA，促使钙排出。

维生素D的营养状况鉴定

3）食物来源和膳食营养素参考摄入量（DRIs）

维生素D主要存在于海水鱼、肝、蛋黄等动物性食品及鱼肝油制剂中。我国不少地区使用维生素A、D强化牛奶，但是在用维生素D强化食品时，应该十分慎重。

维生素D的数量可以用IU或μg表示，它们的换算关系是：1 IU维生素D_3=0.025 μg维生素D_3，即1 μg维生素D_3= 40 IU维生素D_3。我国成人维生素D的RNI是：0~65岁为10 μg/d，超过65岁为15 μg/d，孕妇及哺乳期妇女为10 μg。

另外，经常晒太阳是人体获得充足有效的维生素D的最好来源，在阳光不足或空气污染严重的地区，也可采用紫外线灯作预防性照射。成年人只要经常接触阳光，在一般膳食条件下通常不会发生维生素D缺乏病。

（4）维生素E

维生素E（Vitamin E）是指含苯并二氢吡喃结构、具有α-生育酚生物活性的一类物质。目前已知有四种生育酚（α-T、β-T、γ-T、δ-T）和四种生育三烯酚（α-TT、β-TT、γ-TT、δ-TT），其中α-生育酚的生物活性最高，故通常以α-生育酚作为维生素E的代表进行研究。α-生育酚是黄色油状液体，溶于酒精、脂肪和脂溶剂，对热及酸稳定，对碱不稳定，对氧十分敏感，油脂酸败加速维生素E的破坏。食物中维生素E在一般烹调时损失不大，但油炸时维生素E活性明显降低。

1）生理功能

①抗氧化作用。维生素E是高效抗氧化剂，在体内保护细胞免受自由基损害。维生素E与超氧化物歧化酶、谷胱甘肽过氧化物酶一起构成体内抗氧化系统，保护生物膜上多不饱和脂肪酸、细胞骨架及其他蛋白质的巯基免受自由基的损害。维生素E缺乏可使细胞抗氧化功能发生障碍，引起细胞损伤，这一功能与其抗动脉硬化、抗癌、改善免疫功能及延缓衰老等过程有关。

在非酶抗氧化系统中维生素E也是重要的抗氧化剂，其他抗氧化剂还有类胡萝卜素、维生素C、硒和谷胱甘肽等。生育酚分子与自由基反应后，可生成生育酚羟自由基，此化合物又可被维生素C、谷胱甘肽及辅酶Q重新还原成生育酚 。

②促进蛋白质更新合成。维生素E可促进某些酶蛋白的合成，降低分解代谢酶（如DNA酶、RNA酶、肌酸激酶等）的活性，加上维生素E清除自由基的能力，使其总的效果表现为促进人体正常新陈代谢，增强机体耐力，维持骨骼肌、心肌、平滑肌、外周血管系统、中枢神经系统及视网膜的正常结构和功能。

③预防衰老。脂褐质（俗称老年斑）是细胞内某些成分被氧化分解后的沉积物，随着年龄增长体内脂褐质不断增加。补充维生素E可减少脂褐质形成，改善皮肤弹性，使性腺萎缩减轻，提高免疫能力，因此，维生素E在预防衰老中的作用日益受到重视。

④与动物的生殖功能和精子生成有关。维生素E缺乏时可出现睾丸萎缩及其上皮变性、孕育异常，但目前尚未发现有因维生素E缺乏而引起的不育症，不过临床上常用维生素E治疗先兆流产和习惯性流产。

⑤调节血小板的黏附力和聚集作用。维生素E缺乏时血小板聚集和凝血作用增强，增加心肌梗死及中风的危险性。这是由于维生素E可抑制磷脂酶A_2的活性，减少血小板血栓素A_2的释放，从而抑制血小板的聚集。

2)缺乏与过量

长期缺乏者血浆中维生素E浓度可降低，红细胞膜受损，红细胞寿命缩短，出现溶血性贫血（Hemolytic Anemia），可通过补充维生素E进行治疗。

实验动物缺乏维生素E时，出现氧化磷酸化障碍，耗氧量增加，氧利用效率降低。肌肉中乳酸脱氢酶、谷草转氨酶、磷酸化酶激酶活性降低，而血浆中却有增加，这时可出现肌肉营养障碍，组织发生退行性病变，心血管系统损害，中枢神经系统变性。

流行病学研究结果表明，低维生素E（及其他抗氧化剂）营养状况可能增加动脉粥样硬化、癌症（如肺癌、乳腺癌）、白内障及其他老年退行性病变的危险性。

维生素E的营养状况鉴定

在脂溶性维生素中，维生素E的毒性相对较小。有证据表明长期摄入600 mg/d以上的维生素E有可能出现中毒症状，如视觉模糊、头痛、极度疲乏和凝血机制受损等。目前有些人自行补充维生素E，但每天摄入量应不超过400 mg。

3)食物来源和膳食营养素参考摄入量(DRIs)

维生素E在自然界中分布甚广，一般情况下不会缺乏。维生素E含量丰富的食物有植物油、麦胚、硬果、种子类、豆类及其他谷类；蛋类、鸡(鸭)肫、绿叶蔬菜中含有一定量的维生素E；肉、鱼类动物性食物、水果及其他蔬菜含量很少。

维生素E的活性常用α-生育酚当量(α-Tocopherol Equivalent,α-TE)表示。根据中国营养学会2023年制定的DRIs,成年人维生素E的适宜摄入量(AI)为14 mg α-TE/d。补充维生素E制剂应以不超过400 mg/d为宜。另外,维生素E的摄入量应该考虑多不饱和脂肪酸摄入量。一般每多摄入1 g多不饱和脂肪酸,应多摄入0.4 mg维生素E。

(5)维生素K

植物来源的维生素K为维生素K_1,又称叶绿醌(Phylloquinone)。维生素K_2可由细菌在肠道合成,又称甲萘醌(Menadione)。维生素K对热稳定,但易遭受酸、碱、氧化剂和光(特别是紫外线)的破坏。

1)生理功能

维生素K参与蛋白质中谷氨酸γ位置的羧化作用,这些γ-羧化谷氨酸(Gla)参与钙离子结合,具有Gla残基且对活性是必需的蛋白质统称Gla-蛋白质。维生素K在人体内的生理功能包括:

①调节凝血蛋白质合成。维生素K是四种凝血因子(2、7、9、10)以及蛋白C、S、Z在肝内合成必不可少的物质,参与凝血过程。

②调节骨组织钙化和形成。成骨细胞合成的一种蛋白质——骨钙素(Osteocalcin)是依赖维生素K的Gla蛋白,可调节骨骼的钙化过程。

③其他。在钙化的动脉粥样硬化的组织中发现了一种Gla蛋白,称为动脉粥样化钙蛋白(Atherocalcin),与动脉粥样硬化有关。

2)缺乏与过量

维生素K广泛存在于各种食物中且肠道可以合成,成人缺乏仅见于慢性胃肠疾病、控制饮食和长期服用抗生素的部分人群。但是由于维生素K不能通过胎盘转运、新生儿肠道未建立正常菌群不能合成以及母乳中含量低等原因,新生儿是维生素K缺乏的敏感人群。维生素K缺乏影响凝血酶原合成,表现为凝血缺陷和出血。如果凝血酶原值低于10%,就可表现为新生儿出血病(Hemorrhagic Disease of the Newborn, HDN)。HDN一般见于产后1~7 d,表现为皮肤、胃肠道、胸腔内出血,严重时有颅内出血。迟发性出血见于产后1~3个月,除了上述表现,通常伴有吸收不良和肝脏疾病。

天然形式的维生素K一般不会引起中毒。但维生素K前体2-甲基萘醌可引起婴儿溶血性贫血、高胆红素血症等,不用于维生素K缺乏的治疗。

3)食物来源和膳食营养素参考摄入量(DRIs)

维生素K广泛分布于各种动物性和植物性食物中,奶酪、鱼肝油、动物肝脏、蛋黄、海藻、菠菜、甘蓝菜、莴苣、花椰菜、豌豆、香菜、豆油中含量丰富。母乳中维生素K的含量低,约2 μg/L。

根据中国营养学会2023年制定的DRIs,成人维生素K的适宜摄入量(AI)为80 μg/d。

(6)维生素B_1

维生素B_1(Vitamin B_1)又称硫胺素、抗脚气病因子、抗神经炎因子或

维生素K的营养
状况鉴定

抗神经炎素。它是由嘧啶环和噻唑环结合而成的一种B族维生素，在水中溶解度较高，在碱性溶液中加热极易分解破坏，而在酸性溶液中加热到120 ℃也不会被破坏，在一般的烹调温度下损失不多。

1）生理功能

①参与能量代谢。维生素B_1在体内以焦磷酸硫胺素（Thiamine Pyrophosphate，TPP）的形式作为丙酮酸脱氢酶系和转酮醇酶的辅酶，前两者参与有氧代谢，后者参与无氧代谢。

②维生素生理功能。维生素B_1可促进乙酰胆碱的合成，在维持神经肌肉、心肌的正常功能、维持正常食欲、胃肠蠕动和消化液分泌方面起着重要作用。维生素B_1的此种功能属于非辅酶功能，可能与TTP直接激活神经细胞的氯化物通道，控制神经传导的启动有关

③维生素B_1是支链氨基酸代谢所必需的。

脚气病

2）缺乏与过量

维生素B_1缺乏症又称脚气病（Beriberi），主要损害神经系统和心血管系统，维生素B_1摄入不足和酒精中毒是其主要病因。发病早期可有疲倦、烦躁、头痛、食欲不振、便秘和工作能力下降等。

维生素B_1的营养状况评价

3）食物来源和膳食营养素参考摄入量（DRIs）

维生素B_1广泛存在于各类食物中，其良好的来源是动物内脏（肝、肾）、瘦肉、全谷、豆类和坚果。

我国居民膳食维生素B_1的RNI为成年男性1.4 mg/d，女性1.2 mg/d，孕妇1.4 mg/d，哺乳期妇女1.5 mg/d。

（7）维生素B_2

维生素B_2又称核黄素（Riboflavin），精纯的维生素B_2为橙黄色针状结晶，微溶于水，在中性或酸性溶液中对热稳定，在碱性环境中易被热和紫外线破坏。食物中的维生素B_2以结合及游离两种形式存在，游离型维生素B_2对紫外光高度敏感，在酸性条件下可光解为光黄素，在碱性条件下光解为光色素而丧失生物活性。

1）生理功能

维生素B_2在体内以FMN和FAD的形式作为多种黄素酶的辅酶，在体内参与氧化还原反应。脂酰辅酶A脱氢酶、L-氨基酸氧化酶、琥珀酸脱氢酶、黄嘌呤氧化酶等都属于黄素酶。除了在呼吸链能量产生中发挥重要的作用，还在氨基酸和脂肪氧化、嘌呤碱转化成尿酸、芳香族化合物的羟化、蛋白质与某些激素的合成以及体内铁的转运过程中发挥重要作用。

近年来发现维生素B_2具有抗氧化活性，缺乏时常伴有脂质过氧化作用增强，补充维生素B_2能抑制这个过程。

2）缺乏与过量

摄入不足和酗酒是维生素B_2缺乏最常见的原因。某些药物如治疗精神病的普吗嗪、丙咪嗪、抗癌药阿霉素、抗疟疾药阿的平等可抑制维生素B_2转化为活性辅酶，长期服用时也会造成缺乏症。

维生素B_2缺乏的症状主要表现在唇、舌、口腔黏膜和会阴皮肤处，故有“口腔-生殖综合征”（Orogenital Syndrome）之称。口部症状包括口角裂纹、口腔黏膜溃疡及地图舌等；皮肤症状包括丘疹或湿疹性阴囊炎（女性阴唇炎），鼻唇沟、眉间、眼睑和耳后脂溢性皮炎；眼部症状包括睑缘炎、角膜毛细血管增生等。

长期缺乏还可导致儿童生长迟缓，轻中度贫血。

由于维生素B_2辅酶参与叶酸、吡哆醛、尼克酸的代谢，因此在严重缺乏时常常混杂有其他B族维生素缺乏的某些表现。

维生素B_2在正常肾功能状况下几乎不产生毒性，大量服用时尿呈黄色。

维生素B_2的营养状况评价

3）食物来源和膳食营养素参考摄入量（DRIs）

不同食物中维生素B_2含量差异较大，动物性食物中含量高于植物性食物，维生素B_2的良好来源主要是动物性食物，肝、肾、心、蛋黄、乳类尤为丰富。植物性食物中则以绿叶蔬菜如菠菜、韭菜、油菜及豆类含量较高，而粮谷类含量较低，尤其是精磨过的粮谷。

与维生素B_1类似，维生素B_2的供给量与能量摄入有关，一般为0.5 mg/4.2 MJ（1 000 kcal）。我国居民膳食维生素B_2的RNI为成年男性1.4 mg/d，成年女性1.2 mg/d，孕妇1.4 mg/d，哺乳期妇女1.5 mg/d。

（8）尼克酸

尼克酸（Nicotinic Acid）又称烟酸、维生素PP、抗癞皮病因子等，是吡啶-3-羧酸及其衍生物的总称，对酸、碱、光、热都比较稳定，一般烹调损失极小。

1）生理功能

①构成辅酶Ⅰ和辅酶Ⅱ。尼克酸是一系列以辅酶Ⅰ（NAD^+）和辅酶Ⅱ（$NADP^+$）为辅基的脱氢酶类的成分。辅酶Ⅰ和辅酶Ⅱ是细胞内呼吸所必需的，参与碳水化合物、脂肪和蛋白质的能量代谢。另外辅酶Ⅰ和辅酶Ⅱ也参与蛋白质、脂肪酸脱氧核糖核酸的合成。

②$NADP^+$可以与维生素B_6、泛酸和生物素共同参与脂肪、类固醇等生物合成。

③降血脂。尼克酸可降低血中胆固醇，抑制极低密度脂蛋白（VLDL）的合成和加速分解，预防动脉粥样化症，促进消化系统功能，预防胃肠道疾病。

④构成葡萄糖耐量因子。尼克酸是葡萄糖耐量因子（Glucose Tolerance Factor，GTF）的重要成分，具有增强胰岛素效能的作用。

2）缺乏与过量

尼克酸缺乏症又称癞皮病（Pellagra），临床上以皮肤、胃肠道、神经系统症状为主要表现。其典型病例有皮炎（Dermatitis）、腹泻（Diarrhea）和痴呆（Dementia），即三“D”症状。其中皮肤症状最具有特征性，主要表现为裸露皮肤及易摩擦部位出现对称性晒斑性损伤，皮肤出现红棕色、粗糙、脱屑、过度角化、色素沉着等。消化系统主要症状有口角炎、舌炎、腹泻

尼克酸的营养状况评价

等，腹泻是典型症状，早期多患便秘，其后由于消化腺体的萎缩及肠炎的发生常有腹泻，次数不等。神经系统症状初期很少出现，至皮肤和消化系统症状明显时出现，轻症患者可有全身乏力、烦躁、抑郁、健忘及失眠等；重症则有狂躁、幻听、神志不清、木僵等。

过量摄入的副作用有皮肤发红、眼部感觉异常、高尿酸血症、高血糖等。

3)食物来源和膳食营养素参考摄入量(DRIs)

尼克酸广泛存在于动植物食物中，良好的来源为动物肝、肾、瘦肉、全谷、豆类等，乳类和蛋中的尼克酸含量虽低，但色氨酸含量较高，在体内可转化为尼克酸。玉米中尼克酸为结合型，需加碱处理后，游离型尼克酸才易被机体吸收。

尼克酸除了从食物中直接摄取，还可在体内由色氨酸转化，平均约60 mg色氨酸可转化为1mg尼克酸。尼克酸的膳食参考摄入量应以尼克酸当量(Niacin Equivalent, NE)表示：

尼克酸当量(mgNE)＝尼克酸(mg)＋1/60色氨酸(mg)

中国居民膳食营养素参考摄入量中推荐成年男性尼克酸RNI为15 mgNE/d，女性为12 mgNE/d，UL为35 mgNE/d。

(9)维生素B_6

维生素B_6包括吡哆醇、吡哆醛和吡哆胺三种形式。它们易溶于水及酒精，游离的维生素B_6在酸性溶液中对光、热比较稳定，在碱性中易被光、热破坏。

1)生理功能

①维生素B_6主要以磷酸吡哆醛(PLP)的形式参与近百种酶反应。多数与氨基酸代谢有关，包括转氨基、脱羧、侧链裂解、脱水及转硫化作用。

②在糖异生、不饱和脂肪酸代谢、某些神经介质如5-羧色胺、多巴胺、去甲肾上腺素和γ-氨基丁酸的合成方面发挥重要作用。

③参与体内色氨酸转化为烟酸的过程。

④参与造血，磷酸吡哆醛参与琥珀酰辅酶A和甘氨酸合成血红素的过程。

⑤增加免疫功能，维生素B_6能促进体内抗体的合成。

⑥促进维生素B_{12}、铁和锌的吸收。

2)缺乏与过量

单纯的维生素B_6缺乏比较罕见。维生素B_6缺乏的症状主要表现在皮肤和神经系统。眼、鼻和口部皮肤脂溢样皮肤损害，伴有舌炎和口腔炎。神经系统方面表现为周围神经炎，伴有滑液肿胀和触痛，维生素B_6缺乏还可导致体液和细胞介导的免疫功能受阻，迟发性过敏反应减弱，出现高半胱氨酸血症和黄尿酸血症，偶尔可见小细胞贫血。

肾功能正常时服用维生素B_6，几乎不产生毒性。长期大量服用维生素B_6制剂可致严重的周围神经炎，出现神经感觉异常，进行性步态不稳，手、足麻木等症状。停药后症状虽可缓解，但仍可感觉软弱无力。孕妇服用大量的维生素B_6可致新生儿产生维生素B_6依赖综合征。

3）食物来源和膳食营养素参考摄入量（DRIs）

维生素B_6广泛存在于各种食物，但一般含量都不高。植物性食物主要以吡哆醇、吡哆胺及其糖基化形式存在，动物性食物中则主要以吡哆醛及其磷酸化形式存在。维生素B_6的良好食物来源为肉类（尤其是肝脏）、黄豆、鹰嘴豆、葵花子、核桃等。

维生素B_6与氨基酸代谢关系密切，故维生素B_6的需要量直接受膳食蛋白质摄入量的影响。中国营养学会2023年制定的维生素B_6 RNI是：成年人为1.4 mg/d，50岁以上人群为1.6 mg/d。

维生素B_6的营养状况评价

（10）生物素

生物素（Biotin）也称维生素B_7、维生素H或辅酶R，现已知有8种异构体，天然存在并具有生物活性的是D-生物素。生物素对空气、光和热稳定，但在强酸和强碱溶液中容易降解。

1）生理功能

生物素作为体内4个生物素依赖的羧化酶（乙酰辅酶A羧化酶、丙酮酸羧化酶、丙酰辅酶A羧化酶和甲基巴豆酰辅酶A羧化酶）的辅酶，在脂类、碳水化合物、氨基酸的代谢及能量代谢中具有重要作用。此外，生物素对于细胞生长、葡萄糖的代谢平衡、DNA的生物合成及唾液酸糖蛋白的受体表达都有重要影响。

2）缺乏与过量

生物素食物来源广泛，并且能由肠道细菌合成，所以生物素缺乏比较少见。生鸡蛋清中含有抗生物素蛋白（Avidin），它能结合并阻止膳食生物素或体内肠道细菌合成生物素的吸收。生物素缺乏者主要见于长期生吃鸡蛋者、未补充生物素的肠外营养患者、胃肠道吸收障碍者等。表现为毛发变细失去光泽、皮肤鳞片状和红色皮疹；大多数成年患者有抑郁、嗜睡、幻觉和感觉异常等神经系统症状。儿童在全静脉营养3~6个月后，可出现生物素缺乏症状，并有蛋白质能量营养不良、生长发育迟缓。婴儿肠外营养6~9个月出现面部脂肪分布异常、毛发稀少甚至脱落，称为生物素缺乏面容（Biotin Deficiency Facies）。严重者可引起狂躁、嗜睡、发育迟缓及婴儿猝死综合征。

生物素的营养状况评价

生物素毒性很低，大剂量（200 mg/d口服或20 mg/d静脉注射）生物素摄入未发现有明显毒性。

3）食物来源和膳食营养素参考摄入量（DRIs）

生物素广泛存在于天然食物中，含量较高的食物有蜂蜜、啤酒、奶类、鸡蛋黄、肝脏和肾脏、菠菜、黄豆、燕麦、高粱等。

中国营养学会2023年制定的DRIs中，成人生物素的适宜摄入量（AI）为40 μg/d。

(11)叶酸

叶酸(Folic Acid)又称蝶酰谷氨酸,为淡黄色结晶,微溶于水,其钠盐易溶于水,酸性环境中不稳定,在中性和碱性溶液中耐热,对光照射敏感。在食物贮存和烹调过程中,叶酸损失率高达50%~70%。

1)生理功能

叶酸在体内必须转变成四氢叶酸(Tetrahydrofolic Acid, FH4或THFA)才有生理活性。四氢叶酸是一碳单位转移酶的辅酶,起着一碳单位传递体的作用,叶酸通过四氢叶酸发挥以下功能:

①促进细胞分裂和增殖。叶酸参与嘌呤、嘧啶核苷酸的合成,影响DNA和RNA的合成。

②参与氨基酸代谢。叶酸参与苯丙氨酸形成酪氨酸、组氨酸形成谷氨酸、半胱氨酸形成蛋氨酸及丝氨酸和甘氨酸的相互转变的过程。

③叶酸参与蛋氨酸代谢过程,影响磷脂、肌酸、神经介质的合成。

2)缺乏与过量

叶酸缺乏主要是由于摄入不足、肠道吸收障碍、肝肠循环障碍、酒精中毒、需要量增加、丢失过多或长期应用叶酸拮抗剂等原因引起的。叶酸缺乏的主要表现有:

①巨幼红细胞性贫血。叶酸缺乏会导致DNA合成障碍,细胞停滞于S期,同时血红蛋白合成下降,骨髓巨幼红细胞成熟障碍,发生巨幼红细胞性贫血,同时伴有白细胞和血小板减少、舌炎和腹泻。

②高同型半胱氨酸血症。叶酸缺乏可以使同型半胱氨酸向蛋氨酸转化出现障碍,进而导致高同型半胱氨酸血症(Hyperhomocysteinemia)。血清高浓度同型半胱氨酸可能是动脉粥样硬化及心血管疾病的重要致病因素之一。同型半胱氨酸还具有胚胎毒性,患同型半胱氨酸血症的孕妇所生婴儿中神经管畸形发生率明显偏高。

③某些癌症的危险性增高。人类患结肠癌、前列腺癌及宫颈癌的风险与膳食中叶酸的摄入不足有关。叶酸缺乏会引起尿嘧啶错误地嵌入人类DNA中导致染色体断裂,这可能是增加致癌危险性及智障性疾病患病风险的原因。

叶酸的营养状况评价

肾功能正常者,长期大量服用叶酸很少发生中毒反应,偶尔可见过敏反应。个别病人可出现厌食、恶心、腹胀等胃肠道症状。此外,大量服用叶酸可干扰抗惊厥药物的作用,诱发病人惊厥发作,还可掩盖维生素B_{12}缺乏的早期表现,导致神经系统受损。

3)食物来源和膳食营养素参考摄入量(DRIs)

叶酸广泛存在于各类食物中,其良好的食物来源有肝脏、肾脏、蛋、绿色蔬菜、新鲜水果等。

膳食中叶酸用膳食叶酸当量(Dietary Folate Equivalent, DFE)表示:DFE (μg)=膳食叶酸(μg)+1.7×叶酸补充剂(μg)。我国居民叶酸的RNI为14岁以上人群400 μg DFE /d,孕妇、哺乳期妇女分别为600 μg DFE /d、

550 μg DFE /d。

(12)维生素B_{12}

维生素B_{12}又称钴胺素(Cobalamins)、氰钴胺素(Cyanocobalamin)、外因子、钴维素等,是一类含有钴的类咕啉(Corrinoid)化合物。维生素B_{12}是B族维生素中迄今为止最晚发现的,外观为红色结晶。维生素B_{12}在弱酸下最稳定,强酸及碱性条件下易被分解,高温易被破坏。

1)生理功能

①维生素B_{12}作为甲基转移酶的辅因子,参与甲基的转移,参与蛋氨酸、胸腺嘧啶等的合成,如使甲基四氢叶酸转变为四氢叶酸而将甲基转移给甲基受体(如同型半胱氨酸),使甲基受体成为甲基衍生物。

②维生素B_{12}可使叶酸再生,促进红细胞发育和成熟,使肌体造血功能处于正常状态,预防恶性贫血,维护神经系统健康。

③维生素B_{12}参与神经组织中脂蛋白的形成,维持神经系统的正常功能。

2)缺乏与过量

红细胞生成需要内因子(胃内)和外因子(维生素B_{12})。外因子需内因子才能吸收,故胃大部切除的病人会现维生素B_{12}缺乏,维生素B_{12}缺乏将导致叶酸不能再生而出现巨幼红细胞性贫血伴随叶酸缺乏,出现神经症状(可引起失调性、弥散性及进行性脱髓鞘作用,同时维生素B_{12}缺乏也会导致高同型半胱氨酸血症。

维生素B_{12}的营养状况评价

3)食物来源和膳食营养素参考摄入量(DRIs)

维生素B_{12}良好的食物来源有肉类、海产品、蛋类。中国营养学会2023年制定的DRIs中,成人维生素B_{12}的适宜摄入量(AI)为2.4 μg/d。

(13)维生素C

维生素C(Vitamin C)又称抗坏血酸,具有较高的还原性。维生素C是白色的片状结晶,有酸味,极易溶于水,微溶于乙醇,不溶于有机溶剂。维生素C极不稳定,遇空气中氧、热、光和碱性物质,特别是当氧化酶及微量铜、铁等重金属离子存在时,很容易被氧化。一般食物在贮存过程中,维生素C都有不同程度的损失。

1)生理功能

①参与羟化反应,促进胶原纤维的合成,促进神经递质(5-羟色胺及去甲肾上腺素)合成,降低血清胆固醇,防治动脉粥样硬化,促进有机物或毒物羟化解毒,增强药物或毒物的羟化解毒过程。

②还原作用。维生素C以氧化型或还原型存在于体内,可作为供氢体或受氢体,在体内氧化还原过程中发挥重要作用。

③解毒。体内补充大量的维生素C后,可以缓解铅、汞、镉、砷等重金属对机体的毒害作用。

④预防癌症。维生素C可以阻断致癌物N-亚硝基化合物合成,具有抗癌防癌作用。

⑤清除自由基。维生素C和维生素E在体内可协同清除自由基。

2)缺乏与过量

人体缺乏古洛糖酸内酯氧化酶时不能合成维生素C。缺乏维生素C会导致坏血病。

坏血病(Scurvy)早期症状有疲劳、倦怠、皮肤出现瘀点或瘀斑、毛囊过度角化,其中毛囊周围轮状出血(Perifollicuar Hemorrhage)具有特异性,常出现在臀部和下肢。继而会出现牙龈出血,毛细血管脆性增加,伤口愈合缓慢,牙本质形成期缺乏VC使牙本质硬度不够,骨钙化不全(类似佝偻病,有压痛)。关节疼痛及关节腔积液,同时也可伴有泪腺涎腺干燥综合征、轻度贫血以及多疑、抑郁等神经症状。

维生素C毒性很低。一次摄入8 g以上,会出现恶心、腹痛、腹泻、铁吸收过度、骨化增强、形成结石、维生素B_{12}失活等症状。维生素C有少部分代谢成草酸,摄入量>500 mg/d时可能增加尿中草酸盐的排泄,增加尿路结石的危险。肾结石者、肾功能损伤者或进行血液透析者也应避免摄入大剂量维生素C。患有葡萄糖-6-磷酸脱氢酶缺乏的病人接受大量维生素C静脉注射或一次口服≥6 g可能发生溶血。

维生素C的营养状况评价

3)食物来源和膳食营养素参考摄入量(DRIs)

维生素C主要存在于新鲜蔬菜、水果中,叶菜类含量比根茎类多,酸味水果含量比无酸味水果多。含量较丰富的蔬菜有辣椒、油菜、菠菜、卷心菜、菜花、西兰花、芥菜、苋菜等。含量较多的水果有柑橘、柠檬、柚子、山楂、草莓等,而苹果、梨、桃和香蕉中含量很少。某些野果中维生素C含量尤为丰富,如沙棘、刺梨、猕猴桃和酸枣等。

我国居民膳食维生素C的RNI为:成人100 mg/d,孕妇115 mg/d,哺乳期妇女150 mg/d。

(14)水与健康

水是一切生命唯一必需的物质。没有水,任何生物均不能生存,人和动物没有食物比没有水存活时间长。水是人体的构成成分,人体组分中含量最多的是水,分布于细胞、细胞外液和机体的各种组织中。人年龄越小,体内含水量越高,如胚胎含水约98%。随年龄的增加,人体水含量下降。男性含水量为体重的60%,略高于女性。运动员的含水量高于普通人。一般来说,随着机体脂肪含量增加,含水量会下降。

1)水的主要生理功能

①水是维持生命必需的物质,是保持每个细胞外形和构成每一种体液所必需的物质。

②水可作为各种物质的载体。水的存在,有利于体内的营养成分和代谢产物的运输,这对于消化、吸收、分泌与排泄等生理过程有重要的意义。

③调节体温。当外界气温过高,或人因运动、疾病产热过多时,可通过汗液蒸发调节体温。

④作为机体关节、肌肉及内脏器的润滑剂。体液的主要成分是水，如唾液有助于食物吞咽，泪液有利于眼球的转动与湿润，滑液有利于关节活动，水在其中减少摩擦，起到一定的润滑作用。

缺水会对人体健康造成严重的危害。动物实验表明，当体内水分减少8%，即会出现严重的干渴感觉、食欲丧失、消化作用减慢、抵抗力降低，长期饮水不足可使血液变得黏稠，缺水会使机体组织中的蛋白质和脂肪分解增加，氮、钠、钾离子排出增加。人体缺水比缺乏食物更难维持生命，高温季节的缺水后果比低温时更加严重。

2）脱水的类型

脱水根据水与电解质丧失比例不同，分为三种类型。

①高渗性脱水。高渗性脱水以水的丢失为主，电解质丢失相对较少。当失水量占体重的2%~4%时，为轻度脱水，表现为口渴、尿少、尿比重增高及工作效率降低等。失水量占体重的4%~8%时，为中度脱水，除上述症状，还可见皮肤干燥、口舌干裂、声音嘶哑及全身软弱等表现。如果失水量超过体重的8%，为重度脱水，可见皮肤黏膜干燥、高热、烦躁、精神恍惚等。若达10%以上，可危及生命。

②低渗性脱水。低渗性脱水以电解质丢失为主，水的丢失较少。此种脱水特点是循环血量下降，血浆蛋白质浓度升高，细胞外液低渗，可引起脑细胞水肿，肌肉细胞内水过多并导致肌肉痉挛。早期多尿，晚期尿少甚至尿闭，尿比重低，尿 Na^+、Cl^-降低或缺乏。

③等渗性脱水。此类脱水是水和电解质按比例丢失，体液渗透压不变，临床上较为常见。其特点是细胞外液减少，细胞内液一般不减少，血浆 Na^+浓度正常，兼有上述两型脱水的特点，有口渴和尿少表现。

3）人体水的来源及需要量

①水的来源

体内水的来源包括饮用水、食物中的水及内生水三大部分。饮用水除经过滤、消毒等处理的自来水（管道水或管网水）、泉水和井水，还包括市售瓶（桶）装水，通常占人体所需水量的一半以上。摄入的食物中含有一定量的水分，也是人体所需水分的主要来源之一，占人体水来源的30%~40%。内生水是三大产能营养素在体内氧化分解时产生的代谢水。1 g蛋白质产生代谢水0.41 g，1 g脂肪为1.07 g，1 g碳水化合物为0.6 g。在正常情况下，人体所需的水分约10%来自体内生物氧化过程产生的代谢水。

②水的需要量

水的需要量受年龄、体力活动、温度、膳食、疾病、损伤等多种因素的影响。随年龄增长，水的相对需要量随之下降；随着体力活动的增加或环境温度的升高，通过汗液蒸发和呼吸所排出的水分也相应增加，需水量增加；高蛋白膳食可增加尿氮的排出，排尿量也相应增加，高蛋白膳食者应注意补水，尤其应注意摄入高蛋白饮食的婴儿对水的需求；某些疾病状态如长期腹泻、连续呕吐及高热等均可导致水的大量丢失；充血性心脏病、肝硬化和肾炎等疾病可致体内水钠潴留,容易发生水肿;烧伤和手术等引起的损伤可导致大量失水,如不及时予以补充,可引发一系列严重的病变,甚至导致死亡。

健康成人在一般条件下,每日约需水2 500 mL,其中饮水约1 200 mL,食物中含水约1 000 mL,内生水约300 mL。《中国居民膳食指南》(2016)建议在温和气候条件下生活的轻体力活动的成年男性每日饮水1 700 mL,成年女性每日饮水1 500 mL。美国提出的水的供给量为每供给1 kcal (4.184 kJ)能量需供水1 mL,婴儿增至1.5 mL,孕妇和哺乳期妇女等特殊人群的每日供水量也适当增加。

2.技能操作

(1)沟通评估

在进行膳食指导前,需要先与老年人沟通,收集评估信息,见表1-2-10。

表1-2-10 老年人健康咨询(维生素和水与健康认知)沟通评估

沟通评估内容	沟通要求	评估内容	记录
饮食史	了解饮食情况、全日能量及维生素摄入情况	日常食物摄入情况,维生素、水摄入量及来源是否合理	
营养状况	测量身高、体重,检查维生素水平、肝肾功能等,观察了解整体健康状况,有无维生素缺乏的症状	判断有无维生素缺乏的体征等	
运动情况	了解每日运动量	常见身体活动强度(MET)和能量消耗	
其他	生活方式、其他疾病情况	有无不良生活方式,如吸烟、饮酒、生活不规律等	

(2)操作准备

在饮食指导前,需要做好必要的准备,见表1-2-11。

表1-2-11 饮食指导前的物料准备(维生素和水)

准备项目	具体要求	备注
膳食史调查	常见食物模型、膳食调查记录表	
营养状况评估	身高体重秤、软尺、人体成分分析仪	
每日运动量评估	常见身体活动强度(MET)和能量消耗表	

(3)膳食调查记录表

利用食物频率法调查老年人日常食物摄入情况，将膳食摄入频率调查记录在表1-2-12中。

表1-2-12　食物频率调查表(维生素和水)

食物名称	平均每次食用量/g	食用频率(进食次数)				
		每天食用	每周食用	每月食用	每年食用	从不食用
大米						
面粉						
粗粮						
薯类						
油炸面食						
猪肉						
牛、羊肉						
禽肉						
水产品						
内脏类						
奶类						
蛋类						
大豆类						
新鲜蔬菜						
水果						
咸菜、泡菜						
糕点						
坚果						
酒类(如有，注明类别)						
果汁、饮料						
营养补充剂(如有，注明类别)						
食用油(说明主要类别)						

续表

食物名称	平均每次食用量/g	食用频率(进食次数)				
		每天食用	每周食用	每月食用	每年食用	从不食用
盐						
糖						

(4)综合健康指导

根据老年人目前营养状况及饮食、运动情况提出综合指导方案,见表1-2-13。

表1-2-13　老年人综合健康指导(维生素和水)

准备项目	具体要求	备注
营养知识教育	老年人容易缺乏的维生素和水及其摄入要求、缺乏的判断标准	
饮食指导	维生素的良好食物来源	
运动指导	老年人适宜的运动项目推荐、运动量要求	
生活方式指导	作息规律,心情愉快等	

检查评估

营养师按照表1-2-14中的检查项目进行自我检查,并将检查结果和自我点评记录在表中。

表1-2-14　微量营养素和水与人体健康认知检查记录表(营养师自查)

序号	检查项目	检查结果	自我点评
1	是否穿工作服并保持服装整洁	是□ 否□	
2	操作前是否洗净双手	是□ 否□	
3	是否对老年人身体状况进行评估	是□ 否□	
4	是否进行安全检查	是□ 否□	
5	是否按标准步骤进行操作	是□ 否□	
6	是否在操作过程中随时观察老年人的反应	是□ 否□	
7	是否在操作过程中注重对老年人的关爱和鼓励	是□ 否□	
8	是否完成操作记录	是□ 否□	

服务对象根据表 1-2-15 中的检查项目对营养师的服务情况进行检查,并将检查结果和结果点评记录在表中。

表 1-2-15 微量营养素和水与人体健康认知检查记录表(服务对象点评)

序号	检查项目	检查结果	结果点评
1	态度是否和蔼,语言是否亲切	是□ 否□	
2	操作过程中是否注意观察老年人的反应	是□ 否□	
3	整个操作是否安全	是□ 否□	
4	应急处理是否得当	是□ 否□	

教师根据表 1-2-16 中的检查项目对营养师的任务完成情况进行检查,并将检查结果和结果点评记录在表中。

表 1-2-16 微量营养素和水与人体健康认知检查记录表(教师点评)

序号	检查项目	检查结果	结果点评
1	是否按时完成任务	是□ 否□	
2	团队协作是否顺畅	是□ 否□	
3	设备、用具及物品是否整理恢复	是□ 否□	
4	工作页填写是否准确、完整	是□ 否□	

任务小结

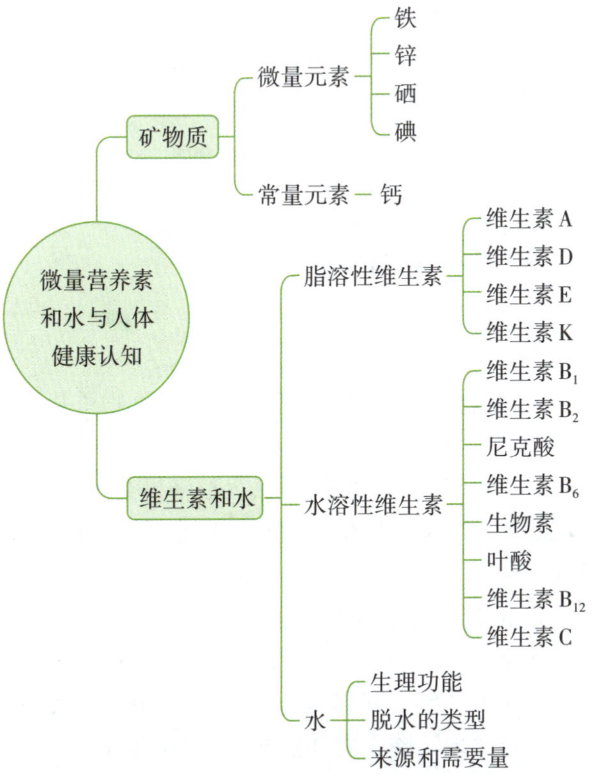

任务三 食物营养价值评价

任务导入

场景：某医院营养门诊

人物：王奶奶、营养师小张

情节：70岁的王奶奶平日爱吃馒头，不爱吃杂粮，觉得杂粮口感不好；吃新鲜蔬菜较少，喜欢吃咸菜；平时喝奶很少，约一周一次。体检时发现维生素缺乏，还有些贫血。营养师小张需要为其进行食品营养健康教育和指导。假如你是小张，该如何做？

任务目标

- 能够根据食物营养价值评价指标，完成对老年人各类食物所含的营养价值及平衡搭配的健康教育。
- 能够结合常见的影响食物营养价值的因素，完成对老年人在日常膳食中科学合理地保留食物营养价值的指导。

任务实施

1.知识学习

（1）食物营养价值概述

民以食为天，食物是维持生命活动必不可少的物质基础，是各种营养素和有益的生物活性物的主要来源。人类需要的基本食物可分为五大类，即谷薯类、蔬菜水果类、动物性食物、大豆坚果类和油脂类。《中国居民膳食指南（2022）》中尤其强调在食物类别中全谷物、杂豆及菌藻类的摄取。膳食组合、结构的不同以及某些食物长期摄入过多或过少，会造成所供给的能量或营养素与机体需要之间不平衡的状态。有充足证据说明，膳食因素与机体免疫水平、慢性病的发生风险有密切的关系。

为了保证老年人的膳食营养均衡，需全面了解各类食物的营养价值，以指导老年人群科学地选购食物并搭配出平衡膳食。

食物营养价值是指某种食物所含营养素和能量满足人体营养需要的程度,即在不同食物中所含营养素的种类、数量和质量与人体营养需要的关系。食物营养价值的高低不仅取决于其所含营养素的种类是否齐全、数量是否足够,也取决于各种营养素间的相互比例是否适宜以及是否易被人体消化吸收和利用。每一种食物都有其独特的营养价值,食物的外观形态、成分构成、产地、品种、气候、加工工艺、烹调和储存方法等都可以影响食物的营养价值。自然界中,除了母乳可以全面满足4~6个月婴儿营养需求,没有哪一种单独的天然食物能够满足人体对所有营养素的需要,因此食物多样、膳食平衡对满足机体的营养需求非常重要。

由于不同天然食物所含有的能量和营养素的种类及数量不同,其营养价值存在较大差异,例如谷薯类主要提供碳水化合物、蛋白质、膳食纤维、矿物质及B族维生素等营养素;蔬菜和水果类主要提供矿物质、维生素、膳食纤维及有益健康的植物化学物质;动物性食物主要提供优质蛋白质、脂肪、矿物质、脂溶性维生素。因此,全面了解食物营养价值并进行评价对指导人们科学选购食物及科学合理地安排平衡膳食具有重要意义。

通常食物营养价值的评价主要从食物中所含的能量、营养素的种类及含量、营养素被人体消化吸收利用的程度以及烹调加工对食物营养价值的影响等几个方面考虑。

1)食物营养素的种类及数量

不同食物中所含有的营养素种类和数量是评价食物营养价值高低的重要指标。营养素的种类如图1-3-1所示。食物所含营养素不全或者营养素种类之间比例不当,都会使食物的营养价值下降,如谷类食物蛋白质中缺乏赖氨酸,导致谷类蛋白质的营养价值较低,不属于优质蛋白质。此外,食物品种、部位、产地及成熟程度都会影响食物中营养素的种类和含量。

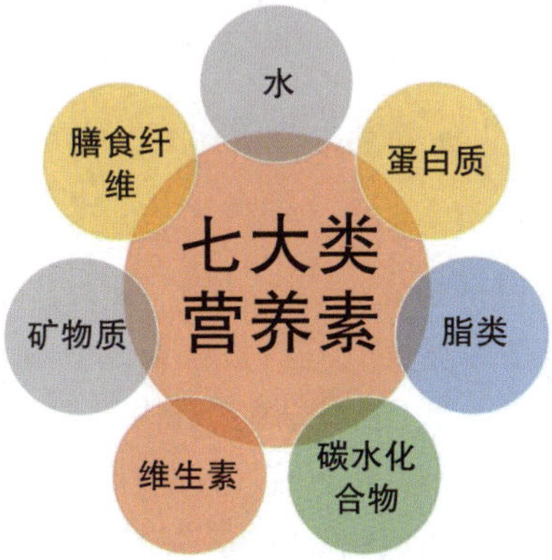

图1-3-1　营养素的种类

2)食物营养素质量评价

在评价某种食物的营养价值时,除了所含营养素的种类及数量,其所含营养素被人体消化吸收利用的程度,也就是营养素质量同样重要。食物中所含营养素被人体消化吸收率和利用率越高,其营养价值就越高。其中营养质量指数(Index of Nutrition Quality,INQ)是评价食物营养素质量常用的指标，是指某食物中营养素能满足人体营养需要的程度（营养素密度）与该食物能满足人体能量需要的程度（能量密度）的比值。

$$\text{INQ}=\frac{\text{营养素密度}}{\text{能量密度}}=\frac{\text{营养素含量/该营养素参考摄入量}}{\text{所产生能量/能量参考摄入量}}$$

若INQ=1，说明该食物营养素密度和能量密度相当，提供营养素和能量能够满足人体推荐摄入量需求；若INQ>1，则表示该食物营养素密度高于能量密度，当摄入该种食物时，满足营养素需要的程度大于满足能量需要的程度；若INQ<1，则表示该食物营养素密度低于能量密度，摄入该食物时营养素不足或能量过剩。因此，一般认为INQ≥1的食物营养价值较高。如以成年男性轻体力劳动的能量与营养素的DRIs计算出鸡蛋、大米、大豆中蛋白质、视黄醇、硫胺素和核黄素的INQ值，如鸡蛋和大豆中蛋白质INQ>1，说明该食物提供的蛋白质营养价值较高，属于优质蛋白质。

几种食物的INQ值见表1-3-1。

表1-3-1　几种食物的INQ值

营养素及能量	能量/kcal	蛋白质/g	视黄素/μg	硫胺素/mg	核黄素/mg
成年男子轻体力劳动参考摄入量	2 250	65	800	1.4	1.4
鸡蛋100 g	144	13.3	234	0.11	0.27
INQ	—	3.2	4.57	1.23	3.01
大米100 g	347	8	—	0.22	0.05
INQ	—	0.8	—	1.02	0.23
大豆100 g	359	35	37	0.41	0.2
INQ	—	3.37	0.29	1.84	0.9

(2)谷薯和杂豆类

谷薯类食物主要包括小麦、大米、小米、玉米、高粱、马铃薯、红薯、紫薯、木薯等；杂豆类包括绿豆、赤小豆、芸豆等。《中国居民膳食指南科学研究报告(2021)》数据表明：我国居民膳食结构仍以谷物为主，谷物中以精制米面为主，全谷物和杂粮摄入不足，因此，中国居民膳食宝塔(2022)推荐每天摄入全谷物和杂豆类50~150 g、薯类50~100 g。其中，全谷物指未经精细加工或虽经碾磨、粉碎、压片等处理仍保留了完整谷粒所具备的胚乳、胚芽、麸皮组成及天然营养成分的谷物，如燕麦、荞麦、玉米等，和精制谷物相比，全谷物含有更丰富的膳食纤维、脂肪、维生素、矿物质、多酚及其他植物化学物，对人体有更好的健康益处。已有研究指出，全谷物可降低结肠直肠癌、2型糖尿病、心血管疾病发病风险和体重增长风险。

1)谷类营养价值

各种谷类种子结构基本相似，谷粒的最外层是谷壳，主要起保护谷粒的作用，去壳后，谷粒主要由谷皮、糊粉层、胚乳和胚芽四部分构成，各种营养素在谷粒中分布不均匀。其中，谷皮中含量较高的是脂肪和矿物质，谷皮不含淀粉；介于谷皮与胚乳之间的糊粉层，营养素含量相对较高，含有丰富的蛋白质、脂肪、B族维生素及矿物质；胚乳是谷物的主要组成部分，含有大量的淀粉和一定量的蛋白质，以及少量的脂肪、矿物质、维生素和纤维素；胚芽位于谷粒的一端，富含B族维生素、维生素E、脂肪、蛋白质、矿物质，营养价值较高。但糊粉层和胚芽在加工过程中，尤其是精细加工过程中，易混入糠麸中，造成谷类营养价值降低。

谷类的营养素组成

2)薯类营养价值

薯类是马铃薯、甘薯等根茎类食物的统称，除了提供丰富的碳水化合物、膳食纤维，还含有较多的矿物质和B族维生素，与人类健康密切相关。研究显示，增加薯类摄入可降低便秘的发病风险，油炸薯片和薯条的摄入可增加超重和肥胖的发病风险。薯类碳水化合物含量为8%~29%，主要是淀粉，蛋白质和脂肪含量较低，含有一定量的矿物质和维生素。相比谷类，薯类维生素C的含量较高，甘薯中的胡萝卜素含量较高，马铃薯中钾和酚类化合物的含量高，山药块茎中含有山药多糖、胆甾醇、麦角甾醇等多种活性物质。

3)杂豆营养价值

杂豆是指除了大豆的其他豆类，其碳水化合物主要以淀粉形式存在，占50%~60%，并含有丰富的膳食纤维；蛋白质含量低于大豆，约为20%；脂肪含量较低，与谷类相似；与其他谷物相比，杂豆中B族维生素、矿物质的含量也相对较高。

(3)大豆类及其制品

大豆类包括黄豆、青豆、黑豆等，豆制品是由大豆作为原料制作的发酵或非发酵食品，如豆腐干、豆皮、豆腐、豆浆等，两者都是膳食中优质蛋白质的重要来源，并富含多种矿物质。研究显示，豆类可降低乳腺癌、骨质疏松、2型糖尿病、高血脂和高血压的发病风险，食用豆类的女性的乳腺癌患病率显著低于未食用豆类的女性。

1)大豆营养价值

①碳水化合物

大豆碳水化合物的含量为20%~30%，其中一半为能被人体消化利用的阿拉伯糖、半乳聚糖和蔗糖，淀粉含量很低；而另一半为不被人体消化和吸收的寡糖，如棉子糖和水苏糖，又称为大豆低聚糖。

②蛋白质

大豆蛋白质含量高达35%~40%，显著高于谷类，由球蛋白、清蛋白、谷蛋白和醇蛋白组成，其中球蛋白含量最高。大豆蛋白质不仅含量高，而且富含人体需要的各种必需氨基酸，氨基酸模式较好，具有较高的营养价值，属于优质蛋白质。

③脂肪

大豆脂肪含量为15%~20%，其中黄豆和黑豆的脂肪含量较高，以不饱和脂肪酸为主，约占总脂量的85%，其中亚油酸为52%~57%，亚麻酸为2%~10%。此外，大豆油脂还含有1.6%左右的磷脂，是防治高血压、动脉粥样硬化等疾病的重要食物来源，大豆油是目前我国居民主要的烹调用油。

④维生素

大豆中含有丰富的B族维生素如维生素B_1、维生素B_2，还含有较多的维生素E。大豆几乎不含维生素C，但发芽后可产生一定量的维生素C。

⑤矿物质

大豆中矿物质为4%~4.5%，富含钙、磷、铁等，其中钙含量丰富，是儿童与老人膳食钙的良好食物来源。

除了营养物质，大豆还含有多种有益健康的物质，如大豆异黄酮、大豆皂苷、大豆甾醇、大豆卵磷脂、大豆低聚糖等。大豆异黄酮是黄酮类化合物中的一种，主要存在于豆科植物中，由于是从植物中提取，与雌激素有相似结构，因此大豆异黄酮又称植物雌激素，其雌激素作用可影响激素分泌、代谢生物学活性、蛋白质合成、生长因子活性，能够缓解女性围绝经期综合征和改善骨质疏松症。大豆皂苷在大豆中的含量为0.62%~6.12%，具有广泛的生物学作用。大豆甾醇的摄入能够阻碍胆固醇吸收，抑制血清胆固醇上升，起到预防和治疗高血压、冠心病等心血管疾病的作用。大豆卵磷脂对营养相关慢性病具有一定预防作用。大豆低聚糖具有维持肠道微生态平衡、提高免疫力、降低血脂和血压的作用。

2)豆制品营养价值

①豆腐

豆腐是大豆经过浸泡、磨浆、过滤、煮浆等工序加工而成的产品，经过加工后，大量粗纤维和植酸被去除，胰蛋白酶抑制剂和植物红细胞凝集素也被破坏，蛋白质和矿物质的消化利用率大大提高。豆腐的蛋白质含量为5%~6%，脂肪含量为0.8%~1.3%，碳水化合物含量为2.8%~3.4%。另外，豆腐在制作过程中加入了石膏(硫酸钙)和卤水(硫酸镁、硫酸钙)，钙和镁含量也大大增加。

②豆腐干

豆腐干是豆腐经去除大量水分后压榨制作而成，加工过程使得蛋白质和营养成分浓缩，豆腐丝、豆腐皮、百叶等水分含量更低，蛋白质含量可达20%~45%。

③豆浆

豆浆是大豆经水泡后磨碎、过滤、煮沸制作而成，易于消化吸收。其营养成分含量与加工过程中的加水量密切相关，一般来说，豆浆的蛋白质含量和牛奶近似，且铁含量明显高于牛奶。

④发酵豆制品

发酵豆制品由大豆发酵制作而成，如豆豉、豆瓣酱、腐乳、酱油等。经过微生物的作用，蛋白质被降解成多肽、氨基酸，消化吸收率提高，还可产生游离氨基酸，增加豆制品的鲜美口味，刺激食欲。同时，经过发酵，B族维生素含量大大增加，尤其是维生素B_2、维生素B_6和维生素B_{12}。另外，发酵过程中，大豆中的棉子糖、水苏糖被分解，因此食用后不会引起胀气。

(4)蔬菜和水果类

蔬菜和水果是平衡膳食的重要组成部分，是膳食中维生素和矿物质的重要来源。蔬菜和水果含有较丰富的膳食纤维、多种植物化学物，具有多种对人体健康有益的生物学作用。研究证据表明，增加蔬菜摄入量，可降低心脑血管病发病率与死亡率，也可降低食管癌与结肠癌的发病风险，其中绿色叶菜可降低糖尿病及肺癌的发病风险，十字花科蔬菜可降低肺癌、胃癌和乳腺癌的发病风险。增加水果摄入可降低心血管系统疾病和主要消化道癌症的发病风险，预防成年人肥胖及体重增长。

1)蔬菜营养价值

蔬菜按其结构和可食部位不同，分为叶菜类、根茎类、瓜茄类、鲜豆类、花芽类和菌藻类，不同种类所含营养价值差异较大。

①碳水化合物

不同种类蔬菜碳水化合物含量差异较大，大部分蔬菜碳水化合物含量较低，仅为2%~6%，但某些根茎菜中含量较高，如土豆、南瓜、藕等，以淀粉为主；胡萝卜、西红柿、南瓜等蔬菜含较多单糖、双糖；纤维素、半纤维素在蔬菜中含量较高，其含量为1%~3%，是膳食纤维的主要来源。另外，在香菇、银耳、黑木耳、金针菇、羊肚菌等菌藻类蔬菜中还含有一定的多糖物质。

②蛋白质

大部分蔬菜蛋白质含量很低，仅为1%~2%，鲜豆类和菌藻类蛋白质含量相对较高，如干香菇和蘑菇的蛋白质含量为20%以上，且各种必需氨基酸组成均衡，提供的蛋白质营养价值较高。

③脂肪

蔬菜脂肪含量普遍极低，含量不超过1%。超重或肥胖人群、高血脂患者及老年人群可增加摄入量。

④维生素

新鲜蔬菜含丰富的维生素C、维生素B_1、维生素B_6、胡萝卜素及叶酸，是人体维生素的重要来源，其维生素含量与品种、鲜嫩程度和颜色有关。一般叶部维生素含量较根茎部高，嫩叶比枯老叶高，深色菜叶比浅色菜叶高。如β-胡萝卜素、维生素C在深绿色叶菜和红黄色蔬菜（如苋菜、油菜、菠菜、苋菜、胡萝卜和南瓜等）中的含量较高；维生素B_2和叶酸在绿叶菜中的含量较高；富含维生素B_6的蔬菜有豌豆、马铃薯、白菜、绿叶蔬菜等。

⑤矿物质

蔬菜含有人体所需的各种矿物质，钾、钙、铁、磷的含量尤为丰富，其中钾含量最高，是膳食中矿物质的重要来源。绿叶蔬菜，如油菜、萝卜缨、苋菜、芹菜一般含钙、铁较丰富；豆类蔬菜、辣椒、蘑菇、香菇等含钾较高；黄豆、扁豆、茄子、大白菜、白萝卜、南瓜等含锌丰富。

2)水果营养价值

新鲜水果的营养价值和新鲜蔬菜相似，蛋白质和脂肪含量低，是人体维生素、矿物质和膳食纤维的重要来源之一。

①碳水化合物

水果中碳水化合物含量为6%~28%，不同种类和品种有较大差异，主要为葡萄糖、果糖和蔗糖，还富含纤维素、半纤维素和较多的可溶性膳食纤维果胶。如苹果和梨以果糖为主，草莓、葡萄则以葡萄糖和果糖为主。水果的口感和果胶物质的变化有着极为密切的关系，一般随着果实的成熟，淀粉逐渐转化为可溶性糖，增加甜度。

②蛋白质

水果中蛋白质含量为0.5%~1.0%，因水果的品种和成熟度不同而差异较大，主要为酶蛋白。水果中的果胶酶类与水果软化有关，酚氧化酶与水果切开后褐变有关。

③脂肪

大部分水果中脂类物质含量为0.1%~0.5%，牛油果、榴莲等部分水果中脂肪含量较高，如牛油果脂肪含量为10%以上。部分水果中脂类物质虽然含量低，但富含磷脂和不饱和脂肪酸，如苹果中磷脂含量占50%。

④维生素

新鲜水果中维生素含量和种类丰富，其中维生素C和胡萝卜素含量较高，而维生素B_1、维生素B_2含量较低。在各类水果中，鲜枣、猕猴桃、草莓中维生素C含量较多，芒果、柑橘、杏子等胡萝卜素含量较高，香蕉中维生素B_6和叶酸含量较高。

⑤矿物质

水果中含有人体所需的多种矿物质，主要包括钾、钙、镁和磷等，如草莓、大枣、山楂等部分水果含有较为丰富的镁、铁。经脱水处理后的果干，其矿物质含量会大幅度提高。

水果中的有机酸如果酸、柠檬酸、苹果酸、酒石酸等能刺激人体消化腺分泌，增进食欲，有利于食物的消化。有机酸对钙、镁、铁等元素可起到螯合和还原作用，影响多种矿物质的吸收。水果还富含植物化学物，如黄酮类物质、芳香物质、花青素类、原花青素等，如苹果、梨等含有黄酮类物质，樱桃、蓝莓、黑莓等含有丰富的花青素。这些植物化学物具有特殊生物活性，有益于机体健康。

(5)畜禽肉和水产品类

畜肉、禽肉和水产品类属于动物性食物，能提供人体需要的优质蛋白质、脂肪、矿物质和维生素等多种营养成分，营养丰富，是重要的食物资源，也是膳食的重要组成部分。

1)畜肉类营养价值

畜肉是指宰杀后的猪、牛、羊、马等哺乳动物中适合人类食用的部分，主要包括肌肉、内脏及其制品，也被称为“红肉”，主要提供优质蛋白质、脂肪、维生素和矿物质。

①碳水化合物

畜肉中碳水化合物以糖原形式存在于肌肉和肝脏中，且含量极少。在宰后的动物肉尸保存过程中，由于酶的分解作用糖原含量会逐渐下降。

②蛋白质

畜肉蛋白质大部分存在于肌肉组织中，含量为10%~20%，属于优质蛋白质。蛋白质的含量与动物的品种、年龄、肥瘦程度及部位密切相关，如猪肉蛋白质平均含量为13.2%，猪里脊肉、猪五花肉分别为20.2%、7.7%，鸭肉为16%，牛肉和鸡肉为20%，心、肝、肾等内脏组织蛋白质含量较高。畜肉类蛋白质必需氨基酸数量充足，种类齐全，比例上接近人体需要，易消化吸收，属于优质蛋白质，而皮肤和筋腱部位主要为结缔组织，含胶原蛋白和弹性蛋白，其必需氨基酸组成不平衡，为不完全蛋白质，营养价值较低。此外，畜肉中含有肌凝蛋白原、肌酸、肌苷、肌肽、嘌呤和氨基酸等含氮浸出物，能溶于水，使煮出的肉汤具有鲜味。

③脂肪

畜肉的脂肪含量一般为10%~36%，其含量同样与畜类的品种、部位、年龄、肥瘦程度等有密切关系，例如猪里脊肉脂肪含量约为7.9%，猪前肘肉约为31.5%，猪五花肉约为35.3%，肥肉可达90%。畜肉脂肪以饱和脂肪酸为主，主要成分为甘油三酯及少量卵磷脂、胆固醇和游离脂肪酸。动物内脏含较高胆固醇，如猪脑中胆固醇约为2 571 mg/100 g，猪肾约为345 mg/100 g，猪肝约为288 mg/100 g。肥肉中胆固醇约为109 mg/100 g，瘦猪肉约为81 mg/100 g。所以，过多摄入畜肉可增加患2型糖尿病、结直肠癌的风险及男性全因死亡风险，并可能增加肥胖的发病风险。

④维生素

畜肉中含多种维生素，其中B族维生素和维生素A含量较多，内脏中含量高于畜肉，特别是肝脏中，维生素A、维生素D、叶酸和维生素B_{12}含量均高。维生素A在牛肝、羊肝中含量最高，维生素B_2在猪肝中含量最高。

⑤矿物质

畜肉中矿物质以铁、锌、铜、硒等微量元素含量较丰富，为1%~2%，内脏含量高于瘦肉，瘦肉高于肥肉。其中动物血和肝脏中铁含量丰富，且主要以血红素铁的形式存在，吸收利用率高，是膳食铁的良好来源。另外，牛肾和猪肾中硒的含量较高。

2)禽肉类营养价值

禽肉是指家禽类动物，包括鸡、鸭、鹅、鸽、鹌鹑等的肌肉及其制品，也被称为“白肉”，是高蛋白、低脂肪、高营养的动物性食物，由其加工烹饪成的食品具有很高的食用价值。禽肉的营养价值与畜肉相似，其蛋白质含量约为20%，氨基酸组成更接近人体需要，质地较畜肉细嫩，易于消化吸收，且含氮浸出物较畜肉多，故禽肉炖汤的味道更鲜美。禽肉类脂肪含量较少且熔点较低，并含有20%的亚油酸；其中鸭和鹅肉的脂肪含量较高，鸡和鸽子次之。禽肉内各种维生素含量和分布与畜肉类似，尤其是B族维生素含量丰富，且含有一定量的维生素E。与畜肉相同，禽肉中含钾、钠、钙、镁、磷、铁、硒等多种矿物质，其中钾的含量最高，其次是磷，硒的含量高于畜肉。

3)水产品营养价值

水产品包括鱼类、甲壳动物类（虾、蟹等）和软体动物类（扇贝、牡蛎、毛蚶等）。其中鱼类是消费量较高的水产品，也是膳食中蛋白质和脂肪的重要来源。有证据表明，增加鱼肉摄入可降低心血管疾病和脑卒中的发病风险，可能降低认知功能障碍和老年黄斑变性的发病风险。

①碳水化合物

鱼类中碳水化合物含量较低，约为1.5%，主要形式是糖原。海蜇、牡蛎等碳水化合物含量相对较高，为6%~7%。

②蛋白质

鱼类中蛋白质含量一般为15%~25%，因鱼的品种、年龄、肥瘦程度及捕获季节等不同而有差异，其营养价值与畜禽肉类似，属于优质蛋白质，但必需氨基酸组成更优于畜禽肉类，尤其富含亮氨酸和赖氨酸。与畜禽肉类相比，鱼类肌肉纤维细短，间质蛋白少，水分含量高，组织软细嫩，更容易消化吸收。鱼类也含有游离氨基酸、肽、胺类、嘌呤等含氮物质，使鱼汤更加鲜美。另外，鱼汤冷却后形成凝胶的主要物质是鱼类结缔组织和软骨中的胶原蛋白和黏蛋白，煮沸后成为溶胶。其他水产品，如河蟹、对虾、章鱼蛋白质含量约为17%，扇贝、牡蛎等软体动物蛋白质含量约为15%。

③脂肪

鱼类脂肪含量低，不同种类的鱼脂肪含量有差异，为1%~10%，主要分布在皮下和内脏周围，肌肉组织中含量很少。鱼类脂肪以多不饱和脂肪酸为主，深海鱼类中含有较高的二十碳五烯酸（EPA）和二十二碳六烯酸（DHA），具有降低血脂、防治动脉粥样硬化和抗癌作用。鱼类胆固醇含量较畜肉类低，一般约为100 mg/100 g，但鱼子中胆固醇含量较高，如鲳鱼子胆固醇含量为1 070 mg/100 g，虾子为896 mg/100 g。

④维生素

鱼类肌肉组织含丰富的维生素B_2，鱼类肝脏是维生素A、维生素D和维生素B_1的良好来源，另外，维生素E和烟酸含量也较高，但几乎不含维生素C。软体动物中维生素的含量与鱼类类似，但维生素B_1较低，贝类食物中维生素E含量较高。

⑤矿物质

鱼类矿物质含量占1%~2%，富含钙、钠、氯、钾、镁，其中含量最高的是磷。钙的含量高于畜禽肉类，海产鱼类含碘丰富。此外，沙丁鱼、鳗鱼、鲤鱼等鱼类锌、硒含量也较丰富。生蚝中锌的含量高达71.2 mg/100 g，蛏干为13.6 mg/100 g，螺蛳为10.2 mg/100 g，海蜇、牡蛎等硒含量超过50 μg/100 g。

(6)乳及乳制品

乳类包括牛乳、羊乳和马乳等，其中牛乳是人们食用最多的乳类，占乳制品消费的95%左右。乳类及乳制品营养成分齐全、组成比例适宜、易消化吸收，是营养价值较高的一类动物性食物，适合各类人群。乳类对儿童、青少年的体格发育和智力发展具有重要作用。对成人而言，从乳类中获取足量的钙有助于促进骨骼健康，预防骨质疏松。对于绝经后的女性，可以增加乳类摄入以改善钙营养情况，从而起到预防骨质疏松的作用。

1)乳类营养价值

鲜乳类主要由水分(占86%~90%)、蛋白质、脂肪、乳糖、维生素、矿物质和非脂乳固体组成，不同来源的乳类，营养成分类似，但在某些营养素含量和比例上略有差异，见表1-3-2。

表1-3-2 不同乳类的营养成分

组分	奶牛乳	水牛乳	绵羊乳	山羊乳	骆驼乳	人乳
水分/%	87.78	83.81	82.95	87.30	84.81	88.66
蛋白质/%	3.24	4.18	5.25	3.02	4.09	1.97
脂肪/%	3.60	6.75	5.95	4.15	5.32	2.80
乳糖/%	4.65	4.45	4.91	4.21	4.95	6.30
矿物质/%	0.76	0.81	0.94	0.74	0.81	0.27
非脂乳固体/%	8.86	9.44	11.10	7.97	9.87	8.54

①碳水化合物

乳中所含碳水化合物主要为乳糖，含量为3.4%~7.4%，母乳中乳糖最高，为6.3%。乳糖能促进钙、磷、镁等矿物质的吸收，还能够调节胃酸，促进胃肠蠕动和消化腺分泌，帮助肠道乳酸杆菌繁殖，改善人体微生态平衡，对肠道健康具有重要意义。乳糖不能直接被消化系统吸收，须由乳糖酶分解为葡萄糖和半乳糖后才能被人体吸收，某些人群消化道内缺乏乳糖酶，摄取乳类及其制品后会出现呕吐、腹胀、腹泻等症状，称为乳糖不耐症或乳糖不适应症。

②蛋白质

乳类中蛋白质含量为2.8%~3.3%，主要由酪蛋白、乳清蛋白和乳球蛋白组成，其中酪蛋白含量最高。乳类蛋白质消化吸收率达87%~89%，其必需氨基酸含量及构成与鸡蛋近似，属于优质蛋白质。牛乳中蛋白质富含赖氨酸，是谷类食物的天然互补食品。人乳较牛乳蛋白质含量低，且酪蛋白比例低于牛乳，以乳清蛋白为主。

③脂肪

乳类中脂肪含量为3.0%~5.0%，主要为甘油三酯、少量磷脂和胆固醇，乳类脂肪以极小的微粒均匀分散在乳浆中，呈高度乳化状态，吸收率高达95%；其中最主要的单不饱和脂肪酸是油酸，占30%，最主要的多不饱和脂肪酸是占5.3%的亚麻酸，短链脂肪酸（如丁酸、己酸、辛酸）含量也较高，能够保证乳类脂肪风味良好及易消化。

④维生素

乳类含有人体所需的各种维生素，如维生素A、维生素D、维生素E、维生素K、B族维生素和维生素C，尤其牛乳和羊乳是B族维生素的良好来源，特别是维生素B_2。乳类维生素含量与饲养方式和季节有关，如夏季日照多时，牛乳中维生素D含量有一定的增加。

⑤矿物质

乳中矿物质含量丰富，富含钙、磷、钾、镁、钠、硫、锌、锰等，尤其是乳中钙含量达104 mg/100 mL，且吸收率高，是膳食中钙的良好来源，牛乳中还含有较高的锌，但乳中铁含量不高，使用配方乳喂养婴儿时应注意铁的补充。

乳中含有大量的生理活性物质，其中较为重要的有乳铁蛋白、生物活性肽、共轭亚油酸、激素和生长因子等。如乳铁蛋白在牛乳中的含量为20~200 μg/mL，除了可以调节铁代谢、促进生长发育，还具有强力抑菌杀菌、抵抗炎症、刺激双歧杆菌生长等多方面的生物学功能。

2）乳制品营养价值

乳制品是以生鲜牛（羊）乳为主要原料加工而成，包括巴氏杀菌乳、灭菌乳、调制乳、发酵乳、炼乳、乳粉、奶油、奶酪等。不同的加工工艺，乳制品营养素含量有很大的差异。其中液态乳类产品和乳粉类产品是我国居民消费量最大的产品，在膳食中具有重要的营养意义。

各种乳制品的营养价值

（7）蛋类及其制品

蛋是指禽类所产卵，主要包括鸡蛋、鸭蛋、鹅蛋、鹌鹑蛋和鸽蛋等，食用最普遍、消费量最大的是鸡蛋。蛋制品是以蛋类为原料加工制成的产品，如皮蛋、咸蛋、糟蛋、卤蛋、鸡蛋干、全蛋粉、蛋清蛋白粉及蛋黄粉等。各种蛋类结构类似，主要由蛋壳、蛋清和蛋黄三部分组成，各部有其不同形态结构和生理功能。蛋壳的颜色从白色到棕色不等，颜色深浅由蛋壳中的原叶啉色素决定，该色素的合成能力因蛋的品种而异，与营养价值关系不大。蛋黄的颜色受禽类饲料成分的影响，如饲料中添加β-胡萝卜素，会使蛋黄呈现黄色至橙色的鲜艳颜色。

1）蛋类营养价值

蛋类的各种营养成分比较齐全，营养价值高。

①碳水化合物

蛋类的碳水化合物含量极低，大约为1%。蛋清中以甘露糖和半乳糖为主，蛋黄中以葡萄糖为主，多以与蛋白质结合形式存在。

②蛋白质

鸡蛋蛋白质是优质蛋白质的代表，常被作为参考蛋白，其蛋白质含量一般为10%以上，蛋清中较低，蛋黄中较高。鸡蛋蛋白质不但含有人体需要的各种氨基酸，而且氨基酸模式与人体最为接近，消化吸收率高。加工成咸蛋或皮蛋后，蛋白质含量变化不大。

③脂肪

蛋清中含脂肪极少，98%的脂肪集中在蛋黄中，蛋类脂肪几乎全部与蛋白质结合，呈乳化状，消化吸收率高。蛋黄是磷脂（包括卵磷脂、脑磷脂）、神经鞘磷脂的良好来源。磷脂具有降低血胆固醇的作用，并能促进脂溶性维生素的吸收。每个鸡蛋约含胆固醇290 mg，是胆固醇含量较高的食品，主要集中在蛋黄。尽管胆固醇含量高，但适量摄入也不会明显影响血清胆固醇水平或成为心血管等疾病的危险因素，研究表明，对一般人群而言，与从不吃鸡蛋或者每周吃少于一个鸡蛋（≤1个/周或从不吃）相比，每天吃一个鸡蛋或者更多（≥1个/d）与心血管疾病的发病风险无关联。

④维生素

蛋类维生素种类丰富，品种较为齐全，多集中在蛋黄，蛋清中含量较低，包括B族维生素、维生素A、维生素D、维生素E、维生素K和微量的维生素C。鸭蛋和鹅蛋的维生素含量总体而言高于鸡蛋。此外，蛋中的维生素含量受到品种、季节和饲料中含量的影响。

⑤矿物质

蛋中的矿物质主要集中在蛋黄部分，钙、磷、钾、钠含量较多，其中磷含量最为丰富，为60%以上。此外，铁、镁、锌、硒等微量营养素含量较丰富。蛋类中铁的含量较高，但由于卵黄高磷蛋白对铁的吸收具有干扰作用，故而蛋黄中铁的生物利用率较低，仅为3%。蛋类中矿物质含量受饲料影响大，饲料中锌和硒的含量极显著地影响蛋中硒的含量，如通过饲料添加硒的方法可生产富硒鸡蛋，每枚鸡蛋中含硒50~100 μg。

2）蛋制品营养价值

总的来说，新鲜蛋类经特殊加工制成风味特异的蛋制品后，宏量营养素含量变化不大，但不同加工方法对维生素和矿物质含量产生影响。如皮蛋在加工过程中加碱和盐，水分和脂肪含量相对减少，矿物质含量相对增多，由于碱的作用，B族维生素被破坏，维生素A、维生素D的含量影响不大，但会增加铅的含量；咸蛋在制作过程中受到食盐的渗透作用，钠的含量增加，维生素E含量有所提高，其余维生素略有损失，蛋白质和脂肪变化不显著；糟蛋在加工过程中蛋壳中的钙盐可以渗入蛋内，故钙的含量高于鲜蛋10倍左右，且由于醇、酸、糖和食盐的作用，与咸鸭蛋比，水分含量明显下降，灰分、碳水化合物和氨基酸含量增加。

(8)坚果类

坚果是指多种富含油脂的种子类食物，如花生、瓜子、核桃、腰果、松子、杏仁、开心果等，是较好的零食和餐饮原料，是膳食的有益补充。《中国居民膳食指南(2022)》建议适量吃坚果。坚果属于高能量食物，富含脂类、多不饱和脂肪酸、蛋白质等营养素，坚果还富含矿物质、维生素E和B族维生素，吃适量的坚果有利于预防营养相关慢性病。

①碳水化合物

不同种类的坚果的碳水化合物含量不同，富含油脂的坚果中可消化碳水化合物含量较低，如花生为5.2%，榛子为4.9%；富含淀粉的坚果含量较高，如干栗子为77.2%，莲子为64.2%。坚果类的膳食纤维含量较高。

②蛋白质

坚果是膳食蛋白质的补充来源，含量为12%~22%，瓜子类的蛋白质含量较高，如西瓜子和南瓜子中蛋白质含量为30%以上。但部分坚果中某些必需氨基酸含量相对较低，从而影响蛋白质的生物学价值，如核桃的蛋氨酸和赖氨酸含量不足。

③脂肪

富含油脂的坚果脂肪含量为40%以上，可达500~700 kcal/100 g，以不饱和脂肪酸为主。如葵花子、核桃和西瓜子中富含亚油酸；榛子、夏威夷果、杏仁、碧根果和开心果中富含油酸。

④维生素

坚果类是维生素E和B族维生素的良好来源，包括维生素B_1、维生素B_2、烟酸和叶酸。富含油脂的坚果含有大量的维生素E，淀粉坚果含量较低；杏仁中的维生素B_2含量特别丰富。

⑤矿物质

坚果富含钾、镁、磷、钙、铁、锌、铜等矿物质，是多种微量元素的良好来源，尤其钾、镁、锌、铜等元素含量特别高。一些坚果含有较丰富的钙，如杏仁和榛子都是钙的较好来源。

(9)影响食物营养价值的因素

1)加工对食物营养价值的影响

日常生活中，人们会对谷类、大豆、蔬菜水果等植物性食物及畜、禽、鱼等动物性食物进行加工。谷类加工有利于食用和消化吸收，如加工粗糙时，虽然出粉(米)率高、营养素损失少，但感观性状差，且植酸和纤维素含量较多，消化吸收率低；反之，如果谷类加工过于精细，由于矿物质和维生素主要存在于谷粒表层和胚芽中，导致加工精度越高，营养素损失越大，尤以B族维生素损失显著。近年来，更加推荐全谷物的摄入，全谷物指未经精细加工或虽经碾磨、粉碎、压片等处理却仍保留了完整谷粒所具备的胚乳、胚芽、麸皮组成及天然营养成分的谷物。和精制谷物相比，全谷物含有更丰富的膳食纤维、脂肪、维生素、矿物质、多酚及其他植物化学物，对人体有更好的健康益处。多数大豆制品的加工需经浸泡、磨浆、加热、凝固等多道工序，不仅去除了纤维素、抗营养因子，同时还能提高蛋白质的消化率。如整粒煮熟大豆的蛋白质消化率为65%，加工成豆浆后为85%~90%，制成豆腐后可提高到92%~96%；大豆经浸泡和保温发芽后制成豆芽，在发芽的过程中维生素C和维生素B_{12}含量增加。蔬菜水果经加工可制成罐头食品、果脯、果干等，加工过程中受损失的主要是维生素和矿物质，特别是维生素C。因此，食物加工处理应选用适当的加工技术，尽量减少食物中营养素的损失。

2）烹调对食物营养价值的影响

烹调处理食物，不仅可以起到改善感官性状及增进食物色、香、味的作用，使食物更容易消化吸收，还能起到杀菌的作用。但不科学的烹调方法会造成食物中某些营养素被破坏。因此，在烹饪过程中要尽量选择科学合理的烹饪方法，以保存和提高食物营养价值，进一步促进老年人群对营养素的消化、吸收和利用。谷类的烹调方法常见的有蒸、烙、煮、焖、烤、炸等，采用不同的烹调方法会引起营养素不同程度的损失，主要是对B族维生素的影响。如采用蒸的方法制作米饭时，B族维生素的损失比采用弃汤捞蒸的方式时要少；米饭在电饭煲中保温时，时间越长，B族维生素的损失就越多。制作面食时，采用蒸、烤、烙的方法时，B族维生素损失较少，但用高温油炸时损失较大，如油条制作时因加碱及高温油炸会使B族维生素大量损失。还要注意，谷类在烹饪前淘洗过程中水溶性维生素和矿物质会有部分丢失，淘洗次数越多、水温越高、浸泡时间越长，营养素的损失就越多。蔬菜在烹饪过程中会出现水溶性维生素和矿物质的丢失，丢失程度与烹调过程中的洗涤方式、切碎程度、用水量、pH、加热的温度及时间有关。烹调后的蔬菜，放置时间过长，不仅感官性状有改变，维生素也会有损失；适宜生食的蔬菜，如黄瓜、西红柿、胡萝卜、生菜等，应尽量生食，如做成凉拌菜或蔬菜沙拉等。先洗后切，急火快炒，现做现吃是降低蔬菜中维生素损失的有效措施。畜、禽、鱼等肉类常用炒、焖、蒸、炖、煮、煎、炸、熏烤等烹调方法，在烹调过程中，蛋白质含量变化不大，而且肉类经烹调后，蛋白质变性更有利于消化吸收；维生素和矿物质在炖、煮时，损失不大；在煎、炸、熏烤等高温制作过程中，B族维生素损失较多。烹饪肉类时，可使用上浆挂糊、急火快炒等烹饪方式使肉类食物外部蛋白质迅速凝固，减少营养素的外溢损失。

微课 烹调对食物营养价值的影响

3）储存对食物营养价值的影响

食物在储存和保藏过程中营养素含量随着温度、湿度、氧气、通风、保藏方法及时间等储存条件的变化而发生变化。谷类在适宜的储存条件下可以较长时间地储藏，其蛋白质、维生素、矿物质含量变化不大，但是当储藏条件不当，如相对湿度增大或温度升高时，谷类中的酶活性变大，呼吸作用增强，会促进真菌的生长，引起蛋白质、脂肪、碳水化合物分解产物堆积，发生霉变，使谷类的营养价值降低，严重时完全失去食用价值，甚至引起食物中毒。因此，粮谷类应在避光、通风、干燥和阴凉的环境中储存。

蔬菜和水果在保藏条件不当时，其鲜度和品质会发生改变，营养价值和食用价值也相应降低，常用的保存方法有低温保存法、气调保存法和辐照保存法。对于畜、禽、鱼等动物性食物，一旦保存条件不当，就会发生腐败变质，尤其是蛋白质分解和脂肪酸败，导致其降低或失去营养价值，一般采用低温储藏法，包括冷藏和冷冻，以保持动物性食物营养价值、延长保藏期。

知识拓展

冷冻肉质的变化受冻结速度、储藏时间和解冻方式的影响，“快速冷冻，缓慢化冻”可以较大程度地保存冷冻动物性食物的营养价值。

2. 技能操作

70岁的王奶奶平日爱吃馒头，不爱吃杂粮，觉得杂粮口感不好；吃新鲜蔬菜较少，喜欢吃咸菜；平时喝奶很少，约一周一次。平日里的食物均在室内常温下储存。体检时发现维生素缺乏，还有些贫血。营养师小张需要为其进行食品营养健康教育和指导。假如你是小张，该如何做？

（1）沟通评估

在进行食品营养健康教育和指导前，需要先与老人沟通，收集评估信息，见表1-3-3。

表1-3-3 食品营养健康教育和指导前的评估记录表

评估内容	沟通要求	具体内容	评估记录
饮食史	了解饮食情况	日常食物摄入情况	□是 □否
营养状况	测量身高、体重；检查血脂、电解质水平、肝肾功能情况等	判断有无蛋白质-能量营养不良	□是 □否
其他	食物储存、生活方式、其他疾病情况	食物储存是否适当、有无不良生活方式	□是 □否

（2）操作准备

在进行食品营养健康教育和指导前，需要做好必要的准备，见表1-3-4。

表1-3-4 食品营养健康教育和指导所需物品准备

准备类型	准备记录
用物准备	□各类食物模型 □调查记录表 □身高体重秤 □食物INQ值对应表 □软尺 □纸 □笔

（3）操作记录

根据老人目前营养状况及饮食、运动情况提出食品营养健康教育和指导，并记录在表1-3-5中。

表1-3-5 食品营养健康教育和指导操作记录表

操作项目	操作记录
食物营养价值知识教育	1._____主要提供碳水化合物、蛋白质、膳食纤维、矿物质及B族维生素等营养素；_____主要提供矿物质、维生素、膳食纤维及有益健康的植物化学物质；_____以提供优质蛋白质、脂肪、矿物质、脂溶性维生素为主 2. 营养质量指数(INQ)是评价食物营养素质量常用的指标，一般认为_____的食物营养价值较高
食物加工及储存指导	1. 和精制谷物相比，更加推荐_____的摄入；整粒煮熟大豆的蛋白质消化率为_____%，加工成豆浆后约为_____，制成豆腐后可提高到_____；蔬菜水果经加工可制成罐头食品、果脯、果干等，加工过程中受损失的主要是_____ 2. 谷类采用不同的烹调方法主要引起_____的损失；蔬菜在烹饪过程中主要会引起_____和_____的丢失；适宜生食的蔬菜，如黄瓜、西红柿、胡萝卜、生菜等，应_____；畜、禽、鱼等肉类在_____等高温制作过程中，B族维生素损失较多 3. 粮谷类应在_____环境中储存；蔬菜和水果常用的保存方法有_____；对于畜、禽、鱼等动物性食物的保存一般采用_____

检查评估

操作者按照表1-3-6中的检查项目进行自我检查，并将检查结果和自我点评记录在表中。

表1-3-6 食物营养价值评价检查记录表(自我点评)

序号	检查项目	检查结果	自我点评
1	是否穿工作服并保持服装整洁	是□ 否□	
2	操作前是否洗净双手	是□ 否□	
3	是否在操作前对指导对象进行营养状况评估	是□ 否□	
4	是否在操作过程中与指导对象进行有效沟通	是□ 否□	
5	是否按照标准步骤进行操作	是□ 否□	
6	是否完成操作记录	是□ 否□	

指导对象根据表1-3-7中的检查项目对操作者的服务情况进行检查，并将检查结果和结果点评记录在表中。

表1-3-7 食物营养价值评价检查记录表(指导对象点评)

序号	检查项目	检查结果	结果点评
1	态度是否和蔼,语言是否亲切	是□ 否□	
2	是否清楚说明合理饮食的重要性	是□ 否□	
3	是否清楚说明基本食物营养价值及食品加工指导内容	是□ 否□	
4	操作过程中是否询问指导对象有无其他特殊需求	是□ 否□	

教师根据表1-3-8中的检查项目对操作者的任务完成情况进行检查，并将检查结果和结果点评记录在表中。

表1-3-8 食物营养价值评价检查记录表(教师点评)

序号	检查项目	检查结果	结果点评
1	是否按时完成任务	是□ 否□	
2	团队协作是否顺畅	是□ 否□	
3	设备、用具及物品是否整理恢复	是□ 否□	
4	工作页填写是否准确、完整	是□ 否□	

任务小结

- 食物营养价值评价
  - 食物营养价值概述
    - 食物营养素的种类及数量
    - 食物营养素质量评价
  - 各类食物营养价值
    - 谷薯和杂豆类
    - 大豆类及其制品
    - 蔬菜和水果类
    - 畜禽肉和水产品类
    - 乳及乳制品
    - 蛋类及其制品
    - 坚果类
  - 影响食物营养价值的因素
    - 加工对食物营养价值的影响
    - 烹调对食物营养价值的影响
    - 储存对食物营养价值的影响

任务四 食物生物活性物与健康调节

任务导入

场景：某市养老院

人物：李奶奶、营养师小张

情节：70岁的李奶奶，睡眠质量差，患有高血脂10年、骨质疏松4年，营养师小张要为其搭配合适的食物，促进老人身体健康及防治疾病。如果你是小张，该如何做？

任务目标

- 能根据食物生物活性物的特点、应用范围和功能调节作用，结合老年人身体状况选择适宜的生物活性物，完成适合老年人的食物搭配，促进机体健康。

任务实施

1.知识学习

(1)食物生物活性物概述

随着对膳食营养研究的越发深入，人们发现食物中除了含有多种人体需求的营养素，还含有其他对人体有益的物质，这类物质过去较多地被称为“非营养素生物活性成分”。研究发现，这类物质在维护身体健康、调节人体生理功能、预防疾病等方面发挥重要的生物学作用，但又不是维持机体生长发育所必需的营养成分，因此将其更准确地称为食物生物活性物，也称之为生理活性物质。

食物生物活性物包括类胡萝卜素、多酚类化合物、皂苷类化合物、有机硫化物、植物固醇、萜类化合物、植物雌激素、植酸、辅酶Q、褪黑素、硫辛酸等活性成分，其中来源于植物的食物生物活性物，可称为植物化学物。植物化学物多是植物在能量代谢过程中产生的多种中间或末端低分子量次级代谢产物，这些产物除个别是维生素的前体物，其余均为非传统

温馨提示

○根据数据统计,我国老年人慢性病的发病率逐年提高,已经成为危害我国居民健康的"头号杀手",同时,亚健康人群数量也逐年增长。导致慢性病和亚健康的主要原因是不健康的生活方式和饮食习惯。生活中有不少食品或蔬菜,同时也是药品,比如葛根、鱼腥草、红枣、枸杞子、黑豆和芝麻等,进而在膳食过程中通过合理的搭配起到食疗的目的,中医认为药补不如食补,利用食物来影响机体各方面的功能,可达到防治疾病、促进健康的作用。

营养素成分。膳食中另外一类重要的食物生物活性物主要来自动物性食物,这些物质人体本身也可以合成,它们在人体内也发挥着重要的生物学功能。食物生物活性物不仅可以有效减缓一些慢性退行性疾病的病程,如高脂血症、糖尿病、原发性高血压、肿瘤等,还为食物带来了不同颜色和风味。因此,这类对机体的健康起到促进作用的活性物质已成为现代营养学的一个重要研究内容,引发人们的重视与关注。

(2)常见的食物生物活性物功能调节作用

食物生物活性物具有多种生物活性作用,主要表现在以下几个方面:

1)抑制肿瘤作用

日常蔬菜和水果摄入量高的人群较摄入量低的人群癌症发生率要低50%左右。新鲜蔬菜和水果可明显降低癌症发生的危险性,对抑制胃肠道、肺、口腔和喉上皮肿瘤的证据最为充分,对激素相关肿瘤抑制作用的证据较少。蔬菜和水果中富含的植物化学物多有预防癌症发生的潜在作用:十字花科植物提取的芥子油苷的代谢物莱菔硫烷可活化细胞培养系统中具有解毒作用的Ⅱ相酶——苯醌还原酶等;某些酚酸可与活化的致癌剂发生共价结合并掩盖DNA与致癌剂的结合位点,进而可阻止由DNA损伤所造成的致癌作用;植物雌激素和芥子油苷的代谢产物吲哚-3-甲醇可影响机体雌激素的代谢,已知雌激素对某些肿瘤生长有轻度促进作用,而植物雌激素在人肝脏可诱导性激素结合球蛋白的合成,增加雌激素与该种转运蛋白的结合,从而降低雌激素促肿瘤生长的作用;大豆中的金雀异黄素在离体条件下可抑制血管生长,对肿瘤细胞的生长和转移也有抑制作用。植物化学物抑制癌症作用的另一可能机制是调节细胞生长(增殖),如莱姆树中的单萜类化合物可减少内源性细胞生长促进因子的形成,从而发挥抑制肿瘤细胞增殖和促进肿瘤细胞凋亡的作用;次级胆汁酸促进细胞增殖,从而增加结肠癌发生的风险,植物化学物能够影响次级胆汁酸这类代谢产物的内源性形成,进而降低结肠癌发生的风险,如植物固醇、皂苷和植物雌激素等植物化学物具有减少初级胆汁酸合成的作用,并可抑制它们向次级胆汁酸的转化。

2)抗氧化作用

癌症和心血管疾病的发病机制与过量反应性氧分子及自由基的存在有关。人体对这些活性物质的保护系统包括超氧化物歧化酶、谷胱甘肽过氧化物酶等抗氧化酶系统、内源性抗氧化物及其他具有抗氧化活性的必需营养素。在所有具有抗氧化能力的植物化学物中,多酚无论是含量还是自由基清除能力都是最高的。原儿茶酸和绿原酸等酚酸含有多个酚羟基,可以通过自身氧化释放电子,直接清除各种自由基,保护氧化还原系统与游离自由基之间的平衡。DNA氧化性损伤与包括癌症在内的多种年龄有关的退行性疾病关系密切。饮茶可明显降低吸烟者的DNA氧化性损伤,这一效应与茶叶中富含的多酚类物质有关。

3)免疫调节作用

许多动物实验结果均表明类胡萝卜素对免疫功能有调节作用;部分黄酮类化合物具有免疫抑制作用;而皂苷、有机硫化物和植酸具有增强免疫功能的作用。

4)抑制微生物作用

自古以来,某些食用性植物或调料植物就被用来处理感染。后来由于磺胺及抗生素的发现以及它们有效的抗感染作用,降低了人们从食物中寻找具有抗感染作用植物成分的动力。但近年来,考虑到化学合成药物的副作用,世界范围内重新掀起了从植物性食物中提取具有抗微生物作用成分的热潮。早期研究已证实球根状植物中的有机硫化物具有抗微生物作用,例如大蒜中的有机硫化物蒜素。芥子油苷的代谢产物异硫氰酸盐和硫氰酸盐同样具有抗微生物活性的作用,混合食用水芹、金莲花和辣根后,泌尿道中芥子油苷的代谢产物能够达到治疗尿路感染的有效浓度,但单独食用其中一种则不能达到令人满意的疗效。在日常生活中可用一些浆果,如树莓和蓝莓来预防和治疗感染性疾病,说明经常食用这类水果可能会起到抗微生物作用。

5)降低胆固醇作用

以多酚、皂苷、植物固醇和有机硫化物为代表的植物化学物具有降低血胆固醇水平的作用。皂苷在肠中与初级胆酸结合形成微团,因这些微团过大不能通过肠而减少了酸的吸收,使胆酸的排出增加;多酚(如花色苷)可促进内源性固醇在肝脏中合成胆酸,从而降低了血中的胆固醇浓度;植物固醇可替代小肠微团中的胆固醇,使得胆固醇从微团中游离出来,减少了胆固醇的肠内吸收。植物化学物还可抑制肝中胆固醇代谢的关键酶,其中最重要的是胆固醇合成的限速酶,如白藜芦醇可抑制HMG-CoA还原酶,降低胆固醇的合成。

6)其他作用

植物化学物还具有其他促进健康的作用,包括调节血压、血糖、血小板和血凝等。此外,部分植物化学物还有一些特殊作用,如叶黄素在维持视网膜黄斑功能方面发挥重要作用;植酸与金属离子具有较强的螯合能力。植物化学物也为食物感官带来一系列的新特点,如辣椒中的辣椒素为食物带来辣味;洋葱和大蒜中的蒜素具有辛辣风味;西红柿、菠菜、葡萄中的植物化学物为食物带来漂亮诱人的色彩。

(3)常见植物生物活性物

生物活性物主要来源于植物类食物,按照化学结构分为类胡萝卜素、多酚类化合物、皂苷类化合物、有机硫化物、植物固醇、萜类化合物、植物雌激素、植酸等。

1)类胡萝卜素

类胡萝卜素是广泛存在于微生物、植物、动物及人体内的一类黄色、橙色或红色的脂溶性色素,具有抗氧化、抗肿瘤、增强免疫力和保护视觉

温馨提示

○食物中的生物活性物对某一特定个体的作用,不仅依赖于这些物质的效力、剂量、持续时间,而且与该个体的年龄、性别、健康状况有关。

微课 常见生物活性物质:类胡萝卜素

等多种生物学作用。富含类胡萝卜素的常见食物如图1-4-1所示。

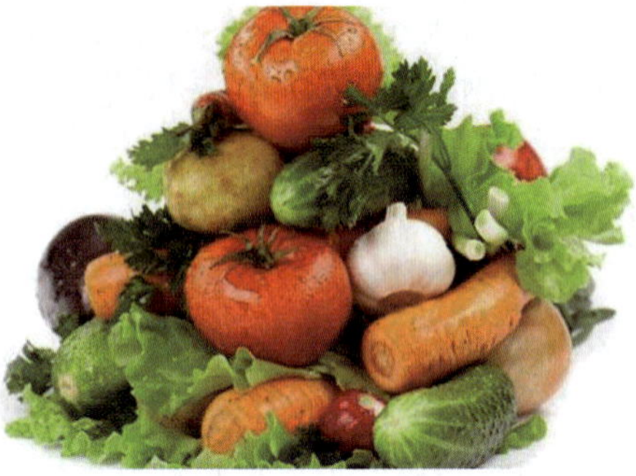

图1-4-1 富含类胡萝卜素的常见食物

①分类与来源

目前已从自然界中鉴定出700多种类胡萝卜素,根据其分子的组成可分为两类:一类为不含有氧原子的碳氢族类胡萝卜素,称为胡萝卜素类;另一类为含有氧原子的类胡萝卜素,称为叶黄素类。类胡萝卜素包含α-胡萝卜素、β-胡萝卜素、γ-胡萝卜素、叶黄素、玉米黄素、β-隐黄素、番茄红素等,主要存在于水果和新鲜蔬菜中。

②生物学功能

A.抗氧化作用:在类胡萝卜素中,番茄红素的抗氧化活性最强。类胡萝卜素的抗氧化机制为其含有多个双键,可淬灭单线态氧及清除自由基和氧化物,减少自由基和氧化物对细胞DNA、蛋白质和细胞膜的损伤。

B.抗肿瘤作用:流行病学研究显示,摄食深绿色蔬菜水果降低癌症发生率的作用与其所含类胡萝卜素密切相关。其可能机制为类胡萝卜素具有抗氧化,抑制致癌物形成,调节药物代谢酶,增强免疫功能,调控细胞信号传导,抑制癌细胞增殖,诱导细胞分化及凋亡,诱导细胞间隙通信等作用。

C.增强免疫功能作用:类胡萝卜素能增强机体的免疫功能。番茄红素和β-胡萝卜素能促进T、B淋巴细胞增殖.刺激特异性效应细胞功能,增强巨噬细胞、细胞毒性T细胞和自然杀伤细胞杀伤肿瘤细胞的能力,减少免疫细胞的氧化损伤。类胡萝卜素还能促进某些白细胞介素的产生而发挥免疫调节功能。

D.保护视觉功能作用:叶黄素是视网膜黄斑的主要色素,增加叶黄素摄入量具有明显的预防和改善老年性眼部退行性病变的作用,如视网膜色素变性、黄斑病变和白内障等。叶黄素的吸收峰与蓝光吸收光谱相对应,能吸收蓝光,保护视网膜免于光损害。

2)多酚类化合物

多酚类化合物是所有酚类衍生物的总称,主要指酚酸和黄酮类化合物。

①分类与来源

多酚类化合物包括黄酮和黄酮醇类、二氢黄酮和二氢黄酮醇类、黄烷醇类、异黄酮和二氢异黄酮类、双黄酮类、花色素类、查尔酮类等。富含多酚类化合物的常见食物主要有绿茶、各种有色水果及蔬菜、大豆、巧克力、药食两用植物等。

②生物学功能

A.抗氧化作用:多酚类化合物可与自由基生成半醌式自由基,抑制与自由基产生有关的酶,如黄嘌呤氧化酶、细胞色素P450等,螯合Fe^{3+}、Cu^{2+}等金属离子,阻断自由基生成,增强其他营养素的抗氧化能力。

B.抑制肿瘤作用:已有许多离体、动物及人群研究资料揭示了黄酮类化合物,尤其是茶多酚和大豆异黄酮的抑制肿瘤作用。黄酮类化合物抑制肿瘤的机制包括其抗氧化和抗突变作用,阻断致癌物的合成及代谢活化,抑制蛋白激酶活性,抑制细胞信号传导通路,诱导肿瘤细胞周期阻滞,抑制肿瘤细胞增殖,诱导肿瘤细胞凋亡,抑制血管生成及提高机体免疫力等作用。茶多酚对肝癌细胞、肺癌细胞、白血病细胞等具有抑制作用。大豆异黄酮能与雌二醇竞争结合雌激素受体,对雌激素表现出拮抗作用,因而对激素依赖性的乳腺癌有抑制作用。

C.保护心血管作用:流行病学调查证实,摄入富含黄酮类物质的食物可以减少冠心病、动脉粥样硬化的发生。黄酮类化合物对心血管系统的保护作用机制主要是降低血脂含量,抑制LDL的氧化,抑制血小板聚集,防止血栓形成等。

D.抑制炎症反应作用:多酚类化合物可以抑制花生四烯酸代谢酶,减少炎症反应递质的产生;抑制基质金属蛋白酶2(MMP-2)和MMP-9活性;抑制活性氧,控制炎症反应;抑制NF-κB的活化,阻止炎症相关蛋白合成等作用。

E.抗微生物作用:蜂胶中的多种黄酮类化合物具有抑菌活性。黄芩素对金黄色葡萄球菌、枯草杆菌、大肠埃希氏菌和绿脓杆菌具有抑制作用。黄酮类化合物通过破坏细胞壁及细胞膜的完整性,抑制核酸合成,抑制细菌能量代谢等发挥抑菌作用。黄酮类化合物是许多抗病毒中药(如金银花、大青叶、黄连、黄芩、鱼腥草、板蓝根、牛蒡子、野菊花、柴胡等)的有效成分,可抑制病毒复制。

3)皂苷类化合物

皂苷,又名皂素,是一类广泛存在于植物根、茎和叶中的化合物,具有调节脂质代谢、降低胆固醇、抗微生物、抗肿瘤、抗血栓、免疫调节、抗氧化等生物学作用。

①分类与来源

根据皂苷元化学结构的不同,皂苷可分为甾体皂苷和三萜皂苷。甾体皂苷存在于薯蓣科和百合科植物中,三萜皂苷存在于豆科、石竹科、桔梗科和五加科植物中。

②生物学功能

A.调节脂质代谢,降低胆固醇作用:皂苷具有明显的降低胆固醇和调节脂质代谢的作用。大豆皂苷和绞股蓝皂苷能降低血中胆固醇和甘油三酯的水平;人参茎叶皂苷能降低糖尿病大鼠血清中脂质过氧化水平。现已有多种皂苷提取物作为降血脂药物用于临床。皂苷降低胆固醇的机制主要有阻止胃肠道外源性胆固醇的吸收；阻断肠肝循环，促进胆固醇的排泄；与血清胆固醇结合形成不溶性复合物；降低羟甲基戊二酸单酰轴酶A（HMG-CoA）还原酶与提高胆固醇7α-羟化酶的活性；促进非受体途径的胆固醇代谢降解。

B.抗微生物作用：抑制细菌、抗病毒，通过增强机体吞噬细胞和NK细胞的功能发挥对病毒的杀伤作用。

C.抗肿瘤作用：大豆皂苷、葛根总皂苷、绞股蓝总皂苷、人参皂苷、薯蓣皂苷等具有抗多种肿瘤作用，其中以大豆皂苷的研究居多。大豆皂苷可抑制多种肿瘤细胞（如结肠癌、肝癌、乳腺癌、白血病、肺癌等）的生长。人参皂苷能抑制肿瘤血管新生、侵袭和转移。皂苷的抑制肿瘤作用可能通过抑制DNA合成，直接破坏细胞膜结构，阻滞细胞周期，诱导细胞凋亡，抑制血管新生，增强机体自身免疫力，抗氧化、抗突变作用等机制实现。

D.抗血栓作用：皂苷类化合物具有溶血的特性，曾一度被视为抗营养因子，但是人群试验未能证实其危害。大豆皂苷可激活纤溶系统，促进纤维蛋白溶解；抑制纤维蛋白原向纤维蛋白转化增强抗凝作用；减少血栓素释放，抑制血小板聚集。

E.免疫调节作用：绞股蓝皂苷可以升高白细胞数量，增强NK细胞活性；大豆皂苷可以使IL-2分泌增加，促进T细胞产生淋巴因子，提高B细胞转化增殖，增强体液免疫功能，提高NK细胞活性。

F.抗氧化作用：大豆皂苷、绞股蓝皂苷可以减少过氧化脂质生成，增加SOD含量，清除自由基；人参皂苷可以减少自由基的生成。

4）有机硫化物

有机硫化物主要包括两类，一类是存在于十字花科植物中的芥子油苷及其水解产物异硫氰酸盐；另一类是存在于百合科葱属植物中的烯丙基硫化物。

①来源

芥子油苷，又叫硫代葡萄糖苷或简称硫苷，是一类广泛存在于十字花科蔬菜（如花椰菜、甘蓝、包心菜、白菜、芥菜等）中的重要次生代谢物。百合科葱属植物中的烯丙基硫化物在大蒜中含量最为丰富。

②生物学功能

有机硫化合物的生物学作用主要是抑癌和杀菌。例如异硫氰酸盐能阻止实验动物肺、乳腺、食管、肝、小肠、结肠和膀胱等组织癌症的发生。一般情况下，异硫氰酸盐的抑癌作用只有在接触致癌物前或与致癌物同时给予才能发挥其应有的效能。大蒜可以阻断体内亚硝胺合成，抑制肿瘤细胞生长。大蒜汁对革兰氏阳性菌和革兰氏阴性菌都有抑菌或灭菌作用，因此大蒜素具有广谱杀菌作用。在磺胺、抗生素出现之前，大蒜曾广泛用于防治急性胃肠道传染病、白喉、肺结核、流感和脊髓灰质炎。此外，文献报道大蒜还具有增强机体免疫力、降血脂、减少脑血栓和冠心病发生等多种生物学作用。

5)植物固醇

植物固醇是一类主要存在于各种植物油、坚果、种子中的植物性甾体化合物,具有降低胆固醇、抗癌、调节免疫及抗炎等生物学作用。

①分类与来源

植物固醇包括β-谷固醇、菜油固醇、豆固醇、相应的烷醇,主要来源于各种植物油、坚果、种子、豆类。

②生物学功能

A.降低胆固醇作用:降低胆固醇是植物固醇的主要生物学作用。其机制为降低胆固醇吸收,替换小肠腔内胆汁酸微团中的胆固醇,抑制肠腔内游离胆固醇的酯化,竞争性抑制胆固醇的转运,促进胆固醇排泄。

B.抑制肿瘤作用:可能机制为阻滞细胞周期,影响细胞膜结构与功能,激活神经鞘磷脂循环产生神经酰胺诱导细胞凋亡,阻止肿瘤细胞转移,激素样作用,调节免疫,降低胆酸代谢物的浓度。

C.调节免疫功能:选择性促进TH1细胞功能,抑制TH2细胞,激活NK细胞活性。

D.其他作用:植物固醇可降低体内C-反应蛋白水平,具有一定的抗炎作用;谷固醇能使脂质过氧化物降低30%;植物固醇可引起实验动物的雌激素效应,提示其对生殖系统具有潜在的影响;摄入植物固醇可使β-胡萝卜素、番茄红素的吸收略有降低。

6)萜类化合物

萜类化合物是广泛存在于植物中以异戊二烯为基本结构单位的一大类化合物,在结构中含有两个异戊二烯单位的为单萜类,含有三、四、五、六、八及更多个异戊二烯单位的则分别为倍半萜、二萜、二倍半萜、三萜、四萜及多萜类化合物。

①分类与来源

单萜是最常见的萜类化合物,根据单萜分子中碳环的数目可分为无环(链状)单萜、单环单萜、双环单萜,无环单萜又可分为萜烯类(如柠檬烯、月桂烯)、醇类(如香茅醇、香叶醇)、醛类(如香茅醛、柠檬醛)、酮类等。

②生物学功能

A.抑制肿瘤作用:抑制肿瘤是单萜类的主要生物学作用。紫苏醇能抑制结肠癌细胞生长,阻滞细胞周期于G1期,并增加凋亡蛋白的表达,抑制乳腺癌细胞的增生和局部淋巴结转移,诱导肿瘤细胞凋亡。

B.抗菌、抗炎作用:单萜类化合物具有抗细菌和抗真菌的生物学活性,如艾蒿精油中的单萜醇类;龙脑和1,8-桉树脑均能减轻三硝基苯磺酸(TNBS)诱导结肠炎的病理损伤,抑制炎症因子IL-13和IL-6的表达,提示单萜类对炎性疾病有防治作用。

C.抗氧化作用:一些单萜类化合物还具有抗氧化的作用。香茅醛有较强的抗氧化能力,能清除超氧化物和一氧化氮;香芹酚能降低D-半乳糖胺致肝毒性大鼠血清和组织中的脂质过氧化物含量，增加超氧化物歧化酶(SOD)、过氧化氢酶(CAT)和谷胱甘肽过氧化物酶(GSH-Px)等抗氧化酶的活性，并提高非酶性抗氧化剂如维生素C、维生素E和还原型谷胱甘肽的水平；梓醇、芍药苷、紫苏醇等也具抗氧化作用。

D.对神经损伤的保护作用：梓醇对缺血诱导的星形胶质细胞以及炎症和氧化应激诱导的多巴胺神经元损伤有保护作用，对多种实验性模型动物的神经损伤均有保护作用，能改善模型动物的学习与记忆能力。此外，芍药苷和香芹酚对多种原因引起的神经损伤也有保护效应。单萜类化合物保护神经损伤的作用可能是通过抗氧化，抗炎，抗凋亡，稳定线粒体膜，防止细胞内钙超载，调节神经递质等机制实现的。

E.镇痛作用：松油醇可明显抑制醋酸、甲醛溶液、辣椒素、热板等模型导致的疼痛反应；薄荷醇、杨梅苷、龙脑、香茅醛、香芹酚等单萜类物质也有良好的镇痛作用。其可能的作用途径有拮抗钙离子，抑制蛋白激酶C通路，激活阿片受体，抗炎等。

7)植物雌激素

植物雌激素(Phytoestrogens)是一类来源于植物、具有类似于雌激素结构和功能的天然化合物，可发挥预防骨质疏松、抗氧化、保护心血管、抗肿瘤及保护神经损伤等多种生物学作用。植物雌激素结构与雌激素相似，故可与雌激素受体结合发挥类雌激素或抗雌激素效应，在哺乳动物体内产生双向调节作用。植物雌激素的雌激素活性明显低于17β-雌二醇，羟基取代的位置和数目决定了其结构与17β-雌二醇的同源性和与雌激素受体的亲和力。

①分类与来源

植物雌激素主要属于多酚类化合物，依据其分子结构可分为异黄酮类、木酚素类、香豆素类和芪类等四大类。异黄酮类包括染料木黄酮、大豆苷元、大豆苷等，主要存在于豆科植物中；木酚素中最常见的是开环异落叶松树脂酚和穗罗汉松树脂酚，广泛分布于谷物、蔬菜、茶叶中；香豆素类包括香豆雌醇和4-甲氧基香豆雌醇等，主要存在于处于发芽阶段的植物中，香豆素类含量丰富的食物包括黄豆芽、绿豆芽、苜蓿等；芪类代表物为白藜芦醇，在葡萄、葡萄酒、花生等食物中含量较多。

②生物学功能

A.预防骨质疏松作用：大豆异黄酮具有预防骨质疏松的功能，它通过与骨组织中的雌激素受体结合，抑制破骨细胞的骨吸收作用起到预防骨质疏松的效果。在去卵巢动物模型实验中，大豆异黄酮、葛根异黄酮和红车轴草异黄酮能提高骨密度，预防雌激素缺乏引起的骨质疏松，因此大量进食豆制品能够提高人体的骨矿物质含量和骨密度。植物雌激素对于绝经后女性骨骼的影响较为显著。

B.抗氧化作用：植物雌激素具有较多的酚羟基，因此具有较强的抗氧化性，能够清除机体内的自由基，防止其对细胞的氧化损伤作用。

C.保护心血管系统的作用：植物雌激素具有降血脂、抗脂质过氧化、抑制血小板聚集、改善血管内皮细胞功能、抗动脉粥样硬化和舒张冠状动脉等作用，从而保护心血管系统。

D.抑制肿瘤作用：植物雌激素有抑制癌基因表达、抑制酪氨酸激酶活性、诱导肿瘤细胞凋亡、抑制癌细胞转移、抗氧化作用等多种生物活性作用，对乳腺癌、前列腺癌、子宫癌、结肠癌、卵巢癌、白血病等具有预防和抑制作用。食物中的大豆异黄酮、木酚素、白藜芦醇等植物雌激素能降低人群中乳腺癌、前列腺癌、子宫内膜癌等肿瘤的发病风险。但也有研究指出肿瘤发病率与食用富含异黄酮的大豆无明显关系。植物雌激素的抗肿瘤效应可能与其摄入量、种类、个体雌激素水平和雌激素受体表达水平等多种因素有关。

E.对神经损伤的保护作用：植物雌激素对中枢神经系统损伤具有保护作用，如胆碱能增强神经细胞功能，拮抗β-淀粉样蛋白毒性，改善阿尔茨海默病患者认知功能，减轻脑细胞氧化损伤，抑制脑细胞凋亡，保护脑缺血损伤等。

8)植酸

植酸又名肌醇六磷酸，是一种广泛存在于植物体中、含有六分子磷酸的肌醇酯，具有螯合、抗氧化、调节免疫、辅助抗肿瘤等多种生物学作用。

①分类与来源

植酸主要分布于种子胚层和谷皮中，在谷类和豆类中含量为1%~6%。植酸进入消化道后即被水解为终产物肌醇和无机磷酸，当水解不完全时其产物包括五、四、三、二和单磷酸肌醇的系列混合物。哺乳动物细胞内几乎均含有肌醇六磷酸及其低磷酸化形式，其中绝大部分分布于胞浆中，参与调节细胞的重要功能。

②生物学功能

A.螯合作用：植酸具有较强的螯合能力。当植酸完全解离时带有较强的负电性，因此植酸能与食物中的多种矿物质离子螯合形成不溶性盐，抑制小肠对矿物质的吸收，导致其生物利用率降低，故植酸通常被视为抗营养因子。

B.抗氧化作用：植酸的抗氧化效应主要基于其对Fe^{3+}、Cu^{2+}等过渡态金属离子的螯合作用。植酸通过对铁、铜等离子的整合作用阻止Fenton反应，抑制活性氧的形成，从而保护细胞免受氧化损伤。

C.调节免疫功能：植酸能增加T、B淋巴细胞和NK细胞的活性，从而增强机体的免疫功能。植酸可增强小鼠胸腺指数、脾指数、脾细胞抗体生成能力和NK细胞活性。

D.抑制肿瘤作用：植酸(及其低磷酸化形式)具有广谱的抗肿瘤作用，对结肠癌、前列腺癌、胃癌、乳腺癌、黑色素瘤、白血病等多种肿瘤具有抑制作用。例如，植酸对人结肠癌细胞呈现时间和剂量依赖性的生长抑制作用，可诱导肿瘤细胞凋亡及细胞分化；植酸可减少由致癌剂二甲肼

(DMH)诱发的大鼠结直肠肿瘤的发生，降低肿瘤的数量和体积；植酸还可降低由紫外线诱发的皮肤癌的发生率。

植酸抑制肿瘤细胞生长的作用机制是多方面的，可通过影响细胞信号传导通路，细胞周期调节因子、原癌基因、抑癌基因、DNA修复基因等途径抑制癌细胞增殖，诱导细胞凋亡，促进细胞分化，抑制血管形成。植酸的抗癌作用还与其抗氧化功能和增强免疫功能有关。

(4)常见动物生物活性物

除了植物生物活性物，还有一部分动物性来源的生物活性物对机体具有重要的生物学作用，如辅酶Q、褪黑素、硫辛酸等。

1)辅酶Q

①结构与分布

辅酶Q又称泛醌(UQ)，是脂溶性醌类化合物，其分子中含有一个由多个异戊二烯单位组成的、与对苯醌母核相连的侧链，该侧链的长度因泛醌的来源不同而有差异。辅酶Q一般含有6~10个异戊二烯单位，哺乳动物中有10个，因此又称辅酶Q10。辅酶Q在自然界中分布广泛，主要存在于动物的心、肝、肾细胞以及酵母、植物叶片、种子等。

②生物学功能

A.作为呼吸链组分参与ATP合成作用：辅酶Q是呼吸链的组分之一，在黄素蛋白和细胞色素之间作为一种电子传递体参与细胞的氧化磷酸化过程，在ATP合成中具有重要作用。

B.抗氧化作用：还原型辅酶Q具有清除自由基的作用，辅酶Q还能抑制脂质过氧化，增加抗氧化酶的活性。

C.保护心血管作用：辅酶Q在心肌细胞中含量很丰富，有助于改善缺血状态下心肌细胞的能量代谢和功能，帮助缺血后的心肌恢复。

D.提高运动能力作用：辅酶Q能够延长运动时间，提高机体最大摄氧量，降低运动引起的氧化损伤和肌肉损伤。

E.机体免疫调节作用和抗炎作用。

2)褪黑素

①结构与分布

褪黑素又称黑素细胞凝集素，是一种主要由松果体产生的胺类激素，化学名为N-乙酰基-5-甲氧基色胺。自然界分布广泛，动物性食物是褪黑素的良好来源。植物性食物如玉米、百合、苹果和萝卜等植物也含有褪黑素。人体在摄入含褪黑素的食物后，褪黑素被吸收并溶入体内的褪黑素。

②生物学功能

A.调节时间生物学节律作用：褪黑素在调节昼夜节律、季节节律及人体睡眠-觉醒节律方面有重要的作用，可延长睡眠时间，改善睡眠质量。

B.抗氧化作用：褪黑素可直接清除自由基，并终止自由基链反应，阻止自由基的产生；能增强抗氧化酶的活性，抑制一氧化氮合酶(NOS)的活性减少一氧化氮的生成；还能与维生素E、维生素C和谷胱甘肽协同作用抑制自由基的形成。

C.调节免疫作用:褪黑素是一种神经免疫调节剂,可提高机体免疫功能,同时能增强淋巴细胞增殖能力和活性,促进细胞因子的产生;还可通过内源性阿片肽系统调节免疫。

D.调节能量代谢作用:人类的腹腔脂肪含量随年龄的增长而增加,而褪黑素的分泌则下降,两者有显著相关性。褪黑素不仅可减少高脂饮食诱导的腹部脂肪积累,还可降低血糖、血脂,改善血清胰岛素、脂联素和瘦素水平。但褪黑素对人体脂肪代谢的影响目前还不明确。褪黑素调节能量代谢的可能机制包括:直接作用于棕色脂肪组织,通过自主神经间接作用于脂肪组织,调节与能量代谢关系密切的激素如瘦素、胰岛素、甲状腺素等的分泌。

E.延缓衰老作用:褪黑素的分泌随着年龄的增长而逐渐减少。衰老相关疾病,尤其神经退行性病变病人在衰老过程中的褪黑素分泌下降最为明显。褪黑素延缓衰老的机制包括:调节睡眠和免疫功能,抗氧化,抑制神经元过度兴奋等。

3)硫辛酸

①结构与来源

硫辛酸是一种天然的二硫化合物,化学名为1,2-二硫戊环-3-戊酸。硫辛酸是多酶复合体中的辅因子,在三羧酸循环中起重要作用。硫辛酸主要来源于肉类和动物内脏(心、肾、肝),水果和蔬菜也能提供少量硫辛酸。

②生物学功能

A.抗氧化作用:直接清除自由基是硫辛酸的抗氧化作用之一。硫辛酸在体内可以转变成二氢硫辛酸(DHLA),两者在体内相互转化,具有很强的抗氧化活性。硫辛酸的抗氧化作用与其二硫环有关。

B.螯合金属离子作用:硫辛酸和DHLA能螯合如铁、铜等多种金属离子,从而抑制金属离子催化的自由基反应。

C.抗炎作用:硫辛酸能降低内毒素诱导的急性炎症反应,还可降低支气管哮喘、胶原诱导性关节炎、多发性硬化症等动物模型的慢性炎症反应,减轻组织的病理损伤。硫辛酸发挥抗炎作用的可能途径有:抑制NF-κB的活化,降低炎症因子IL-1、IL-6等的表达,抑制黏附蛋白表达,减轻细胞间的黏附。

D.调节糖代谢,改善糖尿病并发症作用:硫辛酸能促进葡萄糖的运输及利用,增加胰岛素的敏感性。硫辛酸通过调节胰岛素受体/磷脂酰肌醇-3-激酶/蛋白激酶B(IR/PI3K/Akt)信号通路和非PI3K途径促进葡萄糖摄取和转运。硫辛酸还能减少自由基对血管、神经的损伤,从而减轻糖尿病多发性神经病变及其他并发症的症状。

E.对心血管疾病的作用:LA作为一种强抗氧化剂,能减轻心血管疾病中的氧化应激损伤;可促进一氧化氮合成,引起血管舒张;还可通过抑制钙离子通道巯基变化及血管内皮素-1的表达而降低血压。

F.对神经损伤的保护作用：硫辛酸对兴奋性神经毒性及衰老、氧化损伤所致认知功能障碍疾病神经退行性疾病具有保护作用。其机制与其强抗氧化性、抑制B-淀粉或过氧化氢所致的神经元细胞毒性增强脑组织内胆碱酯酶和Na^+-K^+-ATP酶活性、减少脂褐质水平、抑制细胞凋亡、改善线粒体功能调节细胞内钙平衡、减轻谷氨酸兴奋性神经毒性等有关。

常见的生物活性物及其食物来源和生物活性见表1-4-1。

表1-4-1 常见的生物活性物及其食物来源和生物活性

名称	代表化合物	食物来源	生物活性
类胡萝卜素	胡萝卜素类、叶黄素、玉米黄素、番茄红素	主要存在于各类植物性食物，尤其是深色的蔬菜、水果和谷物；动物性食物如蛋黄	抗氧化、抗肿瘤、增强免疫、保护视力
多酚类化合物	酚酸和黄酮类化合物，如槲皮素、原儿茶精、花青素	广泛存在于植物界，尤其是颜色鲜艳（蓝、紫、黑、红等）植物的花朵、果实、种子、叶子、根茎等部位	抗氧化、抗肿瘤、保护心血管、抗衰老、抑制炎症
皂苷类化合物	甾体皂苷和三萜皂苷	植物茎叶和根，如枇杷、酸枣	调节脂质代谢、降低胆固醇、抗微生物、抗血栓、免疫调节
有机硫化物	蒜氨酸（蒜素）等	大蒜、洋葱、葱、韭菜、西兰花、白菜、萝卜等	杀菌、抗炎、调节脂代谢
植物固醇	β-谷固醇、豆固醇、菜油固醇和相应的烷醇	各种植物油、坚果、豆类	抑制胆固醇吸收、抗炎
萜类化合物	以异戊二烯为基本结构的一类化合物，如单萜、二萜等	柑橘类水果	抗肿瘤、抗氧化、镇痛作用、镇静安眠等
植物雌激素	异黄酮、木酚素类、芪类	豆科植物、葛根、亚麻粽子、茶叶等	预防骨质疏松、抗氧化、保护心血管、抗肿瘤
植酸	肌醇六磷酸	谷类、豆类、坚果及其他植物种子	抗氧化、抗肿瘤、调节免疫、抗炎、保护心血管、抑制淀粉和脂肪的消化吸收
辅酶Q	泛醌	动物内脏、猪牛肉；植物的种子、黄豆、酵母等	抗氧化、保护心血管作用、提高运动能力、免疫调节、抗炎等
褪黑素	胺类激素	动物性食物、植物性食物	调节时间生物学节律、抗氧化、调节免疫、延缓衰老
硫辛酸	天然二硫化合物	动物内脏、肉类	抗氧化、调节糖脂代谢

(5)食物生物活性物的吸收与代谢

食物生物活性物中，人体对植物生物活性物的吸收率比较低，不同的植物化学物的吸收率有差异。就黄酮类化合物而言，尿液中排出的槲皮素为其摄入量的20%~30%，花色苷的排出量小于其摄入量的1%。但植物化学物在肠道的代谢产物，特别是被肠道细菌代谢的产物可被大量吸收，由于黄酮类物质具有生物活性形式不同、吸收机制多样、在体内分布广泛、代谢过程复杂等特点，要明确其生物利用率和发挥作用的物质形式有较大难度。目前关于植物化学物生物学作用的资料多来源于动物实验、细胞或组织离体培养。在这些实验中，受试的植物化学物往往不是其在膳食中的存在形式，而是其非糖苷化或代谢产物的形式，并且其给予的浓度远远高于正常膳食所达到的血液中的浓度，这些因素均会影响动物实验或体外实验结果外推至人体。另外，在实验模型系统上所展示出的代谢途径与其在人体内相比，还会存在质和量上的差别。更为重要的是，由于代谢酶的多态性以及肠道菌群的变异，植物化学物的代谢存在明显的个体差异。当植物化学物与其他复杂的成分混合时(如全食试验)，膳食中的其他成分也会影响到其代谢过程。因此，了解植物化学物的代谢过程，能够为辨明植物化学物的生物学作用机制提供理论依据，促进植物化学物的开发利用。

1)吸收

生物活性物一般吸收率比较低。黄酮类化合物通常是以糖基化的形式，即与糖类结合的形式存在，而不同的糖基将直接影响其吸收率。人体在摄入槲皮素-3-葡萄糖苷(单糖苷)和槲皮素-3-芸香糖苷(芦丁双糖苷)后，两种槲皮素在血浆中的分布情况完全不同：含有单糖苷者可被迅速吸收，且在血浆中保持较高的水平；而含有双糖苷者的吸收随其在肠内槲皮素苷元的含量而变化，且在血浆中的清除率明显高于前者。黄酮类化合物糖苷的去糖基化作用可能由肠黏膜细胞内的溶酶体、β-糖苷酶以及存在于肠腔刷状缘的细菌β-葡萄糖苷酶等来完成。植物化学物(如黄酮类)在小肠的吸收量相对较少，提示从食物摄入的大部分植物化学物将会到达结肠，与结肠的微生物菌群相接触。人类肠道内的菌群主要集中在结肠，在小肠内发现的微生物相对较少。肠道内大量的微生物对植物化学物的代谢具有重要作用，两者互相依赖。微生物可利用植物化学物(如黄酮类糖苷化合物)为自身提供能量，而黄酮类化合物需要借助微生物使其分解为分子量更低的物质以进行下一步的代谢。

2)代谢

代谢可分为Ⅰ相代谢(如细胞色素P450单加氧酶系催化的羟基化和去甲基化)和Ⅱ相代谢(如与葡萄糖醛酸、硫酸结合及甲基化反应等)。

2.技能操作

70岁的李奶奶，睡眠质量差，患有高血脂10年、骨质疏松4年，营养师小张要为其搭配合适的食物，促进其身体健康及防治疾病。如果你是小张，该如何做？

(1)沟通评估

在给予食物搭配建议前，需要先与老年人沟通，确定老年人的营养需求，收集评估信息，见表1-4-2。

表1-4-2 营养需求信息评估记录表

评估内容	沟通要求	具体内容	评估记录
饮食史	了解饮食情况	日常食物摄入情况	□是 □否
健康状况	了解既往慢病情况	如高血压、高血脂、糖尿病、冠心病等	□是 □否
营养需求	了解营养需求，即食物搭配目的	抑制肿瘤、抗氧化、免疫调节、抑制微生物、降胆固醇等	□是 □否

(2)操作准备

在进行食物搭配前，需要做好必要的准备，见表1-4-3。

表1-4-3 食物搭配建议物品准备

准备类型	准备记录
用物准备	□笔 □纸 □常见生物活性物、食物来源表格

(3)操作过程

判断老年人不同身体状况需要的特定功能调节因子，明确不同食物起到相应功能调节作用，完成老年人的食物搭配，并记录在表1-4-4中。

表1-4-4 食物搭配建议操作记录表

操作项目	操作记录		
食物搭配及指导	功能作用	相应功能因子	常见食物
	□抑制肿瘤	多酚、萜类化合物、有机硫化物	
	□抗氧化	类胡萝卜素、植酸、褪黑素、硫辛酸	
	□免疫调节	皂苷、褪黑素、辅酶Q	
	□抑制微生物	萜类化合物、皂苷、有机硫化物	
	□降胆固醇	植物固醇、辅酶Q	
	□其他	植物类激素	

检查评估

操作者按照表1-4-5中的检查项目进行自我检查，并将检查结果和自我点评记录在表中。

表1-4-5 食物生物活性物与健康调节检查记录表（自我点评）

序号	检查项目	检查结果	自我点评
1	是否穿工作服并保持服装整洁	是□否□	
2	操作前是否洗净双手	是□否□	
3	是否在操作前对老年人进行饮食、健康状况等评估	是□否□	
4	是否在操作过程中与老年人进行有效沟通	是□否□	
5	是否按照标准步骤进行操作	是□否□	
6	是否完成操作记录	是□否□	

老年人根据表1-4-6中的检查项目对操作者的服务情况进行检查，并将检查结果和结果点评记录在表中。

表1-4-6 食物生物活性物与健康调节检查记录表（服务对象点评）

序号	检查项目	检查结果	结果点评
1	态度是否和蔼，语言是否亲切	是□否□	
2	是否清楚说明合理饮食搭配的重要性	是□否□	
3	是否清楚说明基本生物活性物知识及饮食搭配内容	是□否□	
4	操作过程中是否询问老年人有无其他特殊需求	是□否□	

教师根据表1-4-7中的检查项目对操作者的任务完成情况进行检查，并将检查结果和结果点评记录在表中。

表1-4-7 食物生物活性物与健康调节检查记录表（教师点评）

序号	检查项目	检查结果	结果点评
1	是否按时完成任务	是□否□	
2	团队协作是否顺畅	是□否□	
3	设备、用具及物品是否整理恢复	是□否□	
4	工作页填写是否准确、完整	是□否□	

任务小结

- 食物生物活性物与健康调节
  - 食物生物活性物概述
  - 常见的食物生物活性物功能调节作用
    - 抑制肿瘤作用
    - 抗氧化作用
    - 免疫调节作用
    - 抑制微生物作用
    - 降低胆固醇作用
    - 其他
  - 常见的生物活性物
    - 植物生物活性物
      - 类胡萝卜素
      - 多酚类化合物
      - 皂苷类化合物
      - 有机硫化物
      - 植物固醇
      - 萜类化合物
      - 植物雌激素
      - 植酸
    - 动物生物活性物
      - 辅酶Q
      - 褪黑素
      - 硫辛酸
    - 吸收与代谢

任务五 食物成分数据库及食品标签应用

任务导入

场景：某市养老院

人物：张奶奶、护理员小李

情节：68岁的张奶奶最近吵着要吃手工馒头，护理员要亲手为张奶奶制作，要用小麦粉（标准粉）1 kg，需要计算这些小麦粉含蛋白质、脂肪和碳水化合物各多少克及能提供多少能量，此外要给患有骨质疏松症的张奶奶挑选一款合适的牛奶。如果你是小李，该如何做？

任务目标

- 能根据常见食物的营养特点，结合食物成分数据库找出相应类别食物的主要营养素参考值，完成食物成分的计算。
- 能根据营养标签的内容解读食物营养成分，并结合老年人身体健康状况完成适宜食物的选择。

任务实施

食物成分数据库（Food Composition Data，FCD）是一个国家和地区重要的公共卫生数据，按照一定方式和规则排列，组成各种食物成分数据的集合。

（一）食物成分数据库查找及计算

1.知识学习

（1）食物成分的定义

在食物成分数据库中，每一类营养素都有着与其分析方法和人类营养意义相一致的“定义”，从而达到“定量”和数据间的共享。我国常见食

微课 食物成分的定义

物的成分可查询《中国食物成分表》,如图 1-5-1 所示。

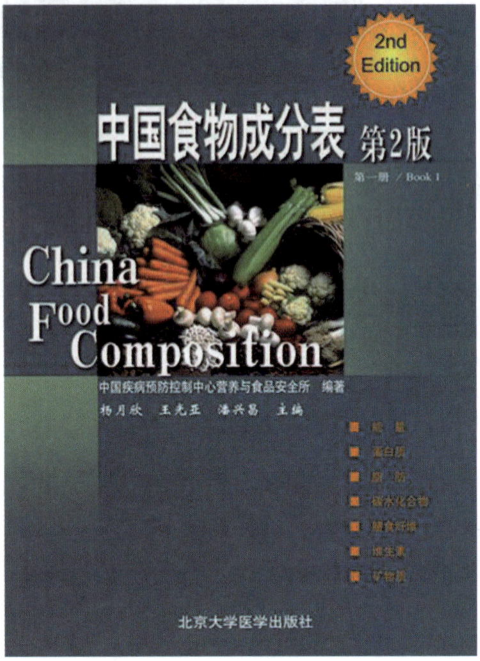

图 1-5-1　中国食物成分表

1)能量

能量为计算值,将各供能营养素(如蛋白质、脂肪和碳水化合物等)的克质量乘以相应的能量转换系数进行计算。营养学上,通常以千卡作为能量的单位,目前能量的国际单位为焦,1948 年国际上确定 1 卡相当于 4.184 焦。常见供能营养素的能量转换系数见表 1-5-1。

表 1-5-1　常见供能营养素的能量转换系数

营养素名称	kcal/g	kJ/g
蛋白质	4	17
脂肪	9	37
碳水化合物	4	17
膳食纤维	2	8
酒精(乙醇)	7	29

2)蛋白质

蛋白质的测定一般直接用凯氏微量定氮法测量食物中的总氮,再乘以相应的转换系数计算。大多数食物中,总氮占蛋白质的 16%,所以食物蛋白质的通用转换系数是 6.25(100/16)。而严格意义上,蛋白质的含量应为食物中总氮量减去非蛋白氮,再乘以转换系数。食物非蛋白氮含量不同,转换系数也不同。常见食物的蛋白质转换系数见表 1-5-2。对于加工食品、配方食品等,通常建议使用通用转换系数。

表 1-5-2　常见食物的蛋白质转换系数

食物	转换系数
燕麦	5.83
小米	6.31
玉米	6.25
花生	5.46
全小麦粉	5.83
鸡蛋(整)	6.25
肉类	6.25
乳及乳制品	6.38
大豆	5.71
鱼类	6.25

3)脂类

食物中的脂类除了脂肪(包括甘油三酯、磷脂、固醇等一些非脂肪酸物质),还有游离脂肪酸、磷脂、固醇脂及色素等脂溶性物质,所以脂肪的测定数值实际代表粗脂,即测定的脂肪酸数值的总和并不等同于食物中的脂肪总量。如植物油含有 100% 甘油三酯,其中 95.6% 可分解为脂肪酸,那么 0.956 就是甘油三酯的脂肪酸转换系数。常见食物的脂肪酸转换系数见表 1-5-3。

表 1-5-3　常见食物的脂肪酸转换系数

食物	转换系数
燕麦	0.940
小米	0.850
坚果	0.956
花生	0.951
小麦	0.720
蛋类	0.830
猪肉(瘦)	0.910
牛肉(瘦)	0.916
牛肉(肥)	0.953
鱼肉	0.700

4)碳水化合物

碳水化合物的计算方法包括加法和减法。减法的计算公式为:碳水化合物=100-水分-蛋白质-脂肪-灰分-酒精。目前,大多数国家使用减法,部分国家认为膳食纤维也产生能量,故在此基础上再减去膳食纤维的量。加法的计算公式为:碳水化合物=淀粉+单糖。

5)膳食纤维

膳食纤维包括不溶性膳食纤维和可溶性膳食纤维两种。在蔬菜和谷类等食物中,由于可溶性膳食纤维较少,不溶性膳食纤维量约等于总膳食纤维量。

6)维生素

以维生素A为例,其有多种化学形式,需测定不同形式的维生素A(包括视黄醇、β-胡萝卜素和其他类型的胡萝卜素)。美国第15版《食物成分表标准版》和2013年中国营养学会出台的膳食营养素参考摄入量(DRIs)均规定维生素A的生物活性以视黄醇活性当量(Retinol Equivalent,RE)来表示,其计算方法为:维生素A(μg)=视黄醇(μg)+β-胡萝卜素(μg)/12+其他类型的胡萝卜素(μg)/24。

7)矿物质

矿物质大致可分为常量元素和微量元素。含量占人体0.01%以上或每日膳食需要量在100 mg以上的称为常量元素,有钙、磷、镁、钾、钠、硫、氯7种。人体必需微量元素包括碘、锌、硒、铜、钼、铬、钴及铁,这8种矿物质人体需要量甚微,但自身不能合成。

8)植物化学物

非营养素的食物成分称为食物植物化学物。

(2)食物成分数据及其来源

1)食物成分数据定义

食物成分数据指的是描述食物名称及其特性、食物成分名称及其含量,规范表示成分定义、含量、属性、关系、标识及数值要求的数据。

2)食物成分数据来源

食物成分数据来源包括实验室实测数据、衍生数据及借用数据。编制食物成分数据库应优先选择实验室实测数据和衍生数据。

①实验室实测数据:该数据要求在有保障的质量控制条件下获取,且进行实验的实验室已取得资质认可。

②衍生数据:指按照一定换算关系经过计算或统计衍生出的数据。

③借用数据:指的是引用其他国家或地区有权威性的数据库中相同或近似食物的数据。借用文献数据时,应核对实验室资质、检测方法原理、精密度、准确度和著作权允许,并对此作出说明。

(3)食物成分数据库的基本要求

1)食物成分数据库主要包括主题、使用说明、数据来源、各成分定义和分析方法、食物成分名称、可食部、含量数值或标识符号,以及其他需要说明数据的信息。

2)食物成分数据应以每100 g可食部中的成分含量表示。

3)食物成分数据库包括食物成分表和电子数据库两种形式。

4)食物应具有代表性,成分检测方法应首选国家标准规定的方法。如无国家标准规定的方法时,可选用国际组织推荐的方法、行业标准和公开发表文献依据的方法等。

(4)常见的食物成分数据库

常见的食物成分数据库见表1-5-4。

表1-5-4　常见的食物成分数据库

食物编码	011206	031301x	043101x	061101x	072008
食物名称	小麦粉(标准粉)	豆腐(代表值)	茄子(代表值)	苹果(代表值)	葵花子仁
食部/%	100	100	93	85	100
能量/kJ	1 531	351	97	227	2 572
水分/g	9.9	83.8	93.4	86.1	7.9
蛋白质/g	15.7	6.6	1.1	0.4	19.1
脂肪/g	2.5	5.3	0.2	0.2	53.4
碳水化合物/g	70.9	3.4	4.9	13.7	16.7
胡萝卜素/μg	0	—	50	50	—
维生素A/mg	0	—	4	4	—
维生素B_1/mg	0.46	0.06	0.02	0.02	1.89
维生素B_2/mg	0.05	0.02	0.04	0.02	0.16
维生素C/mg	0	—	5.0	3.0	—
维生素E/mg	0.32	5.79	1.13	0.43	79.09
钙/mg	31	78	24	4	115
铁/mg	0.6	1.2	0.5	0.3	2.9
锌/mg	0.20	0.57	0.23	0.04	0.50
磷/mg	167	82	23	7	604
硒/μg	7.42	1.50	0.48	0.10	5.78

注:表中符号"—"为未测定;"0"为不含此成分。

温馨提示

○应认真按食物成分数据库查找食物编码和分类,查询食物的成分。食物成分表中没有的,可以用相似食物代替,但是要注明。

2.技能操作

68岁的张奶奶最近吵着要吃手工馒头，护理员要亲自为张奶奶制作，要用小麦粉（标准粉）1 kg，需要计算下这些小麦粉含蛋白质、脂肪和碳水化合物各多少克及能提供多少能量。如果你是护理员，该如何做？

（1）操作准备

在进行食物成分查找与计算前，需要做好必要的准备，见表1-5-5。

表1-5-5 食物成分计算物品准备

准备类型	准备记录
用物准备	□食物成分数据库系统 □食物成分表 □纸 □笔 □计算器

（2）操作过程

通过食物成分数据库系统或食物成分表进行查找，完成对小麦粉成分及能量的计算，并记录在表1-5-6中。

表1-5-6 食物成分计算操作记录表

操作项目	操作记录
查阅食物成分数据库系统或食物成分表	小麦粉（标准粉）的食物编码：__________
确定小麦粉（标准粉）的营养素	□水分 □蛋白质 □脂肪 □碳水化合物 □胡萝卜素 □维生素A □维生素B_1 □维生素B_2 □维生素C □维生素E □钙 □铁 □锌 □磷 □硒
计算1 kg小麦粉（标准粉）成分	蛋白质：__________ 脂肪：__________ 碳水化合物：__________ 能量：__________

（二）营养标签的应用

1.知识学习

为指导和规范食品营养标签的标示，引导消费者合理选择食品，促进膳食营养平衡，保护消费者知情权和身体健康，《食品安全国家标准预包装食品营养标签通则》（GB28050—2011）（以下简称《通则》）于2013年1月1日起实施。

（1）营养标签的概念

《通则》规定，营养标签指向消费者提供食品营养成分信息和特性的说明，包括营养成分表、营养声称和营养成分功能声称。

（2）营养标签的内容

1）营养成分表

《通则》规定，营养成分表是标有食品营养成分名称、含量和占营养素参考值（NRV）百分比的规范性表格。营养成分表中能量和营养成分的标示使用每100克(g)、100毫升(mL)食品或每份食品可食部作为单位，营养成分的含量用具体数值表示，同时标示该营养成分含量占营养素参考值(NRV)的百分比，如图1-5-2所示。

营养成分表

项目	每100 g	NRV/%
能量	2 400 KJ	29
蛋白质	24.0 g	40
脂肪	36.8 g	61
碳水化合物	33.0 g	11
钠	60 mg	3

图1-5-2 营养成分表

2)营养声称

《食品营养声称和营养成分功能声称准则》中明确规定，营养声称是指食品营养标签上对食物营养特性的确切描述和说明，包括：

①含量声称

含量声称指描述食物中能量或营养成分含量水平的声称。声称用语包括“含有”“高”“低”“无”等(如牛奶是钙的来源、低脂奶、高膳食纤维饼干等)；

②比较声称

比较声称指与消费者熟知的同类食品的营养成分含量或能量值进行比较后的声称。声称用语包括“增加”“减少”等。所声称的能量或营养成分含量差异必须≥25%(如普通奶粉可作为脱脂奶粉的基准食品，普通酱油可作为强化铁酱油的基准食品等)。

使用含量声称或比较声称，必须满足表1-5-7所列出的能量或任一营养成分的含量要求，并符合其限制性条件。

表1-5-7 含量声称和比较声称的要求和条件

项目	声称方式	含量要求	限制性条件
能量	减少或减能量	与基准食品相比减少25%以上	基准食品应为消费者熟知的同类食品
	低能量	≤170 kJ/100 g固体； ≤80 kJ/100 mL液体	——
	无或零能量	≤17 kJ/100 g(固体)或100 mL(液体)	——
蛋白质	低蛋白	来自蛋白质的能量≤总能量的5%	总能量指每100 g或每份
	蛋白质来源或含有蛋白质或提供蛋白质	每100 g的含量≥10% NRV； 每100 mL的含量≥5% NRV； 每420 kJ的含量≥5% NRV	——
	高或富含蛋白质或蛋白质丰富	“来源”的两倍以上	——

注意事项

- 食品营养声称必须基于营养成分分析证实。营养数据的来源必须是可信的，并基于相关标准。
- 食品营养声称必须基于该食品的典型食用量和一般性的成分含量测定结果，与食品代表的真实情况一致。
- 食品营养声称不能使公众误以为食品有特别的功效，如治疗预防或诊断疾病。

续表

项目	声称方式	含量要求	限制性条件
脂肪	低脂肪	≤3 g/100 g 固体； ≤1.5 g/100 mL 液体	——
	减少或减脂肪	与基准食品相比减少 25% 以上	——
	脱脂	液态奶和酸奶：脂肪含量≤0.5%； 奶粉：脂肪含量≤1.5%	仅指乳品类
	零、无或不含脂肪	≤0.5 g/100 g（固体）或 100 mL（液体）	——
	低饱和脂肪	≤1.5 g/100 g 固体； ≤0.75 g /100 mL 液体	1. 指饱和脂肪及反式脂肪的总和 2. 其提供的能量占食品总能量的 10% 以下
	零、无或不含饱和脂肪	≤0.1 g/100 g（固体）或 100 mL（液体）	指饱和脂肪及反式脂肪的总和
	瘦肉	脂肪含量≤10%	仅指畜肉类和禽肉类
胆固醇	减少或减胆固醇	与基准食品相比减少 25% 以上	基准食品的定义同上
	低胆固醇	≤20 mg/100 g 固体； ≤10 mg/100 mL 液体	应同时符合低饱和脂肪的声称含量要求和限制性条件
	无、不含、零胆固醇	≤0.005 g/100 g（固体）或 100 mL（液体）	
糖	减少或减糖	与基准食品相比减少 25% 以上	基准食品的定义同上
	低糖	≤5 g/100 g（固体）或 100 mL（液体）	——
	无或不含糖	≤0.5 g/100 g（固体）或 100 mL（液体）	——
钠	低钠	≤120 mg/100 g 或 100 mL	——
	极低钠	≤40 mg/100 g 或 100 mL	——
	无、不含、零钠	≤5 mg/100 g 或 100 mL	——

续表

项目	声称方式	含量要求	限制性条件
钙或其他矿物质	钙(或其他矿物质)来源或含有钙(或其他矿物质)或提供钙(或其他矿物质)	每100 g中≥15% NRV； 每100 mL中≥7.5% NRV； 每420 kJ中≥5% NRV	——
	高或富含钙(或其他矿物质)或钙(或其他矿物质)的良好来源	“来源”的两倍以上	——
	增加、增钙(或其他矿物质)，或减少、减钙(或其他矿物质)	与基准食品相比增加或减少25%以上	基准食品的定义同上
维生素	维生素来源或含有维生素或提供维生素	每100 g中≥15% NRV； 每100 mL≥7.5% NRV； 每420 kJ中≥5% NRV	——
	高或富含维生素	“来源”的两倍以上	
	增加、增维生素，或减少、减维生素	与基准食品相比增加或减少25%以上	基准食品的定义同上
	多种维生素	含量符合上述相应来源的含量要求	添加3种以上的维生素
膳食纤维	膳食纤维来源或含有膳食纤维	≥3 g/100 g； ≥1.5 g/100 mL	膳食纤维总量符合其含量要求或者可溶性膳食纤维、不溶性膳食纤维或单体成分任一项符合含量要求
	高或富含膳食纤维或良好来源	“来源”的两倍以上	
碳水化合物	增加、增碳水化合物，或减少、减碳水化合物	与基准食品相比增加或减少25%以上	基准食品的定义同上
	减少或减乳糖	与基准食品相比减少25%以上	仅指乳品类
	低乳糖	乳糖含量≤2 g/100 g (mL)	——
	无乳糖	乳糖含量≤0.5 g/100 g (mL)	

注：使用每份食品的含量时也必须符合100 g(mL)的含量规定。

营养成分功能声称
标准用语

3)营养成分功能声称

《食品营养声称和营养成分功能声称准则》中规定，营养成分功能声称指某营养成分可以维持人体正常生长、发育和正常生理功能等作用的声称。

当能量或营养素含量符合表1-5-7有关要求时，根据食品的营养特性，可选用一条或多条功能声称的标准用语。标准用语不得删改和添加。

4)营养标签的基本格式

《通则》中推荐的营养标签的基本格式有如下6种。能量和营养成分的含量单位可以用文字或括号内的字母标示。

①基本格式

格式1，见表1-5-8。

表1-5-8　营养成分表(格式1)

项目	每100克(g)或毫升(mL)或每份	营养素参考值%或NRV%
能量	千焦(kJ)	%
蛋白质	克(g)	%
脂肪	克(g)	%
碳水化合物	克(g)	%
钠	毫克(mg)	%

格式2，见表1-5-9。

表1-5-9　营养成分表(格式2)

项目	每100克(g)或毫升(mL)或每份	营养素参考值%或NRV%
能量	千焦(kJ)	%
蛋白质	克(g)	%
脂肪 ——饱和脂肪	克(g) 克(g)	% %
胆固醇	克(g)	%
碳水化合物 ——糖	克(g) 克(g)	% %
膳食纤维	克(g)	%
钠	毫克(mg)	%
钙	毫克(mg)	%
维生素A	微克视黄醇当量(μg RE)	%

注：能量和核心营养成分应为粗体或其他方法使其显著。若再标示除了核心和重要营养成分的其他营养素，应列在推荐的营养成分之下，并用横线隔开。

②附有营养声称和营养成分功能声称的格式

格式3，见表1-5-10。

表1-5-10 营养成分表(格式3)

项目	每100克(g)或毫升(mL)或每份	营养素参考值%或NRV%
能量	千焦(kJ)	%
蛋白质	克(g)	%
脂肪	克(g)	%
碳水化合物	克(g)	%
钠	毫克(mg)	%
营养声称如：低脂肪××。 营养成分功能声称如：每日膳食中脂肪提供的能量占总能量的比例不宜超过30%。		

注：营养成分功能声称应当标在营养成分表下端；营养声称可以标在营养成分表下端、上端或其他任意位置。

附有营养声称和营养成分功能声称的成分表如图1-5-3所示。

营养成分表

项目	每100克	NRV%
能量	1777千焦	21%
蛋白质	4.3克	1%
脂肪	11.4克	19%
–反式脂肪酸	0.0克	
碳水化合物	74.0克	25%
–膳食纤维	3.0克	12%
钠	600毫克	30%

营养成分标示

本产品还有膳食纤维 —— 营养声称

膳食纤维有助于维持正常的肠道功能 —— 功能声称

图1-5-3 附有营养声称和营养成分功能声称的成分表

③附有外文的格式

格式4，见表1-5-11。

表1-5-11 营养成分表 Nutrition Information(格式4)

项目/Items	每100克(g)或毫升(mL)或每份 per 100g(mL) or per serving	营养素参考值%或NRV%
能量/Energy	千焦(kJ)	%
蛋白质/Protein	克(g)	%
脂肪/fat	克(g)	%
碳水化合物/Carbohydrate	克(g)	%
钠/Sodium	毫克(mg)	%

温馨提示

○使用的外文应与中文有对应关系(除了商标、进口食品的制造者和地址、国外经销者的名称和地址、网址)，所有外文不得大于相应的汉字(除了商标)。

④横排格式

格式5,见表1-5-12。

表1-5-12 营养成分表(格式5)

项目	每100克(g)或毫升(mL)或每份	营养素参考值%或NRV%	项目	每100克(g)或毫升(mL)或每份	营养素参考值%或NRV%
能量	千焦(kJ)	%	碳水化合物	克(g)	%
蛋白质	克(g)	%	钠	毫克(mg)	%
脂肪	克(g)	%	——	——	——

⑤文字格式

包装总面积小于100 cm^2的食品,如进行营养成分标示,允许使用非表格的形式,并可省略营养素参考值(NRV)的标示。根据包装特点、营养成分从左到右横向排开,或者自上而下排开,如格式6。

格式6:

营养成分/100 g:能量××kJ,蛋白质××g,钠××mg。

2.技能操作

某市养老院,68岁的张奶奶,患有骨质疏松症8年,护理员小李需要为其挑选一款合适的牛奶。如果你是小李,该如何做?

(1)操作准备

在为张奶奶选择合适的牛奶前,需要做好必要的准备,见表1-5-13。

表1-5-13 食物营养标签应用物品准备

准备类型	准备记录
用物准备	□不同类型牛奶的营养标签 □纸 □笔 □营养标签解读记录表

(2)操作过程

通过对食物标签、配料表的解读,完成适宜牛奶的选择,并记录在表1-5-14中。

表1-5-14 食物营养标签应用操作记录表

1.基本信息			
食品名称		净含量	
配料表			
2.是否有营养成分表:□有 □无;核心营养素是否齐全:□是 □否			
标示的营养成分:□≥4 □≥6 □≥8 □≥10 □≥19 □≥24种			
是否有营养声称:(如有,请记录)			
是否有营养成分功能声称:(如有,请记录)			

续表

3. 营养标签解读			
食物分量：包装质量(　)g，每个包装份数(　)，每份质量(　)g			
观察内容	每100 g(或每份)含量	描述或计算结果	判断
能量和三大营养素含量		能量(　) 蛋白质提供能量(　) 脂肪提供能量(　) 碳水化合物提供能量(　)	
观察内容	每100 g(或每份)含量	描述或计算结果	判断
营养成分含量		NRV%	
4. 营养标签总评：			

检查评估

操作者按照表1-5-15中的检查项目进行自我检查，并将检查结果和自我点评记录在表中。

表1-5-15 食物成分数据库及食品标签应用检查记录表(自我点评)

序号	检查项目	检查结果	自我点评
1	是否穿工作服并保持服装整洁	是□ 否□	
2	操作前是否洗净双手	是□ 否□	
3	是否在操作过程中与服务对象进行有效沟通	是□ 否□	
4	是否按照标准步骤进行操作	是□ 否□	
5	是否完成操作记录	是□ 否□	

服务对象根据表1-5-16中的检查项目对操作者的服务情况进行检查，并将检查结果和结果点评记录在表中。

表1-5-16 食物成分数据库及食品标签应用检查记录表(服务对象点评)

序号	检查项目	检查结果	结果点评
1	态度是否和蔼，语言是否亲切	是□ 否□	
2	是否清楚说明每项内容的目的、方法	是□ 否□	
3	操作过程中是否询问有无其他特殊需求	是□ 否□	

教师根据表1-5-17中的检查项目对操作者的任务完成情况进行检查，并将检查结果和结果点评记录在表中。

表1-5-17 食物成分数据库及食品标签应用检查记录表(教师点评)

序号	检查项目	检查结果	结果点评
1	是否按时完成任务	是□ 否□	
2	团队协作是否顺畅	是□ 否□	
3	设备、用具及物品是否整理恢复	是□ 否□	
4	工作页填写是否准确、完整	是□ 否□	

任务小结

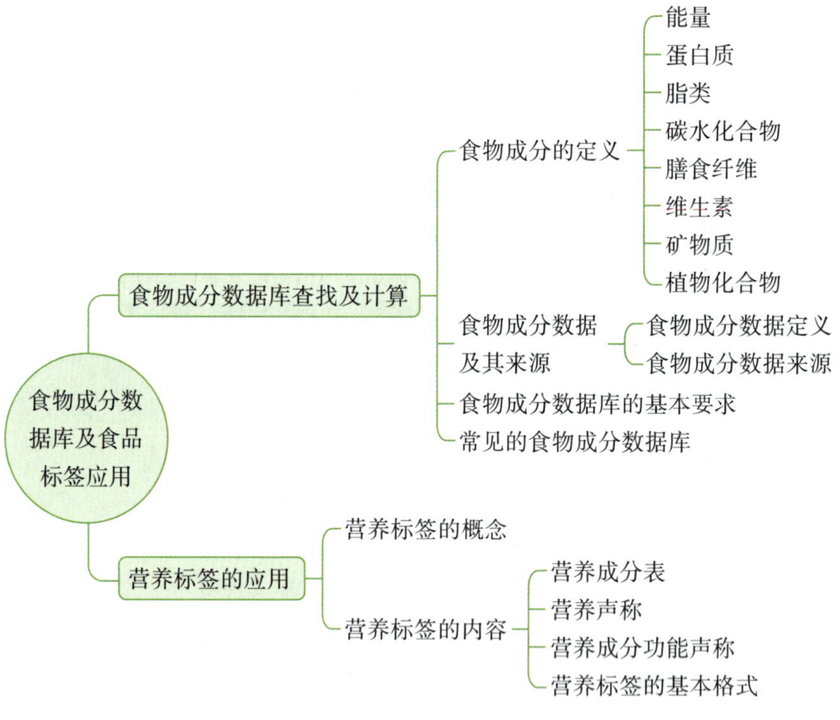

情境二
老年人营养健康教育

情境介绍

本情境包括膳食营养素及能量参考摄入量的制定、膳食指南及膳食结构应用两项任务。

膳食营养素及能量参考摄入量的制定任务涵盖营养素基本知识、DRIs评价人体摄入量等知识；膳食指南及膳食结构应用任务包括老年人膳食指南的内容、常见膳食结构的类型及特点、老年人营养风险的预判等知识。

情境目标

- 能根据不同老人的身体状况、活动情况等，完成老年人的营养膳食状况的评价。
- 能够根据常见膳食结构的类型及特点、平衡膳食宝塔的内容，评估老年人可能出现的营养风险，完成对老年人合理膳食的健康指导。

任务一　膳食营养素及能量参考摄入量的制定

任务二　膳食指南及膳食结构应用

任务一 膳食营养素及能量参考摄入量的制定

任务导入

场景：某医院营养科

人物：黄爷爷、医生小张

情节：黄爷爷，70岁，退休干部，近日感觉头部昏昏沉沉，既往有高血压病史，为改善健康状况，到医院营养科就诊，体格检查结果：身高1.76 m，体重93 kg，血压158/104 mmHg。实验室检查结果：空腹血糖6.2 mmol/L，甘油三酯3.55 mmol/L，总胆固醇5.13 mmol/L。医生询问其平时膳食和生活习惯：很少运动，每日饮酒二两(100 g)左右，口腹之欲未有节制。为改善其健康状况，医生小张要评估黄爷爷的膳食营养素及能量参考摄入量。如果你是小张，该如何做？

任务目标

- 能根据不同年龄、性别、健康状况的老年人，完成每日膳食营养素及能量参考摄入量的查找。
- 能根据老年人身体状况、活动情况及平日膳食等内容，完成老年人的营养膳食状况的评价。

任务实施

(一)中国居民膳食营养素参考摄入量

1.知识学习

(1)营养素相关概念

1)膳食营养素参考摄入量

人体每天都要从饮食中获得所需的各种营养素。不同的个体由于其年龄、性别、生理及劳动状况不同对各种营养素的需要量可能不同。一个人如果长期摄入某种营养素不足就可能产生相应的营养素缺乏的危害，如果长期摄入某种营养素过多就可能产生相应的毒副作用。因此，必须科学地安排每日膳食以获得品种齐全、数量适宜的营养素。用什么标准来衡量所摄入的营养素是否适宜呢？营养学家通过研究提出了适用于不同年龄、性别、劳动强度、生理状态的人群的膳食营养素参考摄入量（Dietary Reference Intakes，DRIs）。膳食营养素参考摄入量既是衡量所摄入的营养素是否适宜的尺度，又是帮助个体和人群制订膳食计划的工具。《中国居民膳食营养素参考摄入量（2023版）》如图2-1-1所示。

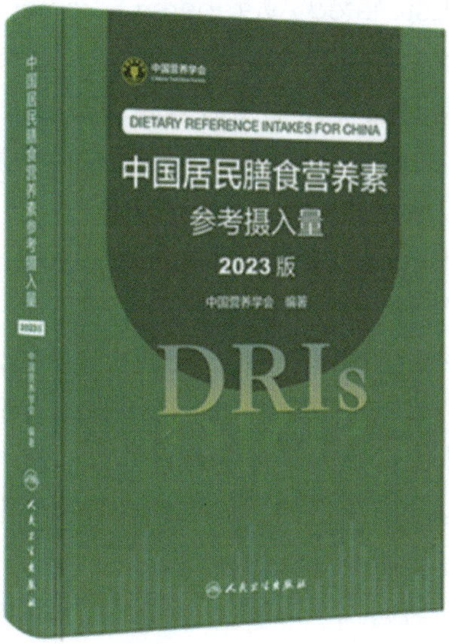

图2-1-1 《中国居民膳食营养素参考摄入量（2023版）》

2）营养素需要量

营养素需要量（Nutritional Requirement）是指机体为了维持“适宜的营养状况”，在一段时间内平均每天必须“获得的”某种营养素的最低量。所谓“适宜的营养状况”是指机体处于良好的健康状态，并且能够维持这种状态。“获得的”营养素量可能是指摄入的营养素量，也可能是指机体吸收的营养素量。营养素需要量受多种因素影响，如年龄、性别、生理状况、劳动强度等。人群对某种营养素的需要量是通过测定人群内各个体的需要量而获得的，是制定膳食营养素供给量的依据。

3）营养素供给量

营养素供给量（Recommended Dietary Allowance，RDA），是指为满足机体营养需要，每日必须由膳食提供的各种营养素量，是在需要量的基础上考虑了人群的安全率、饮食习惯、食物生产、社会条件等因素而制定的适宜数值。由于DRIs概念的发展，RDA已经不能适应当前多方面的应用需要。为了便于理解及避免在使用时与RDA混淆，我国已经不再使用“推荐的每日膳食营养素供给量”（RDA），而用“推荐的营养素摄入量”（Recommended Nutrient Intake，RNI）来表达。

注意事项

○对于一般的个体，如果用EAR作为每天某种营养素的需求量的标准，会有一半的概率(50%)出现营养素的缺乏，所以EAR不能作为个体营养素的推荐标准。

(2)膳食营养素参考摄入量内容

膳食营养素参考摄入量(DRIs)是在RDA基础上发展起来的一组每日平均膳食营养素摄入量的参考值。随着营养科学的发展、食品技工技术的改变、劳动条件的改善和人民生活水平的提高，中国营养学会在科学调查的基础上，将DRIs的内容逐渐完善，2023年最新修订版共包括7项内容：平均需要量(EAR)、推荐摄入量(RNI)、适宜摄入量(AI)、可耐受最高摄入量(UL)、宏量营养素可接受范围(AMDR)、降低膳食相关非传染性疾病风险的建议摄入量(PI)和特定建议值(SPL)。

1)平均需要量(Estimated Averagere Quirement，EAR)

EAR是群体中各个体需要量的平均值，是根据个体需要量的研究资料计算得到的。当某种营养素的摄入剂量可以让人群当中50%的人满足该营养素的需求，而剩下50%的人依然存在该营养素的缺乏，这个剂量称为EAR。EAR是制定推荐摄入量的基础。

2)推荐摄入量(Recommended Nutrient Intake，RNI)

RNI相当于传统使用的RDA，是可以满足某一群体中绝大多数(97%~98%)个体需要量的摄入水平。长期摄入RNI水平的某种营养素，可以满足身体对其需要，保持健康和维持组织中有适当的储备。RNI的主要用途是作为个体每日摄入某种营养素的目标值。

RNI是以EAR为基础制定的。如果已知EAR的标准差SD，则RNI定为EAR加两个标准差，即RNI=EAR+2SD。如果关于需要量变异的资料不够充分，不能计算SD时，一般设EAR的变异系数为10%，此时RNI=1.2×EAR。

3)适宜摄入量(Adequate Intake，AI)

当某种营养素的个体需要量的资料不足，没有办法计算出EAR，不能求得RNI时，可设定AI来代替RNI。AI不是通过研究营养素的个体需要量计算出来的，而是通过对健康人群摄入量的观察或实验获得的。例如纯母乳喂养的足月产健康婴儿，从出生到4~6个月，他们的营养素全部来自母乳。母乳中供给的各种营养素量就是他们的AI值。AI的主要用途是作为个体营养素摄入量的目标。

AI与RNI相似之处是二者都用作个体摄入量的目标，能够满足目标人群中几乎所有个体的需要。AI和RNI的区别在于AI的准确性远不如RNI，有时可能明显高于RNI。

4)可耐受最高摄入量(Tolerable Upper Intake Level，UL)

UL是平均每日可以摄入某种营养素的最高量。“可耐受”的含义是指这一摄入水平一般是可以耐受的，对人群中的几乎所有个体都不至于损害健康。当摄入量超过UL进一步增加时，损害健康的危险性随之增大。UL是日常摄入量的高限，并不是一个建议的摄入水平。鉴于我国近年来营养强化食品和膳食补充剂的日渐发展，有必要制定营养素的UL来指导安全消费。对许多营养素来说，当前还没有足够的资料来制定它们的

UL,所以没有UL值并不意味着过多摄入这些营养素没有潜在的危险。

5)宏量营养素可接受范围(Acceptable Macronutrient Distribution Range,AMDR)

蛋白质、脂肪和碳水化合物都属于在体内代谢过程中能够产生能量的营养素,因此被称为产能营养素,又因为摄入量较大,也称宏量营养素。它们属于人体的必需营养素,但摄入过量又可能导致机体能量储存过多,增加慢性病发生风险。AMDR指脂肪、蛋白质和碳水化合物理想的摄入量范围,该范围可以提供必需营养素的需要,并且有利于降低慢性病的发生风险,常用占能量摄入量的百分比表示。AMDR的关键特征是适宜摄入量范围值,具有下限和上限,即被认为对健康有预期影响的最低或最高阈值。如果个体的摄入量低于或高于此范围,则可能会增加慢性病的发生风险,从而影响长期健康。

6)降低膳食相关非传染性疾病风险的建议摄入量(Proposed Intake for reducing the risk of diet-related Non-Communicable Diseases, PI-NCD,简称建议摄入量,PI)

慢性非传染性疾病(Non-Communicable Chronic Disease,NCD),也称慢性病,以肥胖、糖尿病、心血管疾病、恶性肿瘤、呼吸系统疾病等为代表。这些疾病的共同危险因素是长期膳食模式不合理、身体活动不足及其他不良生活方式等,因此也称为膳食相关非传染性疾病(Diet-Related Non-Communicable Disease)。

PI是以膳食相关非传染性疾病一级预防为目标,提出的必需营养素每日摄入量(水平)。当NCD易感人群某种营养素的摄入量达到PI,可降低其发生风险。

7)特定建议值(Specific Proposed Level,SPL)

SPL是以降低成年人膳食相关非传染性疾病风险为目标,提出的其他膳食成分(Other Dietary Components)的每日摄入量(水平)。当该成分的摄入量达到SPL,可能有利于降低疾病的发生风险或死亡率。

(3)应用DRIs评价个体摄入量

1)用EAR评价个体摄入量

对某个体的膳食进行评价是为了说明该个体的营养素摄入量是否能满足其需要量。但是,要直接比较一个人的摄入量和需要量是很困难的。我们不可能对观察的个体进行各种营养素的需要量研究,所以不知道这个特定个体的需要量;也几乎得不到个体真正的日常摄入量,因为不同个体每天的摄入量都是不同的,而且对摄入量进行测定总会有误差。理论上一个人摄入某营养素不足的概率可以用日常摄入量及该营养素的平均需要量和标准差进行计算。实际上我们只能评估在一段时间内观察到的摄入量是高于还是低于相应人群的EAR进行判断。

在实际应用中,观测到的摄入量低于EAR时可以认为必须提高,因为摄入不足的概率高达50%;通过很多天的观测,摄入量达到或超过RNI

温馨提示

○ DRIs是应用于健康人的膳食营养标准,它不是一种应用于急性或慢性病患者的营养治疗标准,也不是为营养缺乏症患者设计的营养补充标准。

时，或虽系少数几天的观测但结果远高于RNI时可以认为摄入量是充足的。摄入量在EAR和RNI之间者要确定摄入量是否适宜较为困难，为了安全起见，还是应当进行改善。

2)用UL评价个体摄入量

用UL衡量个体摄入量是将观测到的摄入量和UL进行比较，推断该个体的日常摄入量是否过高，以致危及健康。对于某些营养素，如维生素B_1和叶酸摄入量可以只计算通过补充、强化和药物途径的摄入，而另外一些营养素如铁及维生素A等，则应把食物来源也包括在内。

UL是一个对一般人群中绝大多数个体（包括敏感个体）大概不会危害健康的摄入量上限。如果日常摄入量超过了UL就有可能对某些个体造成危害。有些营养素过量摄入的后果比较严重，有的后果甚至是不可逆的，因此摄入量一旦超过了UL一定要认真对待。

3)用PI评价个体摄入量

PI的主要用途是非传染性慢性病的一级预防，对于非传染性慢性病危险人群而言，某些营养素的摄入量应该超过身体的基本需要量，即PI高于RNI或AI，如维生素C、钾等；而另一些营养素则需要限制其摄入量，使其低于目前居民的平均摄入水平，如钠。需要指出的是，将DRIs实际应用到非传染性慢性病预防时，应当把计划当作是几年或更长时间实施的工作。不应该局限于以一种营养素或膳食成分的计划实现慢性病的预防，而要充分考虑与慢性病相关联的其他危险因素，从综合角度采取预防措施。

总体来说，在任何情况下，个体的真正需要量和日常摄入量只能是一个估算结果，因此对个体膳食适宜性评价结果都是不够精确的，应当结合该个体其他方面的材料谨慎地对结果进行解释。

2.技能操作

70岁的黄爷爷是一名退休干部，近日感觉头部昏昏沉沉，既往有高血压病史，为改善健康状况，到医院营养科就诊。体格检查结果：身高1.76 m，体重93 kg，血压158/104 mmHg。实验室检查结果：空腹血糖6.2 mmol/L，甘油三酯3.55 mmol/L，总胆固醇5.13 mmol/L。为改善其健康状况，医生小张要进行膳食营养素摄入量的查找和评估。如果你是小张，该如何做？

(1)操作准备

在进行膳食营养素摄入量的查找和评估前，需要做好必要的准备，见表2-1-1。

表2-1-1 膳食营养素摄入量查找与评估物品准备

准备类型	准备记录
用物准备	□《中国居民膳食营养素参考摄入量》□纸 □笔 □计算器

(2)操作过程

通过对《中国居民膳食营养素参考摄入量》的查找,完成老年人营养素摄入量的计算,并记录在表2-1-2中。

表2-1-2 膳食营养素摄入量查找与评估操作记录表

操作项目	操作记录
查阅《中国居民膳食营养素参考摄入量》	根据老年人性别、年龄进行查阅
确定老年人的营养素参考摄入量	□蛋白质 RNI:________ PI:________ UL:________ □脂肪 RNI:________ PI:________ UL:________ □碳水化合物 RNI:________ PI:________ UL:________ □维生素A RNI:________ PI:________ UL:________ □维生素B_1 RNI:________ PI:________ UL:________ □维生素B_2 RNI:________ PI:________ UL:________ □维生素C RNI:________ PI:________ UL:________ □维生素E RNI:________ PI:________ UL:________
应用DRIs评价个体摄入量	观测摄入量 < = > EAR/UL

(二)能量需要量的计算

1.知识学习

(1)能量需要量(Estimated Energy Requirement,EER)

EER指能长期保持良好的健康状态、维持良好的体型、机体构成及理想活动水平的个体或人群,达到能量平衡时所需要的膳食能量摄入量。因此,人群的能量推荐摄入量与其他营养素不同,可以直接等同于该人群的能量平均需要量(EAR)。确定EER时,需要充分考虑性别、年龄、体重、身高、体力活动和生长发育等因素。

(2)影响能量需要量的因素

1)体力活动强度

体力活动强度程度与能量消耗的多少呈正相关。中国营养学会专家委员会在制定DRIs(2013年)时,将中国人群成人身体活动强度分为三级,即轻体力活动水平(PAL 1.50)、中等体力活动水平(PAL 1.75)和重体力活动水平(PAL 2.00),但如果有明显的体育运动或重体力休闲活动者,PAL增加0.30。

2)年龄

儿童和青少年的生长影响能量需要,此外,成年人年龄对能量需要量影响也很重要。成年人年龄每增加10岁,BMR大约下降2%,但同时体重也常有增加,代谢也随之增加。FAO/WHO指出,30岁前中等活动者的能量需要量未发现有明显变化,但30岁之后逐渐降低,至70岁后,其BMR只有青年人的70%。20~39岁为国际通用的成年人标准年龄范围,

微课 影响能量需要量的因素

40岁以上的年龄组按10年为一段，其BMR依次递减5%、10%、20%和30%。

3)孕妇及哺乳期妇女

妊娠期间需要额外的能量补充，以满足胎儿生长所需。在整个妊娠期据估算大约需334.72 MJ(8 000 kcal)能量。大部分能量在妊娠早期作为脂肪储存，防止妊娠后期胎儿迅速生长所需能量不足，以及为今后哺乳期间的乳汁合成供能。我国建议孕妇4~9个月时，每日能量摄入增加837 kJ(200 kcal)。哺乳期每日增加能量摄入3 347 kJ(800 kcal)。

4)环境温度

由于我国衣着和居住条件的改善，一般认为气候对人体能量影响不大。只有长期处于寒冷和酷热的气候中，才需要对能量供应作适当的调整。

(3)基础能量消耗计算法

目前，FAO/WHO/UNU联合专家委员会、欧盟等组织或国家(澳大利亚、荷兰、日本及东南亚等)修订的能量推荐摄入量仍然是以估算基础能量代谢(BMR)为重要基础，再与身体活动水平(PAL)的乘积来推算出成人的能量需要量(EER)。

$$\text{能量需要量}=\text{BMR}\times\text{PAL}$$

1)采用WHO推荐的公式(Schofield公式)，按体重计算BMR

Schofield按体重推算BMR的公式已被WHO(1985)采纳，现已成为估算人群能量需要量的重要依据，见表2-1-3。

表2-1-3　按体重计算BMR公式

年龄/岁	男/(kcal·d^{-1})	女/(kcal·d^{-1})
18~30	$15.3W+679$	$14.7W+496$
30~60	$11.6W+879$	$8.7W+820$
>60	$13.5W+487$	$10.5W+596$

注：W为体重(kg)。

按照表2-1-3中的公式计算中国人的基础代谢偏高，且我国尚缺乏人群基础代谢的研究数据，因此，中国营养学会建议将18~59岁人群按此公式计算的结果减去5%，作为该人群的基础代谢能量消耗参考值。

老年人随年龄增长，基础代谢率降低，60~70岁老年人比青年时期减少约20%，70岁以上老年人减少约30%。此时Schofield公式如下：

老年男性基础代谢能量消耗(kcal/d)=$(0.049W + 2.459)/0.004\ 2$

老年女性基础代谢能量消耗(kcal/d)=$(0.038W + 2.755)/0.004\ 2$

但国内一些学者通过对体重指数正常的老年人的研究发现，我国健康老年人的实际基础代谢能量消耗量明显低于根据Schofield公式计算得出的数值，至少低10%。因此，应用上述常用的公式来预测我国老年人的基础代谢能量消耗是不适宜的，易导致能量摄入过多，促使老年人肥胖或加重老年病人的代谢负荷。

2)PAL值的确定

人体活动水平或劳动强度的大小直接影响着机体能量需要量。不同劳动强度的PAL值见表1-1-3。

3)膳食能量推荐摄入量

根据上述BMR和PAL的计算方法，并按我国在应用WHO推荐的BMR计算公式时，采取减5%的办法作为计算18~59岁人群的BMR，即总能量消耗量=0.95 BMR × PAL计算公式，推算中国居民成年人膳食能量推荐摄入量(RNI)。

(4)膳食调查

一般健康者在食物供应充足、体重不发生明显变化时，其能量摄入量基本上可反映能量需要量。一般情况下，通过5~7 d的膳食调查，借助食物成分表和食物成分分析软件等工具计算出平均每日膳食中碳水化合物、脂肪和蛋白质摄入量，结合调查对象的营养状况，间接估算出人群每日的能量需要量。

2.技能操作

70岁的黄爷爷是一名退休干部，近日到医院营养科就诊，其平时膳食和生活习惯为：很少运动，每日饮酒二两(100 g)左右，口腹之欲未有节制。体格检查结果：身高176 cm，体重93 kg，血压158/104 mmHg。实验室检查结果：空腹血糖6.2 mmol/L，甘油三酯3.55 mmol/L，总胆固醇5.13 mmol/L。为改善其健康状况，医生小张要进行能量需要量的查找和评估。如果你是小张，该如何做？

(1)操作准备

在进行能量需要量的评估前，需要做好必要的准备，见表2-1-4。

表2-1-4　能量需要量评估物品准备

准备类型	准备记录
用物准备	□《中国居民膳食营养素参考摄入量》□纸　□笔　□计算器

(2)操作过程

根据所提供的案例内容，完成老年人能量需要量的计算，并记录在表2-1-5中。

表2-1-5　能量需要量评估操作记录表

操作项目	操作记录
用物准备	评估老年人性别、年龄、体力活动强度等
计算老年人的能量需要量	1.采用WHO推荐的公式(Schofield公式)：BMR=________ 2.PAL值的确定：活动水平对应的PAL为________ 3.能量需要量=________
评价个体能量需要量	能量消耗量 < = > 能量需要量

检查评估

操作者按照表2-1-6中的检查项目进行自我检查，并将检查结果和自我点评记录在表中。

表2-1-6 膳食营养素及能量参考摄入量的制定检查记录表(自我点评)

序号	检查项目	检查结果	自我点评
1	是否穿工作服并保持服装整洁	是□ 否□	
2	操作前是否洗净双手	是□ 否□	
3	是否在操作前对老年人进行营养、运动等评估	是□ 否□	
4	是否在操作过程中与老年人进行有效沟通	是□ 否□	
5	是否按照标准步骤进行操作	是□ 否□	
6	是否完成操作记录	是□ 否□	

服务对象根据表2-1-7中的检查项目对操作者的服务情况进行检查，并将检查结果和结果点评记录在表中。

表2-1-7 膳食营养素及能量参考摄入量的制定检查记录表(服务对象点评)

序号	检查项目	检查结果	结果点评
1	态度是否和蔼，语言是否亲切	是□ 否□	
2	是否清楚说明合理膳食营养素及能量摄入的重要性	是□ 否□	
3	是否清楚说明基本营养知识及饮食指导内容	是□ 否□	
4	操作过程中是否询问有无其他特殊需求	是□ 否□	

教师根据表2-1-8中的检查项目对操作者的任务完成情况进行检查，并将检查结果和结果点评记录在表中。

表2-1-8 膳食营养素及能量参考摄入量的制定检查记录表(教师点评)

序号	检查项目	检查结果	结果点评
1	是否按时完成任务	是□ 否□	
2	团队协作是否顺畅	是□ 否□	
3	设备、用具及物品是否整理恢复	是□ 否□	
4	是否能运用DRIs进行膳食摄入评价并进行能量需要量的计算	是□ 否□	
5	工作页填写是否准确、完整	是□ 否□	

任务小结

- 膳食营养素及能量参考摄入量的制定
  - 中国居民膳食营养素参考摄入量
    - 膳食营养素参考摄入量(DRIs)
      - 平均需要量(EAR)
      - 推荐摄入量(RNI)
      - 适宜摄入量(AI)
      - 可耐受最高摄入量(UL)
      - 宏量营养素可接受范围(AMDR)
      - 降低膳食相关非传染性疾病风险的建议摄入量(PI)
      - 特定建议值(SPL)
    - 应用DRIs评价个体摄入量
      - 用EAR评价个体摄入量
      - 用UL评价个体摄入量
      - 用PI评价个体摄入量
  - 能量需要量的计算
    - 根据公式(Schofield公式),按体重计算BMR
    - 评估身体活动水平PAL值
    - 总能量消耗量=0.95 BMR×PAL

任务二 膳食指南及膳食结构应用

任务导入

场景：某市养老院

人物：王爷爷、营养师小张

情节：81岁的王爷爷两年前发生脑梗，长期卧床，生活不能自理，进食需要他人帮助。饮食口味较重，挑食，喜欢吃肉，不喜欢吃蔬菜。近日老人食欲不振，饮食较少，有时不想吃饭，体重降低。营养师小张要对王爷爷进行医学营养评估，并对其合理膳食进行评价和健康指导。假如你是小张，该如何做？

任务目标

- 能够掌握老年人膳食指南的内容，完成医学营养评估和对老年人合理膳食的健康指导。
- 能够根据常见膳食结构的类型及特点、平衡膳食宝塔的内容，完成老年人的营养膳食行为的健康教育，预判其可能出现的营养风险，并协助老年人进食。

任务实施

(一)膳食指南

1.知识学习

(1)概述

膳食指南(Dietary Guidelines, DG)是根据营养学原理，结合本国或本地居民的膳食习惯和营养状况而制定的指导性文件，指导居民平衡膳食，以达到促进合理营养、减少和预防营养相关慢性疾病的发生、促进健康的目的。

在对近年来我国居民膳食结构和营养健康状况变化进行充分调查的

基础上，依据营养科学原理和最新科学证据，结合制止餐饮浪费等有关要求，在《中国居民膳食指南(2016)》的基础上，中国营养学会组织专家修订形成了《中国居民膳食指南(2022)》。其目标是指导生命全周期的各类人群，对健康人群和有疾病风险的人群提出健康膳食准则，包括鼓励科学选择食物，追求终身平衡膳食和合理运动，以保持良好健康生活状态，维持适宜体重，预防或减少膳食相关慢性病的发生，从而提高我国居民整体健康素质。

《中国居民膳食指南(2022)》由一般人群膳食指南、特定人群膳食指南、平衡膳食模式和膳食指南编写说明三部分组成。《中国居民膳食指南(2022)》如图2-2-1所示。

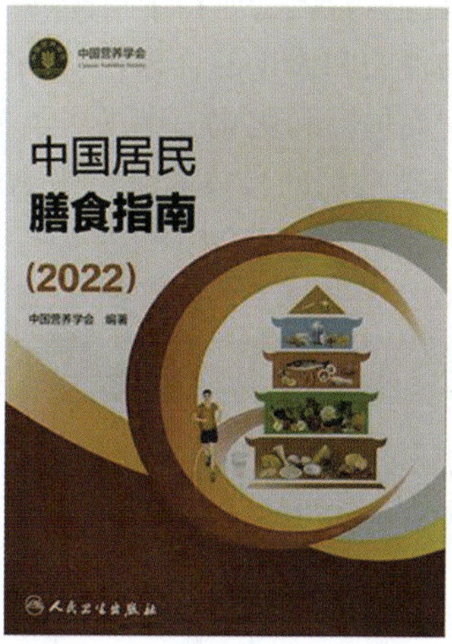

图2-2-1 《中国居民膳食指南(2022)》

(2)一般人群膳食指南

一般人群膳食指南适用于2岁以上的健康人群，根据该人群的生理特点和营养需要，结合我国居民的膳食结构特点，制定了8项准则，以期达到平衡膳食、合理营养、维护健康的目的。

1)食物多样，合理搭配

平衡膳食模式是根据营养科学原理、我国居民膳食营养素参考摄入量及科学研究成果而设计，在一段时间内，膳食组成中的食物种类和比例可以最大限度地满足不同年龄、不同能量水平的健康人群的营养和健康需求，是保障人体营养和健康的基本原则。

食物多样指一日三餐的食物种类全、品种多，是平衡膳食的基础。应坚持谷类为主的平衡膳食模式，每天的膳食应包括谷薯类(谷类、薯类与杂豆)，蔬菜和水果，动物性食物(畜、禽、鱼、蛋、奶)，大豆类和坚果，烹调油和盐五大类食物。建议平均每天摄入谷类食物200~300 g，其中全谷物和杂豆类50~150 g，薯类50~100 g。每天应摄入12种以上食物，每周25种以上，烹调油和调味品不计算在内。按照一日三餐分配食物品种数，早餐摄入3~5种，午餐摄入4~6种，晚餐4~5种，零食1~2种。建议摄入的主要食物种类数见表2-2-1。

表2-2-1 建议摄入的主要食物种类数

食物类别	平均每天摄入的种类数	每周至少摄入的种类数
谷类、薯类、杂豆类	3	5
蔬菜、水果	4	10
畜、禽、鱼、蛋	3	5
奶、大豆、坚果	2	5
合计	12	25

要做到食物多样可采取以下几点措施：①食物小份量、多种类；②同类食物常变换；③不同食物巧搭配，如粗细搭配、荤素搭配、深浅搭配等。

合理搭配是指食物种类和质量的合理化，是平衡膳食的保障，膳食的营养价值通过合理搭配而提高和优化。中国居民平衡膳食宝塔是将五大类食物的种类和质量合理搭配的具体表现。平衡膳食中碳水化合物、蛋白质、脂肪提供能量的比例见表2-2-2。

表2-2-2 能量食物来源与供应比例

提供能量的营养素	能量供应比例/%	主要食物来源
碳水化合物	50~65	谷物、薯类
蛋白质	10~15	畜禽肉类、鱼类、大豆
脂肪	20~30	植物油、动物油脂

平衡膳食可提高机体免疫力，降低心血管疾病、高血压、2型糖尿病、结肠直肠癌、乳腺癌等疾病的发病风险。

2）吃动平衡，健康体重

体重是评价人体营养和健康状况的重要指标，运动和膳食平衡是保持健康体重的关键。能量摄入量长期大于消耗量可导致体重增加，甚至引起超重或肥胖；相反，若能量摄入量长期小于消耗量，可导致体重过轻或消瘦。体重过低或过高均易增加疾病的发生风险。

各个年龄段人群都应该做到食不过量，不要每顿饭都吃到十成饱，同时坚持每天运动，以维持能量平衡、保持健康体重。推荐成年人每周应至少进行5 d中等强度身体活动，累计150 min以上；坚持日常身体活动，主动身体活动最好每天达6 000步；鼓励适当进行高强度有氧运动，加强抗阻运动，每周2~3 d。体重越大，进行同等强度运动时消耗的能量越多。成年人每天身体活动量相当于6 000步的活动及时间见表2-2-3。

表2-2-3 成年人每天身体活动量相当于6 000步的活动及时间

活动名称	时间/min
太极拳	50
快走、骑自行车、乒乓球、跳舞	40

续表

活动名称	时间/min
健身操、高尔夫球	30~35
网球、篮球、羽毛球	30
慢跑、游泳	25

在生活中与工作中应注意减少坐姿时间，每小时起来动一动，有益身心健康。注意体重变化，随时调整吃与动的平衡。

3）多吃蔬果、奶类、全谷、大豆

蔬菜、水果、全谷物、奶类和大豆及其制品是平衡膳食的重要组成部分，坚果是膳食的有益补充。蔬菜和水果是维生素、矿物质、膳食纤维和植物化学物的重要来源，对提高膳食微量营养素和植物化学物的摄入量起到关键作用。循证研究发现，保证每天摄入丰富的蔬菜水果，可维持机体健康、改善肥胖，有效降低心血管疾病和肺癌的发病风险，对预防食管癌、胃癌、结肠癌等主要消化道癌症具有一定作用。奶类富含钙和优质蛋白质，因此增加奶制品摄入对增加儿童骨密度有一定作用。酸奶可以改善便秘和乳糖不耐症。全谷物食物是膳食纤维和B族维生素的重要来源，适量摄入可降低2型糖尿病的发病风险，也可保证肠道健康。大豆、坚果富含优质蛋白质、必需脂肪酸及多种植物化学物。多吃大豆及其制品可以降低绝经后女性骨质疏松、乳腺癌等疾病的发病风险；适量食用坚果有助于降低血脂水平和全因死亡的发生风险。

基于蔬果、奶类、全谷、大豆的营养价值和健康意义以及近年来我国居民的食用现状，建议增加其摄入量。推荐每餐有蔬菜，每天摄入不少于300 g蔬菜，深色蔬菜应占1/2。推荐每天吃水果，每天摄入200~350 g新鲜水果，注意果汁不能代替鲜果。吃各种各样的奶制品，摄入量相当于每天300 mL以上液态奶。经常吃全谷物、豆制品，适量吃坚果。

4）适量吃鱼、禽、蛋、瘦肉

鱼、禽、蛋和瘦肉均属于动物性食物，富含优质蛋白质、脂类、脂溶性维生素、B族维生素和矿物质等，是平衡膳食的重要组成部分。但有些食物含有较多的饱和脂肪酸和胆固醇，摄入过多可增加肥胖和心血管疾病等发病风险，应当适量食用。推荐每天摄入鱼、禽、蛋类和瘦肉共计120~200 g。

鱼、虾等水产品和畜禽肉中多数营养素含量相差不大，但脂肪含量和脂肪酸的组成有较大差异。水产类食物脂肪含量相对较低，且含有较多的不饱和脂肪酸，有些鱼类富含二十碳五烯酸（PA）和二十二碳六烯酸（DHA），对预防血脂异常和脑卒中等疾病有一定作用，因此，应当优先选择鱼食用。每周最好吃鱼2次或300~500 g。

蛋类中各种营养成分比较齐全，营养价值高，蛋黄是蛋类维生素和矿物质的主要集中部位，并且富含磷脂和胆碱，对健康十分有益，因此食用蛋类时不要丢弃蛋黄。对一般人群而言，每天吃一个鸡蛋不会增加心血管疾病的发病风险。

畜肉类脂肪含量较多，尤其是肥肉，饱和脂肪酸较多，因此应少吃肥肉，选择瘦肉。深加工肉制品，如烟熏或腌制的肉类在加工过程中易产生一些致癌物，过多摄入可增加肿瘤发生的风险，应当少吃或不吃。禽类脂肪含量相对较低，其脂肪酸组成也优于畜类脂肪。每人每周畜禽肉摄入以300~500 g为宜。

5）少盐少油，控糖限酒

我国多数居民食盐、烹调油和脂肪摄入过多，是目前肥胖、心脑血管疾病等慢性病发病率居高不下的重要因素，因此应当培养清淡饮食习惯，少吃高盐和油炸食品。推荐成年人每天摄入食盐不超过5 g、烹调油25~30 g、反式脂肪酸不超过2 g，避免过多动物性油脂和饱和脂肪酸的摄入。

过多摄入添加糖，可增加龋齿、超重和肥胖等疾病的发生风险，建议不喝或少喝含糖饮料，少食用高糖食品。推荐每天摄入糖不超过50 g，最好控制在25 g以下。儿童青少年、孕妇、哺乳期妇女不应饮酒，成年人如饮酒，一天饮酒的酒精量应不超过15 g。过量饮酒会增加肝脏损伤、胎儿酒精综合征、痛风、心血管疾病和某些癌症的发生风险。

6）规律进餐，足量饮水

规律进餐是实现合理膳食的前提，应合理安排一日三餐，定时定量、饮食有度，是健康生活方式的重要组成部分。在生活中应做到不漏餐、不暴饮暴食、不偏食挑食、不过度节食。早餐提供的能量应占全天总能量的25%~30%，午餐占30%~40%，晚餐占30%~35%。

水是构成人体成分的重要物质并发挥着多种生理作用。水的摄入和排出的平衡可以维护机体适宜水合状态和正常生理功能。足量饮水是机体健康的保障，在适宜环境下，建议低身体活动水平的成年人每天饮7~8杯水，相当于男性每天喝水1 700 mL，女性每天喝水1 500 mL。每天主动、足量饮水，推荐喝白水或茶水，少喝或不喝含糖饮料，不用饮料代替白水。

7）会烹会选，会看标签

食物是人类获取营养、赖以生存和发展的物质基础，在生命的各个阶段都应做好健康膳食规划，以保障营养素供应充足。认识食物，了解各类食物营养特点，挑选新鲜的、营养素密度高的食物，按照营养和美味搭配组合。加工食品在膳食中的比例日益增多，在日常生活中应学会通过食品营养标签的比较，选择购买较健康的包装食品。

烹饪是合理膳食的重要组成部分，也是我国传统文化的传承。学习烹饪和掌握新工具，传承传统饮食，做好一日三餐，既可以享受食物天然美味、控制食品安全又可以达到家家实现平衡膳食的目的。如在外就餐或选择外卖食品，应根据就餐人数确定适宜份量，做到荤素搭配，并主动提出健康诉求。

8）注重饮食卫生安全

生活中饮食卫生安全非常重要，日常饮食应注意选择当地的、新鲜卫生的食物，最大限度保障食物的新鲜度和营养。为了生态平衡和生命健康安全，不食用野生动物。食物制备生熟分开，合理储存，避免交叉污染，熟食二次加热要热透，防止病从口入。多人同桌，应使用公筷公勺、采取分餐或份餐等卫生措施。

(3)中国老年人膳食指南

中国老年人膳食指南是《中国居民膳食指南(2022)》中特定人群膳食指南的一部分，分为适用于65~79岁的一般老年人膳食指南和适用于80岁及以上的高龄老年人膳食指南两部分。随着年龄增加，老年人器官功能逐渐衰退，容易发生代谢紊乱，导致患营养缺乏病和慢性非传染性疾病的危险性增加。良好的膳食营养有助于维护老年人身体功能，保持身心健康状态，因此，为老年人提供更专业、更精细和个体化的膳食指导具有重要意义。

1)一般老年人膳食指南

针对我国一般老年人的生理特点和营养需求，在一般人群膳食指南八项准则的基础上补充以下四条内容。

①保证食物品种丰富，动物性食物充足，常吃大豆制品

随着年龄增长，老年人对能量的需求逐渐减少，而对营养素的需求却只增不减，因而应充分认识到保障食物品种丰富的重要性，保障供应，不断丰富老年人的餐食。主要可以从以下方面着手，如品种多样化、餐餐有蔬菜、尽可能挑选不同种类的水果、动物性食物换着吃、吃不同种类的奶类和豆类食物等。

人体对动物性食物中蛋白质和微量营养素的吸收利用率较高，但有不少老年人由于担心动物性食物中含有较多的饱和脂肪酸和胆固醇会增加慢性病的发生风险，很少甚至拒绝食用动物性食物，结果导致贫血、低体重、肌肉过快丢失进而造成抵抗力降低、衰弱等问题。建议老年人群合理选择并摄入充足的动物性食物，摄入总量应争取达到平均每日120~150 g，并应选择不同种类的动物性食物，其中鱼40~50 g，畜禽肉40~50 g，蛋类40~50 g。此外，大豆及其制品富含优质蛋白质、脂肪及其他有益成分，建议老年人保持食用大豆制品的饮食习惯。

②鼓励共同进餐，保持良好食欲

目前我国空巢、独居的老年人数量不断增加，社会交往渠道受限，老年人应及时调整心态，主动参与家庭、社会活动。制备食物、共同进餐有利于帮助保持积极、乐观的情绪，是改善、调整心理状态的重要途径。建议老年人积极主动参与食物采购和制作活动，与家人、亲朋好友一起进餐，享受美味食物的同时，也能感受到来自家人、亲友的关心与支持，保持良好的精神状态。政府、老年人服务机构和相关社会组织也应该意识到做好老年人每日餐食工作的社会和经济意义，采取措施鼓励老年人积极参加群体活动，营造良好氛围。

老年人由于身体功能的衰减，食欲明显降低，餐次、食量减少，食物品种相对单一，容易导致营养不良的发生。应鼓励老年人积极参加群体活动，排

温馨提示

○勤俭节约是中华民族的文化传统，人人都应尊重和珍惜食物，在家在外按需备餐，不铺张、不浪费。从每个家庭做起，传承健康生活方式，树饮食文明新风。

除厌倦，保持乐观的情绪；在确保安全的前提下，适度增加身体活动量，增强身体对营养的需求，提升进食欲望；采取不同烹调方式，丰富食物的色泽、风味，增加食物本身的吸引力。此外，应当科学宣传食物在维护生命健康方面的基础作用，帮助老年人保持进食的欲望，愉悦地享受晚年生活。

③积极户外运动，延缓肌肉衰减，保持适宜体重

延缓肌肉衰减对维持老年人活动能力和健康状况极为重要，其有效方法是吃动结合，一方面要增加富含优质蛋白质的瘦肉、海鱼、豆类等食物的摄入，另一面要进行有氧运动和适当的抗阻运动。特别是户外活动，有利于呼吸新鲜空气，接受阳光照射，促进体内维生素D合成，延缓骨质疏松和肌肉衰减的进程。老年人在选择锻炼方法和安排运动负荷时，应根据自身生理特点和健康状况来确定运动强度、频率和时间，要做到量力而行，切忌因强度过大造成运动损伤。可多选择散步、快走、太极拳、门球等动作缓慢柔和的运动方式，同时也应减少久坐等静态时间。

老年人体重过高或过低都会影响健康，应努力维持老年人体重在稳定范围内，可用体质指数（BMI）评判，老年人正常BMI为20.0~26.9 kg/m^2。同时需要定期测量体重，关注老年人的体重变化，在没有主动采取减重措施的情况下出现体重明显下降的状况时，要主动去做营养和医学咨询。

④定期健康体检，测评营养状况，预防营养缺乏

体检是做好健康管理的首要途径，有利于及时发现健康问题。老年人应定期到正规的医疗机构进行体检，一般情况下，每年可以参加1~2次健康体检。一方面，通过调整生活方式，降低危害因素的影响；另一方面，发现较为严重的问题，应该去专业医疗机构做进一步的检查，开展规范的治疗。此外，应鼓励老年人关注自己的饮食，经常做营养状况测评，并以此为依据合理选择食物，纠正不健康的饮食行为，预防营养缺乏。

2)高龄老年人膳食指南

高龄、衰弱老年人往往存在进食受限，味觉、嗅觉、消化吸收能力下降，营养摄入不足等现象，在膳食方面应该注意以下几点。

①确保食物多样，鼓励多种方式进食

摄入丰富的食物品种是保证平衡膳食的基础，高龄老年人应合理膳食，根据具体情况，采取多种措施鼓励进食，减少不必要的食物限制。保证充足食物摄入的方法有吃好三餐、少量多餐、规律进餐等，如果高龄老年人不能或不愿自己做饭，可以选择供餐或送餐上门。

②选择质地松软易消化、能量和营养素密度高的食物

高龄、衰弱老年人的咀嚼吞咽能力、消化功能减退更加明显，应尽量选择质地松软易消化、能量和营养素密度高的食品，如细软的米面制品、畜禽肉及肉末制品、肉质细嫩的鱼、虾和豆制品等。采用合适的烹调方法，多采用炖、煮、蒸、烩、焖等方法精细烹制，使食物口感丰富美味，质地细软，适应老年人的咀嚼、吞咽能力。

③多吃鱼禽肉蛋奶和豆及豆制品，适量蔬菜配水果

鱼、虾、禽肉、畜肉等动物性食物都含有消化吸收率高的优质蛋白质和多种微量营养素，对维持老年人肌肉合成十分重要。牛奶中的乳清蛋白对促进肌肉合成、预防肌肉衰减很有益处，同时牛奶中钙的吸收利用率也很高，建议老年人多喝低脂奶及其制品。乳糖不耐受的老年人可以考虑饮用低乳糖奶或食用酸奶。老年人每天应该进食一次大豆或豆制品，增加蛋白质摄入量。此外，应选用适量的蔬菜、水果，合理进行搭配。

④关注体重丢失，定期营养筛查评估，预防营养不良

老年人应经常监测体重，一个月至少两次，并做好记录。体重丢失是营养不良和老年人健康状况恶化的征兆信号，增加老年人患病、衰弱和失能的风险。对于体重过轻（BMI<20 kg/m^2）或近期体重明显下降的老年人，应进行医学营养评估，及早查明原因，从膳食上采取措施进行干预。

⑤适时合理补充营养，提高生活质量

关注老年人进食情况，鼓励摄入营养密度高的食物。如高龄和衰弱老年人膳食摄入不足目标量的80%，应在医生和临床营养师指导下，适时合理补充营养，如特医食品、强化食品和营养素补充剂，以改善营养状况，提高生活质量。吞咽障碍老年人应调整食物结构，流体食品黏度适当、固态食品不易松散、密度均匀顺滑，以减少呛咳误吸的风险

⑥坚持健身与益智活动，促进身心健康

高龄、衰弱老年人需要坚持健身和益智活动，动则有益，维护身心健康，延缓身体功能的衰退。高龄老年人的身体活动应秉持“少坐多动，动则有益”的原则，明白坐立优于卧床，行走优于静坐。建议每周活动时间不少于150 min，形式因人而异。活动量和时间应缓慢增加，做好热身和活动后的恢复。活动过程中要注意安全。高龄老年人可先进行平衡训练和抗阻活动，强调平衡训练、有氧运动和抗阻活动有机结合。卧床老年人以抗阻活动为主，防止和减少肌肉萎缩。坚持脑力活动，如阅读、下棋、弹琴、玩游戏等，延缓认知功能衰退。高龄老年人一周活动举例见表2-2-4。

表2-2-4　高龄老年人一周活动举例

运动分类	形式	时长/min	频次
有氧运动	步行、快走、自行车	15~20	每天1次
抗阻活动	坐位直抬腿、徒手伸展上肢、拉弹力带、推举重物、哑铃	10~15	每周2次
平衡训练	站立或扶物站立、睁眼或闭眼单腿站立、靠墙深蹲、打太极	5~10	每周2次 或作为热身运动

2.技能操作

81岁的王爷爷两年前发生脑梗，长期卧床，生活不能自理，进食需要他人帮助。饮食口味较重，挑食，喜欢吃肉，不喜欢吃蔬菜。近日老人食欲不振，饮食较少，有时不想吃饭，体重降低。营养师小张要对王爷爷进行医学营养评估，并对老人的饮食进行评估和健康指导。假如你是小张，该如何做？

(1)沟通评估

在进行营养评估前，需要先与老人沟通，收集评估信息，见表2-2-5。

表2-2-5　营养评估所需信息沟通评估

评估内容	沟通要求	具体内容	评估记录
饮食史	全面，突出重点，实事求是，语言简洁明了	了解老人饮食情况，日常食物摄入情况，有无特殊饮食习惯等	□是 □否
疾病史	精炼准确，反映疾病特点	了解老人有无既往疾病，近三个月有无急性疾病	□是 □否
身体活动	实事求是，语言简洁明了	了解老人活动能力	□是 □否
精神状况	实事求是，语言简洁明了	了解老人精神状况	□是 □否

(2)操作准备

在营养评估前，需要做好必要的准备，见表2-2-6。

表2-2-6　营养评估物品准备

准备项目	准备记录
用物准备	□身高体重秤 □软尺 □《中国居民膳食指南(2022)》 □微型营养评定简表 □纸 □笔

(3)操作记录

利用微型营养评定简表进行评估，应用膳食指南进行健康指导，并将结果记录在表2-2-7中。

表2-2-7　医学营养评估及膳食健康教育操作记录表

操作项目	操作记录					
医学营养评估	指标	0分	1分	2分	3分	评分
	食欲及食物摄入	严重减少	减少	没减少	—	
	体重减少	>3 kg	—	1~3 kg	无	
	活动能力	卧床或轮椅	能下床但不能外出	能外出活动	—	
	近三个月心理压力或急性疾病	有	—	无	—	

续表

操作项目	操作记录					
	指标	0分	1分	2分	3分	评分
医学营养评估	精神状况	重度阿尔茨海默症或抑郁症	轻度阿尔茨海默症	没有	—	
	BMI/(kg·m^{-2})	<19	19~21	21~23	>23	
	小腿围*/cm	<31	—	—	>31	
	评价标准：12~14分——营养正常；8~11分——营养不良风险；0~7分——营养不良					
基于膳食指南进行健康教育	请选择高龄老人膳食方面应注意的点： 食物多样，鼓励多种方式进食 选择质地松软易消化、能量和营养素密度高的食物 多吃鱼禽肉蛋奶和豆及豆制品，适量蔬菜配水果 对于体重过轻（BMI<20 kg/m^2）或近期体重明显下降的老年人，应进行医学营养评估 建议每周活动时间不少于150 min					

注：*不能获得BMI时，用小腿围替代。

（二）膳食结构

1.知识学习

（1）概述

1）基本概念

膳食结构（Dietary Pattern）又称为膳食模式或食物结构，是指膳食中各种食物类别及其数量占总摄入量的比重。膳食结构的形成受一个国家或地区的人口、农业生产、食品加工、饮食习惯、文化传统等多种因素的影响。一般根据膳食中各类食物所能提供的能量及营养素满足人体需要的程度来衡量该膳食结构是否合理。通过膳食结构的分析与评价为老年人提供合理营养与平衡膳食，需要了解膳食结构类型，通过适当的干预以促进其向更有利于健康的方向发展。

2）膳食结构模式

根据动物性、植物性食物所占的比重，以及能量、蛋白质、脂肪和碳水化合物的供给量的不同，当今世界各国的膳食模式一般可分为4种类型：

①动物性食物为主型

动物性食物为主型的膳食结构模式常见于欧美等经济发达国家和地区。特点是膳食组成以动物性食物为主，畜肉类、禽肉类、蛋等动物性食物及食糖的消费量大，而粮谷类食物消费量小。其膳食营养组成特点可概括为“三高一低”，即高能量、高蛋白质、高脂肪、低膳食纤维，属于营养过剩型膳食。这种膳食结构的优点是富含蛋白质、矿物质、维生素等，缺点是脂肪摄入过高，增加肥胖、高脂血症、冠心病、糖尿病等慢性病的发生风险。

②植物性食物为主型

植物性食物为主型的膳食结构模式常见于亚洲和部分非洲国家和地区。特点是膳食组成以植物性食物为主，谷物食物消费量大，动物性食物消费量小，植物性食物提供的能量占总能量近90%。该类型的膳食能量基本可满足人体需要，但蛋白质、脂肪摄入量均低，来自动物性食物的营养素如铁、钙、维生素A摄入不足。长期采用此膳食模式的优点是膳食纤维充足、动物性脂肪较低，心血管疾病、2型糖尿病、肿瘤等慢性病的发病率较低，缺点是容易出现蛋白质-能量营养不良，导致健康状况不良、劳动能力降低。

③动植物性食物结合型

动植物性食物结合型的膳食结构模式以日本为代表，特点是膳食中植物性和动物性食物构成比例适宜，营养素供能比例为：碳水化合物57.7%，脂肪26.3%，蛋白质16.0%。优点是来自植物性食物的膳食纤维和来自动物性食物的营养素如铁、钙等均比较充足，同时动物脂肪摄入较少，有利于避免营养缺乏病和营养过剩性疾病。此类膳食结构已成为世界各国调整膳食结构的参考。

④平衡/合理膳食模式

平衡膳食、DASH膳食、地中海膳食模式等统称为平衡/合理膳食模式。平衡/合理膳食模式具有食物多样化、以谷类食物为主、高膳食纤维摄入、低盐低糖低脂肪摄入的特点，对人体生长发育、繁衍孕育、长寿健康都具有重要意义。此外，遵循平衡/合理膳食模式还可以显著降低2型糖尿病、妊娠糖尿病、代谢综合征、乳腺癌、冠心病和非酒精性脂肪肝的发病风险，并可降低人群全因死亡风险。目前，一些西方国家纷纷参照地中海膳食结构改进本国膳食结构。

3）中国居民的膳食结构

我国传统的膳食结构以植物性食物为主，但随着我国经济的高速发展，食物供应水平和居民生活水平的不断提高，我国城乡居民的膳食结构发生了显著变化，特别是农村居民的膳食结构得到较大的改善，城乡差距逐渐缩小。居民的膳食结构正处于变迁时期，城乡居民肉、蛋、禽等动物性食物食用率大幅度提高，能量和蛋白质摄入得到基本满足。食物链由过去的粗粮为主、少量肉食为辅进入精细粮、肉类食物参半的时期。

①我国传统膳食结构的优点

我国传统膳食以植物性食物为主，动物性食物为辅，以谷类食物作为最基本的食物来源。食物搭配合理，基本做到荤素结合、粗细搭配、蔬菜水果搭配、干鲜食物搭配等。膳食纤维充足，蔬果供应品种丰富，季节性差异较小。居民膳食能量和蛋白质摄入充足，膳食质量显著提高。遵循平衡膳食原则，可有效地降低2型糖尿病、代谢综合征、乳腺癌、冠心病、非酒精性脂肪肝等疾病的发病率。

②目前我国居民膳食结构存在的不足

我国居民营养状况和体格明显改善，但仍然存在一些问题。

A. 高油高盐摄入仍普遍存在，含糖饮料消费逐年上升。2015年调查显示，家庭烹调用盐摄入量平均每人每天为9.3 g，较1992年相比下降了4.6 g/d，但仍高于中国营养学会推荐水平。烹调用油的摄入量仍然较高，特别是农村居民烹饪油食用量增长幅度较大。在外就餐、外卖点餐已成为普遍的饮食行为，尤其是油炸食物、动物类菜肴购买较多，同样存在油盐过度的情况。目前我国居民糖摄入平均水平虽然不高，但含糖饮料的销售量却逐年上升，尤其是儿童青少年含糖饮料消费的增加，应引起足够的注意。

B. 全谷物、深色蔬菜、水果、奶类、鱼虾类和大豆摄入不足。我国居民膳食结构以谷物为主，主要为精制米面，全谷物及杂粮摄入不足，且品种单一。深色蔬菜的摄入量占蔬菜总量的30%，未达到推荐的50%以上，人均水果的摄入量仍然较低。各人群奶类摄入量均低于推荐水平，这也是造成我国居民钙摄入量不足的主要原因。鱼虾类平均摄入量多年来没有明显增加，超过三分之二的成年人不能达标。大豆类食品虽为中国传统的健康食品，但目前消费率低，约有40%成人不常吃大豆类制品。

C. 饮酒行为较为普遍，一半以上的男性饮酒者过量饮酒。中国的饮酒文化历史久远，饮酒已成为日常生活的一种习俗。2015年监测结果显示，我国成年男性居民饮酒率为64.5%，女性为23.1%。饮酒者日均酒精摄入量男性为30 g，女性为12.3 g。按照饮酒者日均酒精摄入量≥15 g定义为过量饮酒，2015–2017年数据显示，我国男性和女性饮酒者中过量饮酒者所占比例为56.8%和27.8%。

(2)中国居民平衡膳食宝塔

1)基本概念

中国居民平衡膳食宝塔(Chinese Food Guide Pagoda)是根据《中国居民膳食指南(2022)》，结合中国居民的膳食结构特点设计的。它把平衡膳食的原则转化成各类食物的量，并以宝塔形式直观地表现出来，便于理解和在日常生活中实行。

2)中国居民平衡膳食宝塔的结构

中国居民平衡膳食宝塔遵循平衡膳食原则，体现了在营养上比较理想的基本食物构成。宝塔共分5层，各层面积大小不同，体现了5类食物和食物量的多少。食物量是根据不同能量需要量水平而设计的，图片显示能量为1 600~2 400 kcal时，一段时间内成人每人每天各类食物摄入量的平均范围。中国居民平衡膳食宝塔(2022)如图2-2-2所示。

微课 中国居民平衡膳食宝塔结构

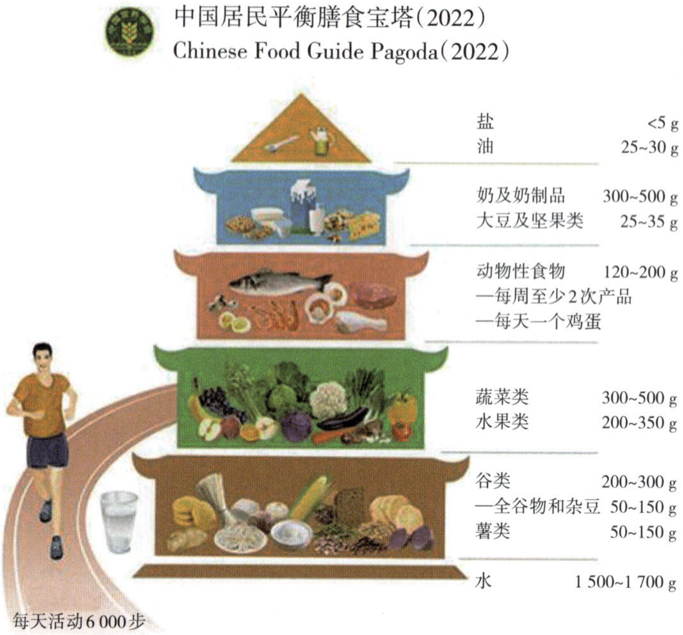

图2-2-2　中国居民平衡膳食宝塔(2022)

第一层为谷薯类食物,是膳食能量的主要来源,也是多种微量营养素和膳食纤维的良好来源。在1 600~2 400 kcal能量需要量水平下,一段时间内,建议成人每人每天应摄入谷类食物200~300 g,其中全谷物和杂豆50~150 g,薯类50~100 g;第二层为蔬菜水果,鼓励居民在生活中多摄入,推荐成年人每人每天应摄入蔬菜300~500 g,水果200~350 g,深色蔬菜应占总体蔬菜摄入量的1/2以上;第三层为鱼、禽、肉、蛋等动物性食物,应适量食用,推荐每天摄入总量为120~200 g,其中建议畜禽肉每天的摄入量为40~75 g、水产品40~75 g、鸡蛋1个(50 g左右);第四层为奶类、大豆和坚果,它们是蛋白质和钙的良好来源,营养素密度高,推荐每天应摄入相当于鲜奶300 g的奶类及奶制品,大豆和坚果制品摄入量共25~35 g,其中坚果每周70 g左右;第五层为烹调油和盐,虽为烹调调料,但建议尽量少用,每天烹调油不超过25~30 g,食盐摄入量不超过6 g。

此外,强调增加身体活动和足量饮水的重要性。水的需要量主要受年龄、身体活动、环境温度等因素的影响,轻体力活动的成年人每天至少饮水1 500~1 700 mL(7~8杯),在高温或强体力活动的条件下应适当增加饮水量。提倡饮用白开水和茶水,不喝或少喝含糖饮料。鼓励养成每天运动的习惯,推荐成年人每天至少进行相当于快步走6 000步以上的身体活动,每周最好进行150 min中等强度的运动。

(3)中国老年人平衡膳食宝塔

中国老年人平衡膳食宝塔(2010)(图2-2-3)是由中国营养学会老年营养分会在中国居民平衡膳食宝塔(2007)的基础上修订的,结合老年人的生理特点,把老年人膳食指南的原则转换成各类食物的质量,以便老年人在日常生活中参照应用。

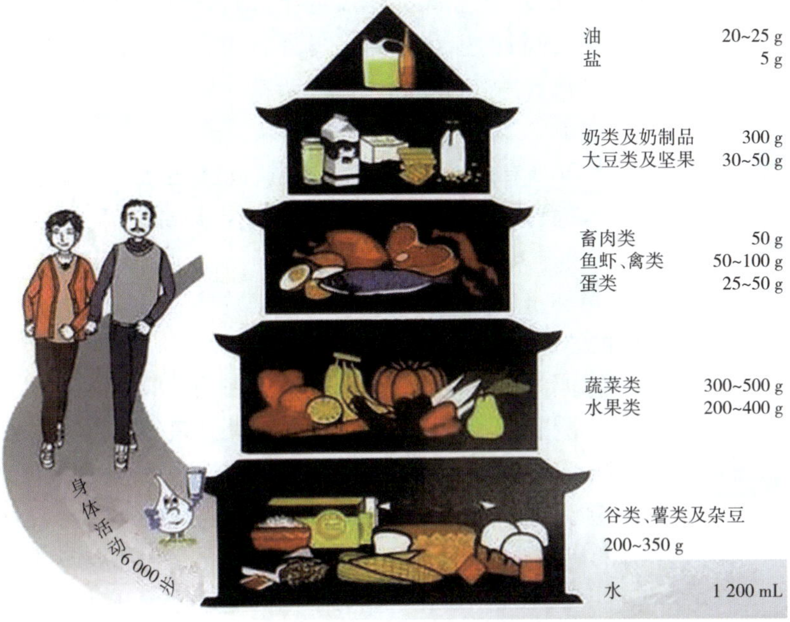

图2-2-3 中国老年人平衡膳食宝塔(2010)

1)中国老年人平衡膳食宝塔的结构

中国老年人平衡膳食宝塔(2010)共分为5层,结构与中国居民平衡膳食宝塔基本一致,各类食物的具体建议量有所差别。谷类食物位居底层,老年人平均每天应吃200~350 g。蔬菜和水果居第二层,每天应吃400~500 g蔬菜和200~400 g水果。鱼、禽、肉、蛋等动物性食物位于第三层,每天应该吃150 g(其中鱼虾、禽类50~100 g,畜肉50 g,蛋类25~50 g)。奶类和豆类食物合居第四层,每天应吃相当于液态奶300 g的奶类及奶制品,以及大豆类及坚果30~50 g。第五层塔顶是烹调油和食盐,每天烹调油20~25 g,食盐不超过5 g。膳食宝塔特别强调,老年人每日至少喝1 200 mL水。

老年人水分的摄取较年轻人更重要,可以从多方面来补充水分。其中包括饮食中的牛奶、稀饭、各类菜汤、洁净天然水、多汁的水果和瓜类、淡茶水等。要主动、少量、多次饮水,不要等到口渴时再喝水。

运动是健康的基石。老年人每天应进行适量的身体活动,建议每天进行累计相当于步行六千步以上的活动量,最好达到一万步。

2)中国老年人平衡膳食宝塔建议的食物量

中国老年人平衡膳食宝塔建议的各类食物质量是一类食物总量。如每日400 g蔬菜可选择100 g菠菜、50 g胡萝卜、100 g西红柿和150 g圆白菜;也可选择100 g大白菜、150 g韭菜和150 g黄瓜。膳食宝塔中所标示的各类食物建议量的下限为能量水平1 600 kcal,上限为能量水平2 200 kcal。

①第一层:谷类、薯类及杂豆

谷类包括小麦面粉、大米、小米、荞麦、燕麦、玉米、高粱等及其制品。薯类包括红薯、马铃薯等,可替代部分粮食。杂豆包括大豆以外的其他

知识拓展

○中国老年人平衡膳食宝塔没有建议食糖摄入量,这是因为老年人糖耐量降低,胰岛素分泌减少,血糖调节功能下降,易发生高血糖和糖尿病,故不宜多食糖。

干豆类，如红小豆、绿豆、芸豆等。建议老年人每日的谷类食物应达到200~300 g，建议量以原料的生重计算。另外谷类食物选择应重视多样化，粗细搭配，适量选择一些全谷类制品、杂粮、杂豆及薯类，其中粗粮50~100 g，薯类50~100 g。例如早餐可以食用杂豆粥、杂粮馒头、花卷等；中午可以选用米饭和面条；晚餐可以选用能量较低的土豆、红薯、杂豆等作为一部分主食。在食用粗粮时，应注意粗粮细作，以适应老年人的消化功能。

②第二层：蔬菜和水果

这类食物提供的抗氧化营养素是预防老年人慢性疾病的重要饮食措施。蔬菜包括嫩茎、叶、花菜类、根菜类、鲜豆类、茄果、瓜菜类、葱蒜类及菌藻类。深色蔬菜是指深绿色、深红色、橘红色、紫红色等颜色深的蔬菜，一般含矿物质、维生素、膳食纤维和植物化学物比较丰富。建议老年人每日摄入400~500 g新鲜蔬菜，其中深色蔬菜最好占一半以上。

水果里含有的矿物质、维生素、膳食纤维、植物化学物比较多，例如多糖、抗氧化物等。由于不同植物化学物有不同的健康作用，应保证摄入尽可能多的植物化学物，以发挥其延缓衰老、预防疾病、增进健康的作用。建议老年人平均每天吃2~3种新鲜水果，总量达200~400 g。蔬菜和水果各有优势，不能完全相互替代。

③第三层：肉、禽、鱼、蛋

肉、禽、鱼、蛋均属于动物性食物，是老年人优质蛋白质、脂类、脂溶性维生素、B族维生素和矿物质的良好来源，也是老年人平衡膳食的重要组成部分。红肉包括猪、牛、羊、马、驴等家畜的肌肉、内脏及其制品。畜肉脂肪含量较高，应尽量选择瘦畜肉。因动物内脏胆固醇含量较高，老年人不宜过多食用，建议每日的摄入量为50 g。白肉一般指禽类及水产品类的食物，适合作为老年人的首选肉品，因为它们的脂肪含量低，肌纤维短、细、软，更易消化吸收，建议每日的摄入量为50~100 g。有条件的老年人可以多选择食用一些海鱼和虾，以增加优质蛋白质和n-3族多不饱和脂肪酸的摄取。每周也可适量食用一次富含铁元素的全血制品（如鸭血等）。

蛋类的营养价值较高，建议每日摄入量为25~50 g，相当于半个至1个鸡蛋。蛋黄虽含胆固醇，但其中丰富的维生素与卵磷脂却是老年人不可缺少的营养品。大多数老年人每天可吃1个鸡蛋，胆固醇异常者每周可吃3~4个鸡蛋。老年人最好吃煮鸡蛋，少吃油煎鸡蛋，应尽量不吃或少吃咸蛋和松花蛋。

④第四层：奶类、豆类及其制品

奶类是老年人优质蛋白质、钙等营养素的重要来源。奶制品包括奶粉、酸奶、奶酪等，但不包括奶油。建议老年人每天饮用300 g鲜牛奶或食用相当量的奶制品，对于高血脂和有超重肥胖倾向者，应选择低脂奶、脱脂奶及其制品。

大豆包括黄豆、黑豆、青豆，其常见的制品包括豆腐、豆浆、豆腐干及千张等，可提供优质蛋白质、钙、多不饱和脂肪酸、磷脂等营养素。坚果则是蛋白质、不饱和脂肪酸、维生素E等的良好来源，包括花生、瓜子、核桃、杏仁、榛子等。老年人每天都应进食一次豆制品，推荐每日摄入30~50 g大豆类及坚果，如果以它们提供蛋白质的量计算，40 g干大豆相当于80 g豆腐干、120 g北豆腐、240 g南豆腐和650 g豆浆。有条件的老年人可吃5~10 g坚果仁替代相应量的大豆。豆浆是一种很健康的饮品，但其含钙量仅相当于牛奶的1/10，因此用豆浆来替代牛奶补钙是不妥当的。

⑤第五层：烹调油和食盐

烹调油包括各种烹调用的动物油和植物油，植物油包括花生油、大豆油、菜籽油、山茶油、葵花油、橄榄油、玉米胚芽油、芝麻油、调和油等；动物油包括猪油、牛油、黄油等。建议老年人每天摄入烹调油的量为20~25 g，血脂异常、肥胖或者有肥胖家族史的老年人每天用油量要降到20 g左右。在烹调时少用油炸、油煎、爆炒，多选用蒸、煮、炖、清烩、拌等。建议几种油交替搭配食用，尽量选用多种植物油。

老年人每天食盐（包括酱油和其他食物中的食盐）的建议摄入量不超过5 g。一般20 mL酱油中含3 g食盐，10 g黄酱中含1.5 g盐，10 g腌芥菜头含1.9 g盐，10 g酱萝卜含1.8 g盐，10 g榨菜含1.1 g盐，10 g腌雪里蕻含0.85 g盐，100 g香肠或火腿含4 g盐。老年人应尽量减少摄入含食盐量较高的调味品，如酱油、黄酱、甜面酱、辣椒酱、味精、鸡精、虾酱、鱼露、蚝油等，以及含盐较高的食品，如酱菜、泡菜、腌菜、酱豆腐（豆腐乳）、韭菜花、腊肉、咸鱼、火腿等，偶尔摄入时，应减少食盐用量。可用各种酸味或醋来降低食盐的用量。

3）中国老年人平衡膳食宝塔应用中的注意事项

①根据自己的能量水平确定食物需要。老年人膳食能量推荐摄入量如下：60岁年龄组轻体力活动者男1 900 kcal，女1 800 kcal；中体力活动者男2 200 kcal，女2 000 kcal。70岁年龄组轻体力活动者男1 900 kcal，女1 700 kcal；中体力活动者男2 100 kcal，女1 900 kcal。

膳食宝塔建议的每人每天各类食物适宜摄入量的范围适用于一般健康老年人，按照6个能量水平分别建议了10类食物的摄入量，应用时要根据自身的能量需要进行选择。建议量均为食物可食部分的生重。按照6个能量摄入水平建议的食物摄入量见表2-2-8。

表2-2-8　按照6个能量摄入水平建议的食物摄入量　　g/d

能量水平	6 700 kJ 1 600 kcal	7 550 kJ 1 800 kcal	8 350 kJ 2 000 kcal	9 200 kJ 2 200 kcal	10 050 kJ 2 400 kcal	10 900 kJ 2 600 kcal
谷类	225	250	300	300	350	400
大豆类	30	30	40	40	40	50
蔬菜类	300	300	350	400	450	500

老年膳食“十个拳头原则”

续表

能量水平	6 700 kJ 1 600 kcal	7 550 kJ 1 800 kcal	8 350 kJ 2 000 kcal	9 200 kJ 2 200 kcal	10 050 kJ 2 400 kcal	10 900 kJ 2 600 kcal
水果类	200	200	300	300	400	400
肉类	50	50	50	75	75	75
乳类	300	300	300	300	300	300
蛋类	25	25	25	50	50	50
鱼虾类	50	50	75	75	75	100
食用油	20	25	25	25	30	30
食盐	6	6	6	6	6	6

②保证各层食物种类。老年人应用平衡膳食宝塔时，应按照食物多样、同类互换的原则来调配一日三餐。所谓同类互换是以粮换粮、以豆换豆、以肉换肉，还包含同种食物用不同烹饪方法。每一类食物的品种应每日有所更新，每天进食膳食宝塔中的各类食物，每日摄入食物品种宜保持在15~20种，要提倡吃得杂一些，广一些，菜肴避免单一品种，杂合的食法更可取。不同颜色的食物对人体的作用也不一样，每日食谱中应注意合理搭配各种颜色的食物。长期食用种类齐全的平衡膳食，能促进老年人身体健康，预防慢性病的发生。

中国老年人平衡膳食宝塔是一种营养合理的平衡膳食模式，极大限度地提供了我国老年人群膳食中易缺乏的营养素，对改善老年人群的营养状况、预防与膳食有关的疾病具有长远的意义。应用平衡膳食宝塔需要长期养成习惯，并坚持不懈，才能充分体现预防相关慢性病、促进健康、延缓衰老的重大作用。

(4)协助老年人进食的要求及要点

协助老年人进食的要求及要点见表2-2-9。

表2-2-9　协助老年人进食的要求及要点

步骤	具体要求	要点说明与注意事项
工作准备	环境准备：环境安静整洁，宽敞明亮，温湿度适宜，无异味	—
	照护人员准备：衣帽整洁，必要时修剪指甲，洗手	—
	老年人准备：餐前和如厕后洗净双手	—
	物品准备：根据需要准备轮椅、过床椅、靠垫、枕头、毛巾、温开水，根据老年人喜好和营养所需准备食物、小毛巾、汤勺、筷子等	—
核对解释	备齐用物携至床旁，核对老年人的基本信息并解释进食的配合要点，询问老年人是否需要如厕	确认老年人，取得配合

续表

步骤	具体要求	要点说明与注意事项
安置体位	根据老年人自理情况及病情安置进食体位，如坐位、半坐位、侧坐位等，为老年人戴上围裙或在老年人颌下或胸前垫毛巾	—
	轮椅坐位：轮椅与床呈30°夹角，固定制动，协助卧床老年人转移至轮椅，系上安全带，将老年人转移至餐桌旁进食	轮椅转移过程中注意安全，以防老年人跌倒、摔伤
	床上坐位：协助老年人床上坐起（可摇高床头近90°），背后垫软枕，膝下摇高15°左右或垫小枕，增加稳定性和舒适度，床上放置餐桌	拉起床档，防止老年人坠床
	半卧位：摇高床头30°~45°，拉起床挡，身体两侧垫软枕，膝下摇高15°左右或垫小枕，增加稳定性和舒适度，床上放置餐桌	适用于不能自理的老年人
	侧卧位：摇高床头30°，护理人员分别扶住老年人的肩部和髋部，使老年人面向照护员侧卧（一般采用右侧卧位），肩背部垫软枕或楔形垫	适用于完全不能自理的老年人
协助就餐	照护人员将已经准备好的食物摆放在餐桌上	—
	鼓励老年人自己进餐，指导老年人上身坐直并稍向前倾，头稍向下垂，嘱咐老年人进餐时要细嚼慢咽，不要边进餐边讲话，要小口吃，以免发生呛咳或误吸等意外	鼓励老年人自己进餐，避免老年人因过度依赖他人而丧失自理能力
	对于不能自行进餐的老年人，协助喂食，照护人员先用手触及碗壁感受并估计食物温热程度，以汤勺喂食，每喂一口，食物量为汤勺的1/3为宜，看到老年人完全咽下后再喂食下一口	注意测试食物温度，以免老年人烫伤
	对于视力障碍但能自己进食的老年人，照护人员将食物餐碗放入老年人手中（确认食物位置），再将汤勺递到老年人手中，告知食物种类，叮嘱老年人缓慢进食。如果老年人要求自己进食，可按照时钟平面图（图2-2-4）放置食物，利于老年人按顺序夹取	—
进餐后	照护人员协助老年人进餐后漱口，并擦拭嘴角水痕，叮嘱老年人进餐后不要立即平卧，保持进餐体位30 min再卧床休息	以防食物反流引起不适
整理记录	整理用物 撤去餐盘，清洗干净，必要时消毒餐具 洗手，必要时记录老年人进食的食物种类、数量	—

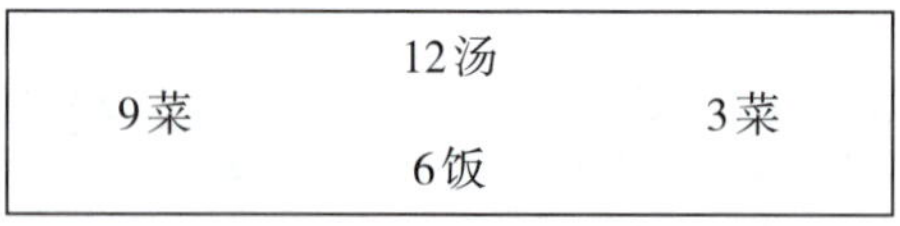

图2-2-4 时钟平面图放置食物

2.技能操作

81岁的王爷爷两年前发生脑梗，长期卧床，生活不能自理，进食需要他人帮助。饮食口味较重，挑食，喜欢吃肉，不喜欢吃蔬菜。近日王爷爷食欲不振，饮食较少，有时不想吃饭，体重降低。营养师小张要根据膳食宝塔对王爷爷的营养膳食行为进行健康教育，并协助其进食。假如你是小张，该如何做？

(1)沟通评估

在进行老年人的一般饮食护理前，需要先与老年人沟通，收集评估信息，见表2-2-10。

表2-2-10 老年人饮食护理信息沟通评估

评估内容	沟通要求	具体内容	评估记录
基本状态	实事求是，语言简洁明了	了解老年人的年龄、病情、意识、治疗及肢体活动等情况	□是 □否
饮食史	全面，突出重点，实事求是，语言简洁明了	了解老年人对于食物的特殊要求和饮食习惯	□是 □否
吞咽功能	耐心沟通，实事求是	了解老年人的吞咽功能	□是 □否
心理状况	耐心沟通，客观评价	了解老年人的心理状况及合作程度	□是 □否

(2)操作准备

对老年人进行健康教育及协助老年人进食前，需要做好必要的准备，见表2-2-11。

表2-2-11 老年人健康教育及协助老年人进食前的物品准备

准备项目	准备记录
环境准备	□环境安静整洁，宽敞明亮 □温湿度适宜 □无异味
照护人员准备	□衣帽整洁 □修剪指甲 □洗手
老年人准备	□餐前和如厕后洗净双手
用物准备	□身高体重秤 □软尺 □《中国居民膳食指南(2022)》 □微型营养评定简表 □纸 □笔

(3)操作记录

应用膳食宝塔对王爷爷的营养膳食行为进行健康教育，协助老年人进食，并将结果记录在表2-2-12中。

表2-2-12 老年人健康教育及协助老年人进食的操作记录表

操作项目	操作记录	
应用膳食宝塔进行健康教育	1. 谷类食物位居底层，老年人平均每天吃________，其中粗粮：细粮：薯类=________ 2. 蔬菜和水果居第二层，每天应吃________蔬菜和________水果 3. 鱼、禽、肉、蛋等动物性食物位于第三层，每天应该吃________ 4. 奶类和豆类食物合居第四层，每天应吃相当于液态奶________的奶类及奶制品，以及大豆类及坚果________ 5. 第五层塔顶是烹调油和食盐，每天烹调油________，食盐不超过________ 膳食宝塔特别强调，老年人每日至少喝________水	
协助老年人进食	安置体位	安置体位：□轮椅坐位 □床上坐位 □半卧位 □侧卧位
	协助就餐	鼓励老年人________。指导老年人上身________，头________
		对于不能自行进餐的老年人，协助喂食。照护人员以汤勺喂食，食物量以________为宜，看到老年人完全咽下后再喂食下一口
	进餐后	保持进餐体位________min再卧床休息，以防食物反流引起不适
	整理记录	整理用物；撤去餐盘，清洗干净，必要时消毒餐具；洗手，记录

检查评估

操作者按照表2-2-13中的检查项目进行自我检查，并将检查结果和自我点评记录在表中。

表2-2-13 膳食指南及膳食结构应用检查记录表（自我点评）

序号	检查项目	检查结果	自我点评
1	是否穿工作服并保持服装整洁	是□ 否□	
2	操作前是否洗净双手	是□ 否□	
3	是否在操作前对老年人进行饮食、运动等评估	是□ 否□	
4	是否在操作过程中与老年人进行有效沟通	是□ 否□	
5	是否按照标准步骤进行操作	是□ 否□	
6	是否完成操作记录	是□ 否□	

服务对象根据表2-2-14中的检查项目对操作者的服务情况进行检查，并将检查结果和结果点评记录在表中。

表2-2-14 膳食指南及膳食结构应用检查记录表(服务对象点评)

序号	检查项目	检查结果	结果点评
1	态度是否和蔼，语言是否亲切	是□ 否□	
2	是否根据膳食指南清楚说明合理饮食的重要性	是□ 否□	
3	是否清楚说明基本膳食结构及饮食指导内容	是□ 否□	
4	操作过程中是否询问有无其他特殊需求	是□ 否□	

教师根据表2-2-15中的检查项目对操作者的任务完成情况进行检查，并将检查结果和结果点评记录在表中。

表2-2-15 膳食指南及膳食结构应用检查记录表(教师点评)

序号	检查项目	检查结果	结果点评
1	是否按时完成任务	是□ 否□	
2	团队协作是否顺畅	是□ 否□	
3	设备、用具及物品是否整理恢复	是□ 否□	
4	工作页填写是否准确、完整	是□ 否□	

任务小结

- 膳食指南及膳食结构应用
  - 膳食指南
    - 概念及组成
    - 一般人群膳食指南
    - 中国老年人膳食指南
      - 一般老年人膳食指南
      - 高龄老年人膳食指南
  - 膳食结构
    - 概述
      - 概念
      - 类型
        - 动物性食物为主型
        - 植物性食物为主型
        - 动植物性食物结合型
        - 平衡/合理膳食模式
      - 中国居民膳食结构
        - 我国传统膳食结构的优点
        - 目前我国居民膳食结构存在的不足
    - 中国居民平衡膳食宝塔
    - 中国老年人平衡膳食宝塔

情境三
老年人常见慢性病的饮食指导

情境介绍

本情境包括内分泌系统疾病的饮食指导、心血管系统疾病的饮食指导及其他疾病的饮食指导三项任务。

内分泌系统疾病的饮食指导任务涵盖肥胖症、糖尿病、骨质疏松症患者的饮食指导等知识；心血管系统疾病的饮食指导任务涵盖高血压、高脂血症、冠心病患者的饮食指导等知识；其他疾病的饮食指导任务涵盖慢性阻塞性肺疾病、肿瘤患者的饮食指导等知识。

情境目标

- 能够根据常见老年人内分泌系统疾病的主要病因、类型、典型症状、诊断标准等，完成老年人内分泌系统疾病的饮食指导。
- 能够根据常见老年慢性病与营养的关系、营养治疗的原则，为心血管系统疾病、慢性阻塞性肺疾病及肿瘤的老年患者提供饮食指导。

任务一 内分泌系统疾病的饮食指导

任务导入

场景：某市医院体检中心

人物：张奶奶、健康管理师小王

情节：张奶奶66岁，退休后闲居家中，不爱运动，平时喜欢吃甜食和肥肉，近期体检结果显示：身高155 cm，体重85 kg，患有中度脂肪肝，在体检中心接受营养咨询，健康管理师小王需要为其进行饮食指导。假如你是小王，该如何做？

任务目标

- 能够根据肥胖症、糖尿病、骨质疏松症的典型症状、危害等，完成老年人的饮食史调查和人体测量。
- 能够根据肥胖症、糖尿病、骨质疏松症的营养防治原则、饮食宜忌，完成对老年肥胖症、糖尿病、骨质疏松症患者的饮食指导，并提出防治手段。

任务实施

（一）肥胖症

1.知识学习

（1）概述

1）基本概念

肥胖（Obesity）是指人体内脂肪贮存过量的一种病理状态，表现为体内脂肪细胞数量增多和（或）体积增大。正常成年男性的脂肪组织超过20%，女性超过30%，即肥胖，肥胖常表现为体重超过相应身高标准体重的20%。WHO指出，肥胖不单是西方国家的流行病，它正在取代传染病和营养不良而成为全球性的流行病。尽管我国肥胖问题不如西方国家突出，但随着现代化的进程，食物供应的极大丰富，体力活动逐渐减少，导致肥胖症发病率增大的趋势非常明显。

2)病因

①遗传因素

肥胖具有明显的家族聚集性，在特定环境中遗传因素对肥胖的发生起主导作用。如静息代谢率低、偏爱脂肪含量较高的食物、喜欢静坐而缺乏运动等在一定程度上是可以遗传的。随着对肥胖的分子机理研究逐步深入，已发现哺乳动物体内的许多基因发生改变或出现缺陷时，能够直接导致肥胖或增加肥胖的可能性，如OB基因突变、OB受体基因突变、MC4受体基因突变等。已知与人类肥胖有关的基因超过300个，广泛分布于除Y染色体以外的所有染色体上。

②环境因素

无论遗传因素如何，能量摄入与消耗的相对水平才是对体重的增加起关键作用的因素。肥胖通常是在个体能量摄入总量超过了能量消耗时出现的。许多情况下，这两种因素共同起作用。大多数肥胖都是多个基因与环境之间复杂的相互作用的结果。遗传因素决定了肥胖发生的可能性，而后天生活环境如饮食习惯、运动量、工作方式等决定了肥胖发生的现实性。

3)类型及临床表现

①按病因和发病机制分类

按病因和发病机制，肥胖症可以分为单纯性肥胖和继发性肥胖，在此主要讨论单纯性肥胖。

单纯性肥胖是各类肥胖中最常见的一种，是单纯由于能量过剩所造成的全身脂肪过量积累，占肥胖人群的95%左右。这类型肥胖是遗传因素和环境因素共同作用的结果，是一种慢性代谢异常性疾病，往往有肥胖家族史。也有的人不具肥胖家族史，但食量较大而运动较少，其全身脂肪分布比较均匀，没有明显的神经、内分泌系统形态和功能的改变，常与高血压、高血脂、冠心病、2型糖尿病等一起出现，是这些疾病的重要危险因素。

继发性肥胖(Secondary Obesity)是以某些疾病(如甲状腺功能减退症、性腺功能减退症、胰岛β细胞瘤、多囊卵巢综合征、下丘脑-垂体炎症)为原发病的症状性肥胖，占肥胖病人的2%~5%。肥胖只是这类患者的重要体征之一，同时还会有与其原发病对应的各种临床表现。

②按肥胖的严重程度分类

肥胖按严重程度可分为轻度、中度和重度肥胖。轻度肥胖患者无症状，中、重度肥胖患者因体重增大，可出现气急、关节痛、肌肉酸痛、体力活动被动减少等症状。

③按脂肪分布特点分类

肥胖按脂肪分布特点可分为腹型肥胖和臀型肥胖，如图3-1-1所示。

腹型肥胖又称为向心性肥胖、内脏型肥胖或苹果型肥胖，脂肪主要沉积在腹部的皮下及腹腔的内脏周围，身体最粗的部位在腹部，腰围往往大于臀围。臀型肥胖又称为外周性肥胖、四肢型肥胖或梨型肥胖，臀部肥胖堆积明显多于腹部，身体最粗的部位在臀部，臀围大于腰围。腹型肥胖者血中胆固醇含量明显升高，给予葡萄糖后，血糖下降的速度明显比正常人要慢，更易患心血管疾病和糖尿病。

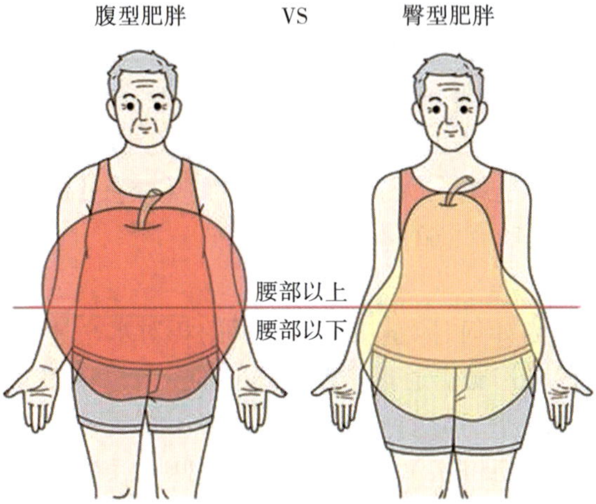

图3-1-1 腹型肥胖和臀型肥胖

4)诊断

根据肥胖的定义，目前已建立了许多诊断或判定肥胖的方法，常用的有人体测量法、物理测量法和化学测量法。

人体测量法包括身高、体重、胸围、腰围、臀围和皮褶厚度等参数的测量。根据人体测量数据可有许多不同的肥胖判定标准和方法，常用的主要有理想体重法、体质指数法、皮褶厚度法、腰围和腰臀比。

①理想体重法

理想体重又称标准体重，计算方法为：标准体重(kg)=身高(cm)-105，理想体重法是用实际体重占理想体重的百分比进行评价。理想体重法判断体型标准见表3-1-1。

表3-1-1 理想体重法判断体型标准

实际体重占理想体重的百分比/%	体型评价
<80	消瘦
80~90	偏瘦
90~110	标准
110~120	超重
>120	肥胖

②体质指数法

BMI是衡量是否肥胖和判断标准体重的重要指标，具体评价标准见表3-1-2。

表3-1-2　体质指数法判断体型标准

评价标准	体型评价			
	消瘦	正常	超重	肥胖
我国	<18.5	18.5~24	24~28	>28
WHO	<18.5	18.5~25	25~30	>30

③皮褶厚度法

皮褶厚度法指用皮褶厚度计测量皮下脂肪厚度，以此推算体脂含量的方法。测量部位有肩胛下、上臂肱三头肌肌腹处、腹部脐旁处等，常用肩胛下与上臂肱三头肌皮褶厚度之和代表全身皮褶厚度。皮褶厚度一般不单独作为肥胖的判定标准，而是与身高、标准体重结合起来进行判定。

④腰围和腰臀比

肥胖者体内脂肪的分布特点对健康有明显的影响，测定肥胖者的脂肪分布情况，更能反映肥胖的危害。WHO建议采用腰围和腰臀比来评价腹部脂肪的分布，腰围和腰臀比判断中心性肥胖标准见表3-1-3。

表3-1-3　腰围和腰臀比判断中心性肥胖标准

评价标准	男性	女性
腰围/cm	>90	>85
腰臀比	>0.9	>0.85

物理测量法指根据物理学原理测量人体成分，从而推算出体脂含量的方法，如水下称重法、全身电传导法、生物电阻抗分析法、双能X射线吸收法、计算机断层扫描法和核磁共振扫描法等。化学测量法的测量依据中性脂肪不结合水和电解质，故可以无脂的成分为基础来计算人体的组织成分，得到人体脂肪含量。

(2)肥胖症与营养代谢

1)能量

能量摄入量长期大于能量消耗量，未被消耗的能量均可转化为脂肪储存在体内，过量的体脂储备即可引起肥胖。成年人肥胖多为脂肪细胞的体积增大，但儿童期开始肥胖的患者多为脂肪细胞的数量增多和体积增大，更难以控制。肥胖和体力活动减少之间往往互为因果，形成恶性循环。因此，控制能量摄入和增加能量消耗，才能改善能量代谢的失衡。

2)脂肪和碳水化合物

膳食中脂肪的能量密度较高，超量摄入容易能量超标，引起肥胖。碳水化合物中的单、双糖消化吸收快，容易使机体遭受多糖的冲击性负荷，引起胰岛素过度分泌，胰岛素能促进葡萄糖进入细胞合成脂肪。

3）蛋白质

患者由于限制膳食能量供给，会引起组织蛋白质分解，容易发生蛋白质营养不良，所以应该适当提高膳食中蛋白质的含量和比例，尤其要选用优质蛋白质。

（3）营养治疗

微课 肥胖症营养治疗

肥胖治疗的根本目的是通过限制能量的摄入、增加能量的消耗使机体处于能量负平衡而使体重下降。营养治疗的原则是在保证机体蛋白质及其他各种营养素需要量的前提下，维持机体能量摄入与消耗间的负平衡状态，并持续一段时间，使体重逐渐下降，接近标准体重。针对超重和肥胖病人的膳食疗法均需要通过适当膳食调配减少能量摄入，使病人体重逐渐下降。

1）控制总能量摄入

老年人应在临床医师或营养师的指导下控制能量摄入，避免自己盲目节食引起营养素失衡，危害健康。除了能量，所有营养素都应完全符合DRIs建议。

2）适量蛋白质

低能量膳食主要是控制脂肪和碳水化合物的摄入量，而蛋白质的供给要充足，否则不利于健康。对采用低能量饮食的中度以上的肥胖患者，蛋白质提供能量占总能量的比例要相应提高，并且根据膳食总能量的不同而波动，要保证每千克理想体重摄入蛋白质1 g/d，其中至少50%为优质蛋白质，即高生物价蛋白质，如牛奶、鱼、鸡、鸡蛋清、瘦肉等。

3）限制脂肪和胆固醇

脂肪为高能量密度食物，限制膳食脂肪有利于降低食物的能量密度和食物的总能量。动物脂肪含饱和脂肪酸较多，可升高血液中甘油三酯（TG）和低密度脂蛋白胆固醇（LDL-C）的水平，增加患心血管疾病的危险性。肥胖患者脂肪摄入量应占总能量的20%~25%，其中饱和脂肪酸应少于10%，胆固醇低于300 mg/d。烹调用油摄入量10~20 g/d为宜。

4）限制碳水化合物和精制糖

碳水化合物摄入量应占总能量的45%~60%。碳水化合物在体内能转变为脂肪，尤其是肥胖患者摄入精制糖后，更容易以脂肪的形式沉积。因此，对含精制糖的食品，如蔗糖、麦芽糖、果糖、蜜饯及甜点心等，应尽量少吃或不吃。应多选用膳食纤维含量高的全谷类食物、蔬菜、水果和豆类。

5）限制食盐和嘌呤

食盐能引起口渴和刺激食欲，多食不利于肥胖症治疗，故食盐3~6 g/d为宜。嘌呤可增进食欲和加重肝肾代谢负担，故含高嘌呤的动物内脏应加以限制，如肝、心、肾等。

6）保证充足的维生素、矿物质和膳食纤维

蔬菜、水果中含有丰富的维生素和膳食纤维，能够增加饱腹感，可适当多食。食物应多样化，切忌偏食，以保证营养平衡。必要时可以适当补充维生素和无机盐制剂以防止缺乏。

7）烹调方法及餐次

宜采用蒸、煮、烧、氽、烤等烹调方法，忌用煎、炸的方法，煎炸食物含脂肪较多，并刺激食欲，不利于治疗。进食餐次应因人而异，通常为每天3~5次。在食物的选择上还应充分考虑患者的饮食习惯，以利于长期坚持。

（4）肥胖症的其他治疗

超重或轻度肥胖患者可通过能量负平衡达到减重的效果。多数肥胖症患者接受治疗初期效果较明显，半年后体重下降速度减缓，这是由于随着能量摄入减少，基础代谢率相应降低，能量消耗随之减少。常用的肥胖症治疗方法除了调整饮食，还包括运动治疗、药物治疗、外科手术等。

1）运动治疗

体力活动不足使能量消耗减少也是导致能量过剩和发生超重或肥胖的重要原因。通过体力活动增加能量消耗是减轻和控制体重的一个重要途径。肥胖和超重患者增加体力活动还能起到减少摄食的作用。肥胖患者宜采用的运动方式是有氧运动，即以有氧代谢为特征的运动，如游泳、慢跑等，运动过程需要氧的参与，消耗脂肪，达到减脂的作用。长期坚持运动对维持减重效果、防止体重反弹尤为重要。运动治疗应循序渐进，从慢走或慢跑开始，逐渐增加强度和活动时间，运动中注意防止关节损伤。老年人应根据自身的兴趣、身体情况和日常生活规律选择适宜的运动项目，制定相应的运动时间、强度和频率，运动强度不宜过大，每周3~7次，每次30~60 min。

2）药物治疗

如果肥胖程度重，且合并有睡眠呼吸暂停综合征、承重性关节炎等严重危害健康的并发症，且通过饮食、运动等调整无效，可以适当通过药物干预并发症的发生。美国联邦食品药品监督管理局（FDA）建议肥胖症患者使用药物的指征是：BMI>30或BMI>27且合并一种以上并发症。药物治疗必须在医师的指导下进行，不可自行随意使用。此外，极度肥胖伴有严重并发症且用其他无创性方法减肥失败者可考虑进行外科手术。

2. 技能操作

张奶奶66岁，退休后闲居家中，不爱运动，平时喜欢吃甜食和肥肉，近期体检结果显示：身高155 cm，体重85 kg，患有中度脂肪肝，在体检中心接受营养咨询，健康管理师小王需要为其进行饮食指导。假如你是小王，该如何做？

（1）沟通评估

在进行饮食指导前，需要先与患者沟通，收集评估信息，见表3-1-4。

表3-1-4 肥胖症患者饮食指导信息评估记录表

评估内容	沟通要求	具体内容	评估记录
饮食史	了解饮食情况、日常食物摄入情况、有无特殊饮食习惯、食物过敏及不耐受等情况	日常食物摄入情况	□是 □否
营养状况	测量身高、体重、腰围、臀围等； 检查血脂、电解质水平、肝肾功能情况	有无超重、肥胖	□是 □否
临床检查	有无高血脂、脂肪肝、痛风等疾病	见临床检查报告单	□是 □否
其他	生活方式、其他疾病情况	有无不良生活方式，如吸烟、饮酒、生活不规律等	□是 □否

(2)操作准备

在饮食指导前，需要做好必要的准备见表3-1-5。

表3-1-5 肥胖症患者饮食指导物品准备

准备类型	准备记录
用物准备	□食物交换份法模型 □各类食物、膳食调查记录表 □身高体重秤 □软尺 □人体成分分析仪 □配餐软件 □常见食物成分表 □食物交换份表

(3)操作记录

根据患者目前营养状况，应用回顾法调查其日常食物摄入情况，将饮食调查、饮食指导记录在表3-1-6中。

表3-1-6 肥胖症患者饮食调查、饮食指导操作记录表

操作项目	操作记录		
饮食调查	餐次	食物种类	食物质量/g
	早餐		
	小计		
	午餐		
	小计		

续表

<table>
<tr><th>操作项目</th><th colspan="3">操作记录</th></tr>
<tr><td rowspan="9">饮食调查</td><td>餐次</td><td>食物种类</td><td>食物质量/g</td></tr>
<tr><td rowspan="4">晚餐</td><td></td><td></td></tr>
<tr><td></td><td></td></tr>
<tr><td></td><td></td></tr>
<tr><td></td><td></td></tr>
<tr><td>小计</td><td></td><td></td></tr>
<tr><td>加餐</td><td></td><td></td></tr>
<tr><td>合计</td><td></td><td></td></tr>
<tr><td colspan="3"></td></tr>
<tr><td>饮食指导</td><td colspan="3">低能量膳食主要是控制________的摄入量，而________的供给要充足
肥胖症患者脂肪摄入量应占总能量的________，碳水化合物供给应占总能量的________，食盐摄入量为________g/d</td></tr>
</table>

（二）糖尿病

1.知识学习

（1）概述

1）基本概念

糖尿病（Diabetes Mellitus，DM）是由多种病因引起的、以高血糖为特征的代谢紊乱性疾病。其基本生理特征为胰岛素分泌绝对或相对不足，或（和）作用缺陷，引起碳水化合物、蛋白质、脂肪、水和电解质的代谢异常。糖尿病是一种非常古老的疾病，中医称之为“消渴”，即消瘦烦渴之意，现代医学发现它是一种常见的内分泌疾病，是由于人体内胰岛素绝对或相对缺乏而引起的血中葡萄糖浓度升高，进而从尿中排出，出现多饮、多尿、多食、消瘦、头晕、乏力等症状，进一步发展则引起全身各种严重的急、慢性并发症，危害身体健康。近年来随着社会经济的快速发展，人民生活水平提高，超重和肥胖患者增多，人口老龄化加剧，糖尿病的患病率急剧上升，已经成为我国重大的公共卫生问题。根据我国第七次人口普查数据，2020 年我国老年（≥60 岁）人口占全国总人口的 18.7%，其中约 30%（7 813 万）的老年人患有糖尿病，且 95% 以上为 2 型糖尿病。

2）病因和类型

糖尿病的类型包括 1 型糖尿病、2 型糖尿病、妊娠糖尿病及其他类型糖尿病，病因目前尚未完全阐明，一般认为与遗传和环境等多种因素有关。

1 型糖尿病又称胰岛素依赖型糖尿病（Insulin-Dependent Diabetes Mellitus，IDDM），约占我国糖尿病总人数的 5%，常常在 35 岁以前发病，多见于儿童和青少年，病人多有糖尿病家族史。1 型糖尿病患者由于体内胰腺产生胰岛素的细胞已经彻底损坏，引起血糖水平持续升高，出现糖尿病，需要从发病开始终身使用胰岛素治疗。1型糖尿病的病因主要有遗传因素、自身免疫系统缺陷和病毒感染等。研究提示遗传缺陷是1型糖尿病的发病基础，这种遗传缺陷表现在人体的第六对染色体的组织相容性抗原（HLA）复合体异常上。在1型糖尿病患者的血液中可查出谷氨酸脱羧酶抗体（GAD抗体）、胰岛细胞抗体（ICA抗体）等多种自身免疫抗体，这些异常的自身抗体可以损伤人体胰岛分泌胰岛素的β细胞，使之不能正常分泌胰岛素。1型糖尿病患者常常在发病之前的一段时间内感染过病毒，如引起流行性腮腺炎的病毒和能引起脊髓灰质炎的柯萨奇病毒都可以在1型糖尿病中起作用。

2型糖尿病又称非胰岛素依赖型糖尿病（Non-Insulin-Dependent Diabetes Mellitus, NIDDM）或成年型糖尿病，包括有胰岛素抵抗和胰岛素分泌缺陷的患者，是最常见的糖尿病类型，占全世界糖尿病患者的90%以上，在我国占95%，发病多见于中老年人，起病隐匿，多见于肥胖或超重者。2型糖尿病患者体内产生胰岛素的能力并非完全丧失，有的患者体内胰岛素甚至产生过多，但胰岛素的作用效果却大打折扣，因此可以通过口服药物刺激体内胰岛素的分泌，但到后期仍有部分患者需要像1型糖尿病患者那样进行胰岛素治疗。

2型糖尿病的病因有遗传因素、肥胖、年龄和生活方式。2型糖尿病也有家族发病的特点，且2型糖尿病的遗传易感性比1型糖尿病更强。2型糖尿病多在55岁以后发病。

知识拓展

女性在怀孕期间患上的糖尿病称为妊娠糖尿病（Gestational Diabetes Mellitus, GDM）。临床数据显示有2%~3%的女性在怀孕期间会患上糖尿病，患者在妊娠之后糖尿病自动消失。妊娠糖尿病更容易发生在肥胖和高龄产妇中。有将近30%的妊娠糖尿病患者可能发展为2型糖尿病。其他类型糖尿病，包括一系列病因比较明确或继发性糖尿病，相对比较少见。

3）临床表现及诊断

糖尿病的典型症状为“三多一少”，即多饮、多尿、多食、消瘦。1型糖尿病患者发病时其“三多一少”症状常常非常明显，而2型糖尿病患者的“三多一少”症状则不一定非常明显。糖尿病的急性并发症有酮症酸中毒、高渗性非酮症昏迷、低血糖反应。如果血糖长期控制不好，可能发生糖尿病的慢性并发症，包括大血管、微血管和神经病变。糖尿病的大血管并发症主要累及心脑血管，病变有冠心病、高血压、脑梗死、脑出血、偏瘫，也可引起下肢坏疽或溃疡，是非创伤性截肢的主要原因。微血管并发症可引起糖尿病肾病，表现为不同程度的蛋白尿、高血压、水肿，末期可出现尿毒症、终末期肾病，也可导致糖尿病眼病，是非创伤性致盲的主要原因，包括糖尿病视网膜病变和白内障。糖尿病神经病变可累及中枢神经及周围神经，其中远端感觉神经病变是最常见的，占所有糖尿病神经病变的50%以上。

糖尿病、糖耐量降低、空腹血糖不良诊断标准见表3-1-7。

表3-1-7　糖尿病、糖耐量降低、空腹血糖不良诊断标准

血糖代谢状态	FPG/ $(mmol \cdot L^{-1})$	2hPG/ $(mmol \cdot L^{-1})$	HbA1c/%	糖尿病诊断标准描述
正常	<6.1	<7.8	<6.0	FPG≥7.0 mmol/L（无典型糖尿病症状择日复查确认）或典型糖尿病症状（多饮、多尿、多食、体重下降+随机血糖或静脉血浆血糖≥11.1 mmol/L或OGTT 2 h PG ≥11.1 mmol/L（无典型糖尿病症状择日复查确认）或HbA1c≥6.5%
IFG	≥6.1或<7.0	<7.8	≥6.0或<6.5	
IGT	<7.0	≥7.8或<11.1	≥6.0或<6.5	
糖尿病	≥7.0	≥11.1	≥6.5	

注：FPG为空腹血糖（指至少8 h没有进食）；2 h PG为餐后2 h血糖；HbA1c为糖化血红蛋白。

OGTT试验，又称口服葡萄糖耐量试验，是在当空腹血糖升高的程度未达到糖尿病诊断标准，使诊断难以判定时，采取的进一步确诊糖尿病的检验措施。患者在空腹情况下口服75 g葡萄糖，2 h后抽血检查静脉血糖值（2h–Postprandial Blood Glucose，PBG），若大于或等于11.1 mmol/L则可诊断为糖尿病。

空腹血糖不良（IFG）指空腹血糖升高，即空腹血糖为6.1~7.0 mmol/L，未达到糖尿病的诊断标准。糖耐量降低（IGT）指OGTT试验结果超过正常的7.8 mmol/L，但仍未达到11.1 mmol/L的糖尿病诊断标准。IFG和IGT是从健康向糖尿病过渡的状态，虽然还未被诊断为糖尿病，但是将来发生2型糖尿病的危险性非常高，可以说是糖尿病的后备军。此外IGT者发生心血管病变（如心肌梗塞、心绞痛）的危险性也大大提高。

（2）糖尿病与营养代谢

由于胰岛素的缺乏或组织对胰岛素的反应下降，引起糖尿病患者能量、碳水化合物、脂类、蛋白质、水及电解质的代谢紊乱。

1）能量代谢

糖尿病患者因体内胰岛素缺乏、胰岛素受体数目减少、组织对胰岛素不敏感，易发生能量代谢紊乱。如果能量摄入过低，机体处于饥饿状态，易引发脂类代谢紊乱，产生过多的酮体，出现酮血症；而能量摄入过高易

使体重增加,血糖难以控制,加重病情。故应根据糖尿病患者的年龄、性别、活动状况和体型来确定适宜的能量供给量。

2)碳水化合物代谢

糖尿病患者由于胰岛素分泌不足或胰岛素抵抗,导致碳水化合物的代谢紊乱。肝中葡萄糖激酶和糖原合成酶下降,肝糖原合成减少;磷酸化酶活性增强,糖原分解增加,使得糖异生作用增强;转运入脂肪组织和肌肉组织的葡萄糖减少,导致这些组织对糖的利用减少;肌肉中磷酸果糖激酶和肝组织中L型丙酮酸激酶合成减少,糖酵解减弱,肌糖原合成减少而分解增加;还原型辅酶Ⅱ生成减少,磷酸戊糖途径减弱。糖代谢紊乱导致血糖增高、尿糖排出增多,引起多尿、多饮、多食。糖尿病患者若碳水化合物摄入过多,调节血糖的机制失控,极易出现高血糖;但碳水化合物摄入不足,会导致体内分解脂肪和蛋白质供能,易引起酮血症。

3)脂类代谢

磷酸戊糖途径减弱,还原型辅酶Ⅱ生成减少,导致脂肪合成减少。由于肝糖原合成和贮存减少,在前脑垂体和肾上腺激素调节下,脂肪自脂肪组织转入肝脏沉积,导致脂肪肝。由于糖代谢异常,大量葡萄糖从尿中丢失引起能量供应不足,导致体脂分解,经β-氧化而产生大量的乙酰辅酶A,同时又因糖酵解异常,草酰乙酸生成不足,乙酰辅酶A未能充分氧化而转化为大量酮体,再加上因胰岛素不足所致酮体氧化利用减慢,过多的酮体积聚而产生酮血症和酮尿。乙酰乙酸和β-羟丁酸经肾脏流失,大量碱基亦随之流失,造成代谢性酸中毒。同时,大量的酮尿、糖尿加重多尿和脱水,严重者表现为酮症酸中毒、高渗性昏迷。乙酰辅酶A的增多促进肝脏胆固醇合成,形成高胆固醇血症,且常伴有高甘油三酯血症。游离脂肪酸、低密度脂蛋白、极低密度脂蛋白增高,形成高脂血症和高脂蛋白血症,成为引起糖尿病血管并发症的重要因素。为防止酮血症和酮症酸中毒,需要适量地供给碳水化合物,减少体脂的过多氧化。为防止和延缓心脑血管并发症,必须限制饱和脂肪酸的摄入。

4)蛋白质代谢

糖尿病患者碳水化合物代谢异常,能量供应不足,动员蛋白质分解供能。由于胰岛素不足,肝脏和肌肉中蛋白质合成减慢,分解代谢亢进,易发生负氮平衡。胰岛素不足还可导致糖异生作用增强,肝脏摄取血中生糖氨基酸(如丙氨酸、甘氨酸、苏氨酸)转化成糖,使血糖进一步升高;生酮氨基酸(如亮氨酸、异亮氨酸)脱氨生酮,使血酮升高。蛋白质代谢呈负氮平衡导致患者消瘦、抵抗力减弱、易感染、伤口愈合不良,严重者血中含氮代谢废物增多、尿中尿素氮和有机酸浓度增高,干扰水和酸碱平衡,加重脱水和酸中毒。

5)维生素代谢

维生素是调节机体生理功能和物质代谢的重要有机物质,B族维生素(维生素B_1、B_2、PP)参与糖类代谢。糖尿病患者糖异生作用增强,导致

B族维生素消耗增多，如果B族维生素供给不足，会进一步减弱糖酵解、有氧氧化和磷酸戊糖途径，加重糖代谢紊乱。糖尿病患者葡萄糖和糖基化蛋白质易氧化而产生大量自由基，引发生物膜上磷脂成分中的多不饱和脂肪酸氧化形成过氧化脂质，使得膜的流动性减弱，脆性增加，细胞功能受损。而体内具有抗氧化作用的维生素E、维生素C、β-胡萝卜素和微量元素硒能帮助消除积聚的自由基，防止生物膜脂质过氧化，维生素C是谷胱甘肽过氧化物酶的辅酶，还有清除过氧化脂质的作用。因此，充足的维生素对调节机体的物质代谢有重要作用。

6）矿物质代谢

糖尿病患者的多尿引发锌、镁、钠、钾等从尿中丢失增加，可出现低血锌和低血镁症状。缺锌会引起胰岛素分泌减少，组织对胰岛素作用的抵抗性增强；锌过多也会损害胰岛素分泌，导致葡萄糖耐量降低，并可加速老年糖尿病患者的下肢溃疡。低镁血症会引起2型糖尿病患者对胰岛素敏感性下降，并与视网膜病变和缺血性心脏病有关。三价铬是葡萄糖耐量因子的组成成分，是胰岛素的辅助因素，有增强葡萄糖利用和促进葡萄糖转变为脂肪的作用。锰是羧化酶的激活剂，参与碳水化合物和脂肪的代谢，锰缺乏可加重糖尿病患者的葡萄糖不耐受。

（3）营养治疗

由于糖尿病的病因和发病机制尚未完全阐明，目前仍然不能根治，因此糖尿病的治疗强调早期治疗、综合治疗和个体治疗。综合治疗也被称为糖尿病治疗的“五套马车”原则，即饮食治疗、运动治疗、糖尿病知识教育和心理治疗、药物治疗、病情监测。其中饮食治疗被称为“驾辕之马”，是各种糖尿病的最基本的治疗措施，对于糖尿病控制最为重要。无论处于疾病哪一阶段，都必须长期坚持饮食治疗。

2型糖尿病患者饮食治疗的重点是限制饮食中总能量的摄入，减轻体重，改善胰岛素的敏感性，从而降低血糖。1型糖尿病患者饮食治疗的重点是掌握好胰岛素、饮食与活动量之间的平衡关系，根据活动量的增减，灵活调整胰岛素和饮食量。

1）糖尿病营养治疗的目的

糖尿病营养治疗的目的是使食物摄入、身体能量消耗与药物治疗协同作用，使血糖控制在良好的水平；增加胰岛素敏感性，使体内血糖和胰岛素水平处于良好的协调状态，保护胰岛β细胞和胰腺功能；防止或延缓血管或神经系统并发症的发生与发展，纠正代谢紊乱；帮助患者维持或达到理想体重，使血脂水平达到或接近正常；提高机体营养水平，增强抵抗力，以维持健康和从事正常活动，提高生活质量。

2）糖尿病营养治疗的原则

①合理控制总能量

糖尿病患者每日能量摄入参考见表3-1-8。

表3-1-8 糖尿病患者每日能量摄入参考

体型	体力活动水平			
	卧床/(kcal/kg^{-1}·bw)	轻体力/(kcal/kg^{-1}·bw)	中等体力/(kcal/kg^{-1}·bw)	重体力/(kcal/kg^{-1}·bw)
消瘦	20~25	35	40	45~50
正常	15~20	30	35	40
肥胖	15	20~25	30	35

注:年龄超过50岁,每增加10岁,可酌情降低10%。

②适宜碳水化合物的摄入

在合理控制能量的基础上保证碳水化合物的摄入,有助于提高胰岛素的敏感性,改善糖耐量,减少体内脂肪和蛋白质的分解,预防酮症酸中毒。但碳水化合物摄入过多会使血糖升高,从而增加胰岛负担。一般来说,碳水化合物摄入量应占总能量的50%~60%,食物中碳水化合物的组成不同,血糖升高幅度也不同,其影响程度可用血糖指数(GI)来衡量。GI的计算公式为:

$$GI=\frac{\text{进食一种食物2 h内血糖反应曲线下的面积}}{\text{进食相等量葡萄糖2 h内血糖反应曲线下的面积}}\times 100$$

一般来说,按照血糖指数的高低可将食物分成低血糖指数(GI<55)、中血糖指数(GI为55~75)和高血糖指数(GI>75)食物。粗粮、豆类食物的GI低于谷、薯类食物,高纤维膳食食物的GI低于低膳食纤维食物,多糖类食物的GI低于小分子糖类食物,固体食物的GI低于液体食物。糖尿病患者应尽量多食用GI低的食物。

部分常见食物的血糖指数见表3-1-9。

表3-1-9 部分常见食物的血糖指数

GI	食物
<20	黄豆、花生、低脂奶粉、魔芋
20~29	果糖、全麦粉面条、黑豆、绿豆、蚕豆
30~49	包子(芹菜猪肉)
50~59	燕麦、玉米、荞麦、红薯、香蕉
60~69	粗面包、大米粥、土豆(蒸、烤)
70~79	蜂蜜、玉米片、西瓜、南瓜
80~94	白面包、糯米饭、馒头
95	粳米饭
100	葡萄糖、麦芽糖

③控制脂肪和胆固醇的摄入

糖尿病患者因胰岛素分泌不足，体内脂肪分解加速，合成减弱，脂质代谢紊乱，膳食脂肪摄入不当时，容易引起高脂血症，导致血管硬化性病变。因此，要限制脂肪摄入，尤其是要限制饱和脂肪酸的摄入，一般膳食脂肪摄入量要占总能量的20%~30%，其中饱和脂肪酸要少于10%。

胆固醇摄入量要少于300 mg/d，合并高血脂的患者应少于200 mg/d，限制富含胆固醇的食物，如动物内脏、鸡蛋黄、鱼子、虾子及蟹黄等。

④选用优质蛋白质

因糖尿病患者糖异生增强，蛋白质消耗增加，容易出现负氮平衡，应注意补充优质蛋白质，成人供给量为1.0 g/(kg·d)，儿童为2.0~3.0 g/(kg·d)。宜选富含优质蛋白质但含脂肪和胆固醇较少的食物，如大豆、瘦肉、鸡蛋白等。当糖尿病伴有肾功能不全时，应该根据肾功能的情况限制蛋白质的摄入量，一般为0.5~0.8 g/(kg·d)，并且要选择鸡蛋蛋白、乳清蛋白等优质蛋白质，避免选择大豆来源的蛋白质。

⑤充足的维生素

糖尿病患者体内代谢旺盛，高血糖的渗透性利尿作用容易引起水溶性维生素的流失，发生维生素缺乏。因此，糖尿病患者应摄入足量的维生素。补充B族维生素可以改善患者的神经系统并发症，补充维生素C可以防止微血管病变，而充足的维生素C、维生素E和β胡萝卜素能加强患者体内已经减弱的抗氧化能力。

⑥适宜的矿物质

锌与胰岛素的分泌和活性有关；三价铬是葡萄糖耐量因子的组成成分；锰可以改善机体对葡萄糖的耐受性；锂能促进胰岛素的合成和分泌；血镁低的糖尿病患者容易发生视网膜病变。因此糖尿病患者应该保证矿物质的供给量，适当增加钾、镁、钙、锌等元素的供给，同时限制钠的供给，以防止高血压、动脉粥样硬化等并发症的发生。

⑦充足的膳食纤维

膳食纤维能有效改善糖代谢、控制血糖、降低血脂、防止便秘。其中，可溶性膳食纤维能吸收水分膨胀，延缓碳水化合物的吸收，延缓餐后血糖的升高，有助于血糖的控制。膳食纤维的每日建议摄入量为35 g，宜选择含可溶性膳食纤维的食物，如苹果、香蕉等。

⑧合理膳食制度

确定每日饮食总能量和碳水化合物、蛋白质、脂肪的组成，将能量换算为食物后制定食谱，并根据饮食习惯、病情和药物治疗需要进行安排。每日三餐能量分配为1/5、2/5、2/5或1/3、1/3、1/3。

(4)糖尿病的其他辅助治疗

1)运动治疗

糖尿病患者运动时要注意：运动一般在进食后1~2 h进行；运动前或运动中适当进食，防止低血糖；运动后24 h内增加进食量；若为理想体重，消耗多少，补充多少。

2）血糖监测

糖尿病的治疗目的是控制血糖稳定，为此要定期监测患者血糖，并建议患者使用便携式血糖仪进行血糖自我监测（SMBG）；每3~6个月定期复查糖化血红蛋白（AIC），了解总体控制情况，及时调整治疗方案。每年进行1~2次全面复查，了解血脂及心、肾、神经、眼底情况，尽早发现相关并发症，给予相应治疗。

2.技能操作

王大爷65岁，退休居家，患有2型糖尿病8年，近期体检结果显示：身高160 cm，体重60 kg，空腹血糖7.5 mmol/L，餐后2 h血糖12 mmol/L，肝肾功能正常，在临床营养门诊接受营养咨询，临床营养师小李需要为其进行饮食指导。假如你是小李，该如何做？

（1）沟通评估

在进行饮食指导前，需要先与患者沟通，收集评估信息，见表3-1-10。

表3-1-10 糖尿病患者饮食指导信息评估记录表

评估内容	沟通要求	具体内容	评估记录
饮食史	了解饮食情况、日常食物摄入情况、有无特殊饮食习惯、食物过敏及不耐受等情况	日常食物摄入情况	□是 □否
营养状况	人体测量：身高、体重、腰围等； 血生化检查：白蛋白、血红蛋白、血脂、电解质水平、肝肾功能情况等	有无超重、肥胖、营养不良等	□是 □否
糖尿病控制情况	空腹血糖、餐后血糖	糖尿病情况、有无并发症等	□是 □否
其他	生活方式、其他疾病情况	有无不良生活方式，如吸烟、饮酒、生活不规律等	□是 □否

（2）操作准备

在饮食指导前，需要做好必要的准备，见表3-1-11。

表3-1-11 糖尿病患者饮食指导物品准备

准备类型	准备记录
用物准备	□食物交换份法模型 □各类食物、膳食调查记录表 □身高体重秤 □软尺 □人体成分分析仪 □配餐软件 □常见食物成分表 □食物交换份表

(3)操作记录

根据患者目前营养状况，应用回顾法调查其日常食物摄入情况，将饮食调查、饮食指导记录在表3-1-12中。

表3-1-12　糖尿病患者饮食调查、饮食指导操作记录表

操作项目	操作记录		
饮食调查	餐次	食物种类	食物质量/g
	早餐		
	小计		
	午餐		
	小计		
	晚餐		
	小计		
	加餐		
	合计		
饮食指导	脂肪摄入量应控制在总能量的＿＿＿＿＿，其中饱和脂肪酸要少于＿＿＿＿＿ 碳水化合物摄入量应占总能量的＿＿＿＿＿ 注意补充优质蛋白质，成人供给量为＿＿＿＿＿g/(kg·d)，儿童为＿＿＿＿＿g/(kg·d)		

(三)骨质疏松症

1.知识学习

(1)概述

1)基本概念

骨质疏松症(Osteoporosis)是由各种原因引起的生理或病理性骨矿物

质丢失，以低骨量、骨组织的微结构被破坏为特征，导致机械性骨功能不全、骨骼脆性增加和易发生骨折的全身性疾病。骨质疏松症发病率随年龄增长而增大，是老年人的常见病，女性发病率高于男性。绝经期妇女骨质疏松症发病率为25%~50%，绝经20年后的发病率达57.9%。在美国和欧洲，每年大约有250万因骨质疏松症而引起骨折的患者，由此导致的医疗费用高达230亿美元。我国约有9 000万骨质疏松症患者，骨质疏松症的防治已成为普遍关注的公共卫生问题。

2)病因和类型

骨质疏松症的发生受遗传、营养状况、运动量、激素调节等多种因素影响，在临床上分为原发性、继发性和特发性三大类。

原发性骨质疏松症，又可分为Ⅰ型和Ⅱ型。Ⅰ型为绝经后骨质疏松症，大多为高转换型，即骨吸收和骨形成均很活跃，但以骨吸收为主，主要发生于妇女绝经后15~20年内。Ⅱ型为老年后骨质疏松症，大多为低转换型，即骨吸收和骨形成均不活跃，但仍以骨吸收为主，常见于70岁以上的男性和60岁以上的女性。继发性骨质疏松症，是因患者患有其他疾病导致全身骨代谢改变而引起。特发性骨质疏松症，多见于8~14岁青少年，常伴有遗传家族史。

3)临床表现及诊断

骨质疏松症早期可能没有明显的临床症状和体征，到中期以后可出现疼痛、身材缩短、驼背、骨折、呼吸系统障碍等症状。典型临床症状有：

①骨痛和肌无力

轻度症状的患者常常主诉腰背疼痛或全身疼痛，骨痛常为弥漫性，无固定部位，检查不能发现压痛点。有的患者在椎体压缩性骨折后，立即出现此处的急剧锐痛。骨痛常常于劳累或活动后加重，负重能力下降或不能负重，四肢骨折或胯部骨折后肢体活动能力受限，局部疼痛加重。

②身高降低

身高降低常见于椎体骨质疏松，患者变矮，严重者会驼背，少见神经压迫症状。腰椎压缩性骨折会导致胸廓畸形，出现胸闷、呼吸困难等肺功能缺陷的症状，表现为肺活量、肺最大换气量下降，极易发生呼吸系统感染。

③骨折

老年骨质疏松症患者常因轻微的身体活动、摔倒、挤压或无任何诱因发生骨折，多发部位为脊柱、胯部、手腕部、肱骨等部位。脊柱、胯部、肱骨等大关节骨折患者长期卧床、又可加重骨质丢失，常因并发感染、心血管疾病或慢性衰竭而死亡。幸存者活动能力受限，生活自理能力下降或消失。

骨质疏松症的表现如图3-1-2所示。

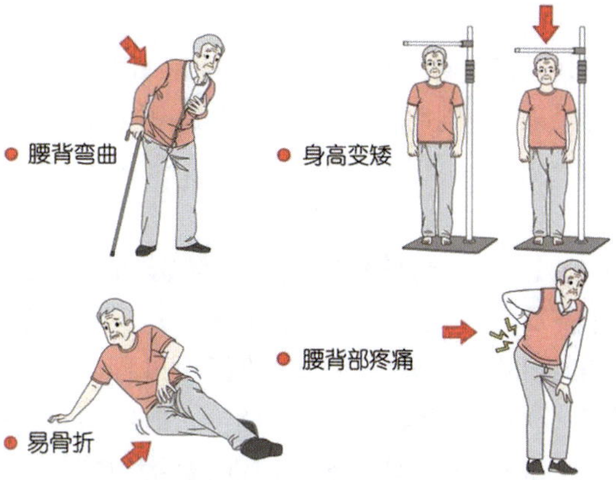

图3-1-2　骨质疏松症的表现

(2)骨质疏松症与营养

营养因素在骨质疏松症的发生和发展中起着重要作用，钙、磷、维生素D、蛋白质等营养素的摄入水平与骨质疏松症的发生存在密切关系。

1)矿物质

①钙

钙是骨骼的主要矿物质成分，机体内总钙量的99%存在于骨骼和牙齿，钙是影响骨密度的重要因素。新生儿骨钙的含量为25 g，成人骨钙量增至1 000~1 500 g，主要依靠摄入的钙补充。诸多实验研究表明，钙缺乏是骨质疏松症的病因。钙摄入量影响骨的生长发育，而骨质疏松症的发生与青年时期骨峰值的高低和年老时骨丢失速度有关。虽然绝经期妇女骨质疏松症与雌激素水平降低有关，但除了雌激素，摄入适量的钙在预防绝经后妇女骨质疏松症上也有不可替代的作用，补钙能在很大程度上延缓绝经期妇女的骨量丢失。

②磷

机体内总磷量的85%存在于骨骼和牙齿，与钙同为骨和牙的重要无机成分，并参与调节许多酶的异构和肾脏合成1，25-$(OH)_2$-D_3的速度。体内钙、磷代谢十分复杂，两者相互制约，并维持一定的数量关系，骨的钙磷比几乎是恒定的。日常膳食中缺磷比较少见，普遍存在的是高磷或低钙高磷的问题。长期摄入过多的磷可损害钙、磷的平衡机制，敏感人群(如钙的吸收和存留功能减退的老年人)摄入高磷膳食可能引起低钙血症和继发性甲状旁腺功能亢进而促进骨吸收，加速骨丢失，使骨量减少，在某种程度上成为骨质疏松症的诱因。因此，一般认为膳食中的磷摄入应适量，钙磷比值应为1∶2~2∶1。

③镁

镁与钙、磷等形成骨盐，是促进骨生长、维护骨细胞结构与功能的重要矿物质元素。镁与钙既有协同作用，又常相互竞争，血镁缺乏或过多，都会直接或间接地影响钙平衡及骨代谢。绝经后妇女的骨质疏松症与镁的缺乏有关。

④钠

钠与钙在肾小管有共同的转运通道，尿钠排出量增加会使尿钙排出量增加。每排出300 mg钠，同时要排出20~30 mg钙。限钠饮食可减少骨吸收，使绝经后妇女骨盐含量增加，有利于骨质疏松症的防治。

⑤微量元素

微量元素中的锌、铜、氟与骨代谢关系较密切。锌是细胞增殖与分化、组织再生、骨骼发育与重建必需的物质之一。锌可通过生长激素或胰岛素生长因子(IGF)的诱导作用调节骨的代谢过程。缺锌时成骨细胞活性降低，骨骼发育受抑制，影响骨细胞的生长、成熟与骨的钙化。铜是人体许多重要酶的组成成分。铜缺乏会使细胞色素C氧化酶、赖氨酸氧化酶和脯氨酸氧化酶的活性降低，弹性蛋白及胶原纤维的共价交联发生障碍，影响骨胶原的合成与稳定性，导致骨骼的矿化作用不良。氟是维持骨、牙生长和代谢的必需微量元素之一，体内含氟过少或过多均会影响骨代谢。适量的氟具有抗骨吸收作用，对防止骨质疏松症有益。

2)维生素

①维生素D

维生素D在骨矿物质代谢中发挥重要作用。维生素D可直接促进骨形成，也可通过促进肠钙吸收间接促进骨形成。维生素D羟化后转变成$1,25\text{-}(OH)_2\text{-}D_3$，它与甲状旁腺激素、降钙素一样都是调节钙、磷代谢的重要激素，直接或间接参与骨代谢。$1,25\text{-}(OH)_2\text{-}D_3$的含量和效能的降低，可能是导致老年人骨质疏松症发生的重要原因。

②维生素K

维生素K缺乏时，会影响骨骼的正常矿化。有调查显示，女性老年期的骨折发生率与血维生素K水平呈负相关，骨密度与血维生素K水平呈正相关。骨质疏松症患者尿钙增加，给予生理剂量的维生素K可使其尿钙减少。实验显示补充维生素K降低了骨质疏松症患者的骨丢失及骨折发生率，同时补充维生素D对减少骨丢失有协同作用。

③维生素A

维生素A参与骨细胞基质中黏多糖的合成，后者是骨骼生长、发育和代谢过程中所必需的物质，维生素A还参与类固醇激素的代谢，当维生素A缺乏时，类固醇激素合成减少，影响骨骼的正常生长发育，尤其是雌激素不足时，破骨细胞过于活跃，成为妇女绝经后发生骨质疏松症的致病因素之一。

④维生素C

骨胶原是骨骼中的基本成分，维生素C对胶原蛋白的生成有重要作用，当维生素C缺乏时，胶原的合成和分泌速度减慢。维生素C还可作用于成骨细胞，使之分泌磷酸酶，对骨折的修复有重要作用。

3)蛋白质

膳食中的蛋白质与钙代谢有一定关系。高蛋白质膳食可引起尿钙排出量增加，从而提高机体对钙的需要量。

4)其他膳食因素

许多研究表明,大豆及大豆制品中的异黄酮对骨质疏松症有一定预防作用。研究结果显示异黄酮能促进骨生成、骨细胞蛋白质的合成和成骨细胞的增殖,抑制破骨细胞增殖和骨吸收,从而提高骨组织的钙、磷含量,增加骨密度。摄入大量粗纤维可影响钙的吸收,增加粪钙的排出。

(3)营养治疗

出生后人体的骨骼随年龄增加逐渐发育,30岁左右达到峰值骨量。峰值骨量越高,发生骨质疏松症的可能性越小或时间越晚。因此,骨质疏松症的预防比治疗更为重要。自幼年时期起就应注意平衡膳食和积极运动,获取充足的钙和维生素D,以获得最佳骨峰值,从而降低老年时期的骨量丢失率,延缓骨量丢失。

1)适量的蛋白质

蛋白质是构成骨基质的主要原料,适量蛋白质可增加钙质的吸收与储存,但过量的蛋白质会促进钙排泄,故蛋白质的摄取应适量。健康成人蛋白质摄入量应为1.2~1.4 g/(kg·d),处于生长期、妊娠期、哺乳期的人群应酌量增加。动物和植物蛋白质要合理搭配,其中优质蛋白质应占1/3~1/2,常吃牛奶、蛋类、核桃、猪蹄胶胨、猪骨、甲鱼等富含胶原蛋白质和弹性蛋白质的食物,以促进骨基质的合成。另外,动物骨骼中含骨钙素,能够维持骨骼的矿化速度,可以适当食用。

2)充足的钙

在注意平衡膳食,保证足够能量、蛋白质摄入量的基础上,供给足够的钙十分重要。成年人钙摄入量应为800 mg/d,中老年人钙摄入量应为1 000 mg/d,妊娠期和哺乳期妇女骨骼更新更快,钙摄入量应增加到1 200 mg/d。乳及乳制品含钙量多且吸收率高,是优先选用的补钙食物,每日饮500 g奶即可满足成人钙需要量的3/4。其他含钙丰富的食物还有连骨带壳吃的小鱼小虾、芝麻酱、海带、大豆及豆制品、绿叶蔬菜等。必要时可采用钙剂或钙强化食品来补钙,但总钙摄入量不应超过2 000 mg/d。

3)适量而平衡的无机盐

合适的钙磷比有利于钙的利用和减缓骨钙丢失,膳食磷的适宜摄入量为700 mg/d。锌缺乏时,骨中各种含锌酶的活性下降,骨的生长受抑制,骨折愈合迟缓,应保证锌的供给。含锌丰富的食物有牡蛎、海蜇、海米、动物肝脏、鲫鱼、牛肉等。

4)丰富的维生素

维生素D能促进钙的吸收和利用,成人推荐摄入量为10 μg/d,在补钙的同时应多晒太阳和补充相应剂量的维生素D以利于钙的吸收。维生素A促进骨骼发育、维生素C促进骨基质中胶原蛋白的合成,都应充足供给。骨质疏松症患者尤其是骨折者,血清维生素K水平低,应适量补充维生素K。

5)避免摄入过多的膳食纤维

大量摄入膳食纤维可能影响钙的吸收,促进钙的排出。对于骨质疏松症患者，膳食纤维的摄入量不可过多。

6）合理搭配、科学烹调

谷类所含的植酸及某些蔬菜如菠菜、空心菜等所含的草酸，均会影响钙的利用与吸收。烹调加工应尽量消除和避免干扰钙吸收的膳食因素。如菠菜、空心菜等草酸含量高的蔬菜，可先在沸水中焯一下，待部分草酸溶于水后再烹调。烹调时加醋，有利于钙在酸性环境中溶解。在面粉、玉米粉、豆粉中加发酵剂发酵并延长发酵时间，可使植酸水解、使游离钙增加。

7）改变不良的嗜好和饮食习惯

戒烟、限酒，同时做到尽量不喝浓茶、咖啡、碳酸饮料，有利于骨质疏松症的预防和治疗。

2.技能操作

李奶奶70岁，近年来时常感到腰背部疼痛，上楼梯或从座位上站起来时感到吃力，体检时发现患有骨质疏松症，在社区卫生服务中心进行营养咨询，健康管理师小王需要为其进行饮食指导。假如你是健康管理师小王，该如何做？

（1）沟通评估

在进行饮食指导前，需要先与患者沟通，收集评估信息，见表3-1-13。

表3-1-13 骨质疏松症患者饮食指导信息评估记录表

评估内容	沟通要求	具体内容	评估记录
饮食史	了解饮食情况、日常食物摄入情况、有无特殊饮食习惯、食物过敏及不耐受等情况	日常食物摄入情况	□是 □否
营养状况	人体测量：身高、体重、腰围等； 血生化检查：白蛋白、血红蛋白、血脂、电解质水平、肝肾功能情况	有无超重、肥胖、营养不良等	□是 □否
骨质疏松症情况	双能X射线吸收法（DXA）的测定值、血浆维生素D水平、血钙水平等	骨质疏松症情况	□是 □否
其他	生活方式、其他疾病情况	有无不良生活方式，吸烟、饮酒、生活不规律等	□是 □否

（2）操作准备

在饮食指导前，需要做好必要的准备，见表3-1-14。

表3-1-14 骨质疏松症患者饮食指导物品准备

准备类型	准备记录
用物准备	□食物交换份法模型 □各类食物、膳食调查记录表 □身高体重秤 □软尺 □人体成分分析仪 □配餐软件 □常见食物成分表 □食物交换份表

(3)操作记录

根据患者目前营养状况，应用回顾法调查患者日常食物摄入情况，将饮食调查、饮食指导记录在表3-1-15中。

表3-1-15　骨质疏松症患者饮食调查、饮食指导操作记录表

<table>
<tr><th>操作项目</th><th colspan="3">操作记录</th></tr>
<tr><td rowspan="17">饮食调查</td><td>餐次</td><td>食物种类</td><td>食物质量/g</td></tr>
<tr><td rowspan="4">早餐</td><td></td><td></td></tr>
<tr><td></td><td></td></tr>
<tr><td></td><td></td></tr>
<tr><td></td><td></td></tr>
<tr><td>小计</td><td></td><td></td></tr>
<tr><td rowspan="4">午餐</td><td></td><td></td></tr>
<tr><td></td><td></td></tr>
<tr><td></td><td></td></tr>
<tr><td></td><td></td></tr>
<tr><td>小计</td><td></td><td></td></tr>
<tr><td rowspan="4">晚餐</td><td></td><td></td></tr>
<tr><td></td><td></td></tr>
<tr><td></td><td></td></tr>
<tr><td></td><td></td></tr>
<tr><td>小计</td><td></td><td></td></tr>
<tr><td>加餐</td><td></td><td></td></tr>
<tr><td></td><td>合计</td><td></td><td></td></tr>
<tr><td>饮食指导</td><td colspan="3">出生后人体的骨骼随年龄增加逐渐发育，________岁左右达到峰值骨量
健康成人蛋白质摄入量应为________g/(kg·d)，处于生长期、妊娠期、哺乳期的人群应酌量增加
成年人钙摄入量应为________mg/d，中老年人钙摄入量应为________mg/d，妊娠期和哺乳期妇女骨骼更新更快，钙摄入量应增加到________g/d
含锌丰富的食物有________、________、________等</td></tr>
</table>

检查评估

操作者根据表3-1-16中的检查项目进行自我检查，并将检查结果和自我点评记录在表中。

表3-1-16 自我检查表(内分泌系统疾病的饮食指导)

序号	检查项目	检查结果	自我点评
1	是否穿工作服并保持服装整洁	是□ 否□	
2	操作前是否洗净双手	是□ 否□	
3	是否在操作前对患者进行营养评估	是□ 否□	
4	是否在操作过程中与患者进行有效沟通	是□ 否□	
5	是否按照标准步骤进行操作	是□ 否□	
6	是否完成操作记录	是□ 否□	

服务对象根据表3-1-17中的检查项目对操作者的服务情况进行检查，并将检查结果和结果点评记录在表中。

表3-1-17 服务对象检查表(内分泌系统疾病的饮食指导)

序号	检查项目	检查结果	结果点评
1	态度是否和蔼，语言是否亲切	是□ 否□	
2	是否清楚说明不同慢性病合理饮食的重要性	是□ 否□	
3	是否清楚说明基本营养调查及营养指导内容	是□ 否□	
4	操作过程中是否询问有无其他特殊需求	是□ 否□	

教师根据表3-1-18中的检查项目对操作者的任务完成情况进行检查，并将检查结果和结果点评记录在表中。

表3-1-18 教师检查表(内分泌系统疾病的饮食指导)

序号	检查项目	检查结果	结果点评
1	是否按时完成任务	是□ 否□	
2	团队协作是否顺畅	是□ 否□	
3	设备、用具及物品是否整理恢复	是□ 否□	
4	工作页填写是否准确、完整	是□ 否□	

任务小结

- 内分泌系统疾病的饮食指导
  - 肥胖症
    - 基本概念
    - 病因
    - 类型及临床表现
    - 诊断
      - 理想体重法
      - 体质指数法
      - 皮褶厚度法
      - 腰围和腰臀比
    - 肥胖症与营养代谢
    - 营养治疗
    - 其他治疗
  - 糖尿病
    - 概述
      - 基本概念
      - 病因和类型
      - 临床表现及诊断
    - 糖尿病与营养代谢
    - 营养治疗
      - 营养治疗的目的
      - 营养治疗的原则
      - 其他辅助治疗
  - 骨质疏松症
    - 概述
      - 基本概念
      - 病因和类型
      - 临床表现及诊断
    - 骨质疏松症与营养
    - 营养治疗

任务二 心血管系统疾病的饮食指导

任务导入

场景：某医院体检中心

人物：王爷爷、体检中心营养师小李

情节：67岁的王爷爷是自营企业老板，5年前被诊断患有原发性高血压，血压的控制一直不理想，最近一次测量血压值为165/105 mmHg。病人自述当头痛、心悸等症状出现时，会服用医生开的降压药。平时工作较忙，常常熬夜，特别喜欢吃动物性食物，没有运动锻炼的习惯，吸烟，偶尔饮酒。医院体检发现：血甘油三酯为5.7 mmol/L（参考值0.46~1.7 mmol/L），血胆固醇为6.5 mmol/L（参考值2.84~5.18 mmol/L），低密度脂蛋白胆固醇为3.7 mmol/L（参考值2.07~3.12 mmol/L），体检中心营养师小李需要对其进行饮食史调查和饮食指导。假如你是小李，该如何做？

任务目标

- 能够根据高血压、高脂血症、冠心病的主要病因、典型症状、危害及饮食调查方法，对老年人进行饮食史调查和人体测量。
- 能够根据高血压、高脂血症、冠心病的营养防治原则、饮食宜忌，完成对老年高血压、高脂血症、冠心病患者的饮食指导。

任务实施

(一)高血压的饮食指导

1.知识学习

(1)概述

1)基本概念

高血压(Hypertension)是一种以体循环动脉血压升高为主要表现的心血管疾病,是一种常见的临床综合征,易引起心、脑、肾脏并发症。在全球范围内,每年导致约七百万人过早死亡,占疾病负担的4.5%。随着平均期望寿命的延长、肥胖者增多、体力活动减少和不良的饮食习惯等因素,高血压已成为发达国家的一种常见病,患病率一般为10%~20%。目前许多发展中国家的城市地区高血压患病率已和发达国家水平相当。《中国居民营养与慢性病状况报告(2015年)》显示:2012年全国18岁以上成人高血压患病率为25.2%,高血压已成为全球范围内的严重公共卫生问题。

2)病因

①年龄和性别

高血压患病率与年龄成正比,随着年龄的增加,高血压的患病率逐渐上升,在男性中表现得更为明显;女性围绝经期前高血压患病率低于男性,女性围绝经期后高血压患病率高于男性。

②遗传因素

高血压有一定的遗传基础,直系亲属(尤其是父母及亲生子女之间)血压有明显相关性。不同种族和民族之间血压有一定的群体差异。有资料显示,如父母均患高血压,其子女的高血压发生率可达46%;父母中一人患高血压,子女高血压发生率为28%;父母血压正常,子女高血压发生率仅为3%。

③性格和应激

性格与高血压存在关联,性格差异会导致应对体内和环境变化的差异,一些促使血管收缩的激素在发怒、急躁时分泌旺盛,血管收缩会引起血压升高,长此以往会引发高血压;另一方面,随着社会文明的不断进步,竞争越来越激烈,人们生活节奏越来越快,各方面的压力增加,负面情绪增多也会影响人体的反应。例如,应激导致体内的儿茶酚胺分泌增多,引起血管收缩,加重心脏负荷,引发高血压。

④超重和肥胖

大量研究证实,超重和肥胖是血压升高的重要危险因素,向心性肥胖是高血压的重要指标。体质指数与血压水平有着明显的正相关关系,即使在体质指数正常($BMI<25\ kg/m^2$)的人群中,随着体质指数的增加,血压水平也相应增加。肥胖儿童高血压的患病率是正常体重儿童的2~3倍。

成人肥胖者中也有较高的高血压患病率，超过理想体重20%者患高血压的危险性是低于理想体重20%者的8倍以上。高血压病人60%以上有肥胖或超重，肥胖的高血压病人更易发生心绞痛和猝死。我国南北地区人群比较研究通过单因素与多因素分析一致显示，体质指数增高是血压升高的独立危险因素。

知识拓展

减轻体重已成为降血压的重要措施，体重每减轻9.2 kg可引起收缩压降低6.3 mmHg，舒张压降低3.1 mmHg。肥胖导致高血压的机制可能归于：肥胖引起高血脂，脂肪组织增加导致心脏输出量增加、交感神经活动增加及胰岛素抵抗增加。

⑤饮食营养因素

饮食营养因素包括长期高钠低钾低钙饮食、膳食中摄入过多脂肪等，详述见影响血压水平的膳食营养因素。

⑥吸烟和饮酒

吸烟促进肾上腺素和去甲肾上腺素分泌增加，使心跳加快，收缩压和舒张压均升高。长期大量吸烟使小动脉持续性收缩、硬化，最终导致血压升高。

大量研究发现，少量的酒精具有舒张血管作用，但随着饮酒量的增加，收缩压和舒张压也逐渐升高，高血压发病率增大。酒精影响血压的机制仍未完全阐明，一些研究认为与酒精刺激交感神经活动、刺激促皮质激素释放、抑制细胞膜Na^{+}-K^{+}-ATP活性引起细胞内钙离子浓度升高、导致血管阻力增加等因素有关。高血压合并肥胖症、高脂血症及心功不全者应禁酒。此外，不良的生活方式也会导致高血压发病率增大。

3）高血压诊断标准与分级

1999年WHO和国际高血压学会给出了新的高血压诊断标准和分类，见表3-2-1。

表3-2-1　高血压诊断标准和分类

类别	收缩压/mmHg	关系	舒张压/mmHg
正常	<120	和（或）	<80
正常高值	120~139	和（或）	80~89
高血压	>140	和（或）	>90
1级高血压（轻度）	140~159	和（或）	90~99
2级高血压（中度）	160~179	和（或）	100~109
3级高血压（重度）	>180	和（或）	>110

4）临床表现

高血压根据起病缓急和病情进展情况分为缓进型高血压和急进型恶性高血压两种。老年高血压有独特的临床表现，本节将单独讨论。

①缓进型高血压

缓进型高血压比较多见，约占95%，起病隐匿，发展缓慢，病程为10~20年，早期可能表现为头痛、头晕、耳鸣、心悸、眼花、注意力不集中、记忆力减退、手脚麻木、疲乏无力、易烦躁等症状，其轻重与血压增高程度可能不一致；后期血压常持续在较高水平，并伴有脑、心、肾等靶器官受损的症状。

②急进型恶性高血压

急进型恶性高血压包括急进型高血压和恶性高血压，常见于40岁以下的人。

急进型高血压指病情一开始即急剧进展或经数年的缓慢过程后突然迅速发展。临床上表现为血压显著升高，常持续在26.6/17.3 kPa（200/130 mmHg）以上，眼底检查可见视网膜出血或渗出。恶性高血压多见于年轻人，舒张压常超过18.6 kPa（140 mmHg），出现视乳头水肿。现在认为二者病理改变和临床表现相似，急进型高血压如不及时治疗，可迅速转为恶性高血压。也就是说，恶性高血压是急进型高血压的最严重阶段，因此，目前统称为急进型恶性高血压。

高血压急症（Hypertensive Emergencies）是指原发性或继发性高血压患者，在某些诱因作用下，血压突然和显著升高（一般超过180/120 mmHg），同时伴有进行性心、脑、肾等重要靶器官功能不全的症状。高血压亚急症（Hypertensive Urgencies）是指血压显著升高但不伴有靶器官损害的症状。

③老年高血压

老年高血压患者是指年龄超过60岁，血压持续或非同一天3次以上超过标准血压诊断标准，即收缩压≥140 mmHg和（或）舒张压≥90 mmHg者。在60岁以上的老年人中，高血压发病率可达40%以上。老年高血压的临床特点有：以收缩压升高为主，约50%为单纯收缩期高血压；易发生体位性低血压；血压波动范围大，多数老年高血压患者晨起后血压急剧升高，夜间血压明显下降；加速动脉硬化进程，进而引起心、脑、肾等脏器的并发症，如糖尿病、高尿酸血症、高脂血症、肥胖症等。

（2）影响血压水平的膳食营养因素

1）食盐（氯化钠）

食盐摄入量与高血压发病率显著相关。食盐摄入量高的地区，高血压发病率高，限制食盐摄入量可降低高血压发病率。因纽特人淡食，平均每日摄入食盐4 g，高血压患病率低；日本北部居民平均每日摄入食盐26 g，高血压发病率为40%。氯化钠引起高血压的机制不仅与钠离子有关，与氯离子也有关，用其他阴离子替代氯离子的钠盐并不会引起血压升高。非氯离子的钠盐不引起血压升高可能与它们不能增加血容量有关。血压对食盐的反应受膳食中某些成分的影响，如钾或钙低于RDA的膳食可增加血压对食盐的反应，相反，高钾或钙的膳食可阻止或减轻食盐诱导的高血压反应。

氯化钠摄入后可在体内蓄积，并通过两种方式增加体液容量：①氯化钠的增加使体液渗透压升高，下丘脑的饮水中枢产生渴觉，从而增加饮水量；②体液渗透压升高还使下丘脑视上核和室旁核释放抗利尿激素（ADH），ADH促进远曲小管和集合管对水的重吸收。可见氯化钠影响体液容量是其升高血压的重要机制之一。

氯化钠摄入导致血压升高还与其他机制有关：①氯化钠可使交感神经活动增强而增加外周血管阻力和心输出量；②氯化钠可抑制血管平滑肌细胞Na^+的转运；③氯化钠可增加细胞内钙的浓度；④氯化钠干扰血管内皮细胞舒张血管物质——一氧化氮（NO）的合成而导致血管收缩性增强，外周阻力增加。

肾性高血压可因钠的影响而恶化，减少钠摄入可改善症状。钠潴留引起细胞外液增加，心排出量增加，血压上升。高血压病死者，动脉壁钠和水明显增加。妊娠毒血症若不限钠，病情会迅速恶化，利用低盐饮食可改善症状、降低血压，这些现象均说明钠是引起高血压的主要因素。

2）钾盐

膳食中的钾具有降低血压的作用，对于高钠引起高血压的患者，富钾膳食降血压作用更为明显。有研究认为Na^+/K^+与血压值呈正相关，这可能与钾具有促进尿钠排泄、抑制肾素释放、舒张血管、减少血栓素的产生等作用有关。

3）钙

膳食中钙摄入不足可使血压升高，膳食中增加钙的摄入量可降低血压。每日钙摄入量低于300 mg者与摄入量为1 200 mg者相比，高血压危险性高2~3倍。一般认为每日膳食中钙的摄入少于600 mg就有可能导致血压升高。钙能促进钠从尿中排泄可能是其降血压作用的机制之一。

4）镁

一般认为低镁与血压升高有相关性，摄入含镁高的膳食可降低血压。镁降低血压的机制可能包括：镁降低血管的紧张性和收缩性；镁减少细胞钙的摄取而引起细胞浆的钙降低；镁促进具有舒血管作用的PGI2的产生。

5）脂类

增加多不饱和脂肪酸的摄入和减少饱和脂肪酸的摄入都有利于降低血压，近年来n-3多不饱和脂肪酸的作用受到较多的关注。临床研究发现，每天摄入鱼油4.8 g可降低血压1.5~3.0 mmHg。n-3多不饱和脂肪酸降压作用的机制可能与其改变前列腺素的代谢、改变血管内皮细胞的功能、抑制血管平滑肌细胞的增殖有关。

6）蛋白质

牛磺酸是含硫氨基酸的代谢中间产物，已发现它对高血压患者有降压作用；大豆蛋白有预防脑卒中发生的作用。

7）碳水化合物

在动物实验研究中发现简单碳水化合物（如葡萄糖、蔗糖和果糖）可升高血压。此外，维生素C和B族维生素可改善脂质代谢、保护血管结构与功能。茶叶中的茶碱和黄嘌呤等，有利尿降压作用。

（3）营养治疗原则

改变生活方式对降低高血压的发生率至关重要。控制能量摄入及食盐摄入量，降低脂肪和胆固醇的摄入量，控制体重，防止或纠正肥胖，利尿排钠，调节血容量，保护心、脑、肾血管功能，采用低脂、低胆固醇、低钠、高维生素、适量蛋白质和能量的饮食，适当补钾、补钙、补镁，可降低高血压发生率。此外，增加体力活动、控制酒精摄入、增加新鲜水果和蔬菜的摄入、减少咖啡因的摄入及减轻身体应激水平对于降低高血压发生率也是十分重要的。通过改变生活方式预防和控制高血压是一个长期的过程。

1）控制能量，避免肥胖

控制能量摄入，减轻体重，可使高血压的发生率降低28%~40%，减轻体重的措施包括限制能量的摄入和增加体力活动。控制体重在标准体重范围内，肥胖者应节食减肥，每周减轻体重0.5~1 kg为宜。以每千克理想体重计，对超重的患者，每日总能量给予20~25 kcal/kg，或每日能量摄入比平时减少500~1 000 kcal，若折合成食物量，则每日减少主食100~200 g及烹调油15~30 g。能量减少可采取循序渐进的方式。中度以上肥胖患者，每日总能量给予15~20 kcal/kg。

在限制的能量范围内，应做到营养平衡，合理安排蛋白质、脂肪、碳水化合物的比例，蛋白质占总能量的15%~20%，脂肪占20%~25%，碳水化合物占45%~60%，无机盐和维生素应达到DRIs标准。适量的体育活动能增加能量的消耗，改善葡萄糖的耐量，增加胰岛素的敏感性，提高HDL的水平，对控制高血压有利。运动方式可选择每日步行约3 km，时间在30 min以上，或选择骑自行车、有氧操、太极拳等适合个体的有规律的运动项目，每周进行5次，运动后的心率约为170减去年龄较为合适，例如60岁的人，运动后的心率应达到110次/min。

2）适量蛋白质

蛋白质代谢产生的有害物质，可引起血压波动，应限制动物蛋白质的摄入。搭配饮食时应考虑蛋白质的生理作用，选用高生物价优质蛋白质，按1 g/kg补给，其中植物蛋白质可占50%，动物蛋白质选用鱼肉、鸡肉、牛肉、鸡蛋白、牛奶、猪瘦肉等。

3）减少脂肪，限制胆固醇

高血压患者脂肪摄入量应控制在总能量的25%或更低，供给量为40~50 g/d。限制饱和脂肪酸提供的能量，除了椰子油，豆油、菜油、花生油、芝麻油、玉米油、红花油等植物油均含维生素E和亚油酸，对预防血管破裂有一定作用。同时高脂血症和冠心病患者，更应限制摄入动物脂肪。高血压患者如长期食用高胆固醇食物，如动物内脏、脑髓、蛋黄、肥肉、贝类、乌贼鱼、动物脂肪等，可引起高脂血症，促使脂质沉积，加重高血压，故饮食胆固醇应在200~300 mg/d。

4)进食多糖类碳水化合物

进食多糖类碳水化合物，如淀粉、糙米、标准粉、玉米、小米等均可促进肠蠕动，加速胆固醇排出，对防治高血压有利。葡萄糖、果糖、蔗糖等，均可升高血脂，故应少用。适宜高血压患者的饮食(示例)如图3-2-1所示。

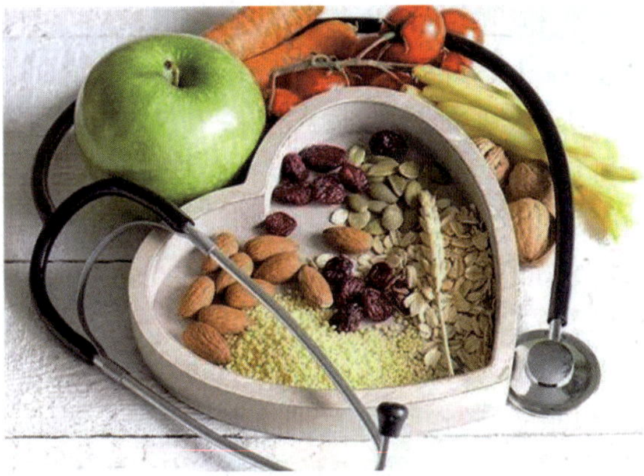

图3-2-1 适宜高血压患者的饮食(示例)

5)限制或补充矿物质

①限制钠盐

钠盐对高血压的反应性存在个体差异，有30%~50%的患者对食盐敏感。限盐前的血压越高，限盐降压的作用越明显。中度限制盐的摄入(如2~5 g)，可引起血压下降。适度地减少钠盐的摄入，还可减少降压药的剂量，减少利尿药物导致的钾排出，改善左心室肥大，并通过降低尿钙的排出改善骨质疏松与肾结石。在正常情况下人们对钠盐的需要量为0.5 g/d，但在日常生活中，人们膳食含钠盐为10~15 g，远远超过机体的需要量。因此建议正常人每天摄盐量在5 g以内。高血压患者钠的摄入量应在1.5~3.0 g。除了食盐，还要考虑盐腌制的食品及食物本身含有的钠盐。低钠饮食时，全天钠摄入量应保持至少500 mg，以维持机体代谢，防止低钠血症。

②增加钾的摄入

钾能对抗钠的不利作用，钾钠比至少1.5∶1。有些利尿药可使大量钾从尿中排出，故应供给含钾丰富的食物或钾制剂。高血压患者应摄入含钾高的食物，如龙须菜、豌豆苗、莴笋、芹菜、丝瓜等蔬菜、豆类和根茎类植物及香蕉、杏、梅等水果。

③增加钙、镁的摄入

钙对治疗高血压有一定疗效，连续8周摄入钙1 000 mg/d可使血压下降，部分患者即使不使用降压药，亦可使血压恢复正常。富含钙的食物有牛奶、豆类及其制品等。镁可扩张外周血管以降压，尤其使用利尿剂时应补充镁。镁含量较高的食物有干豆、鲜豆、香菇、菠菜、桂圆、豆芽等。

6）补充维生素

大剂量维生素C可使胆固醇氧化为胆酸排出体外，改善心脏功能和血液循环。橘子、大枣、番茄、芹菜叶、油菜、小白菜、莴笋叶等食物中，均含有丰富的维生素C。多吃新鲜蔬菜和水果，有助于高血压病的防治。其他水溶性维生素（如B族维生素）应及时补充，以防止缺乏。

7）节制饮食，少量多餐

定时定量进食，每天4~5餐为宜，不过饥过饱，不暴饮暴食，食物种类齐全，营养素比例合理，不挑食偏食。清淡饮食有利于高血压防治，油腻食物过量，易消化不良，且可能发生猝死。

8）烟酒和茶

卷烟中尼古丁刺激心脏，会导致心跳加快，血管收缩，血压升高；促使钙盐、胆固醇等在血管壁上沉积，加速动脉粥样硬化。长期饮酒危害大，可诱发酒精性肝硬化，并加速动脉粥样硬化。茶叶含有多种防治高血压的有效成分，应饮茶戒烟，最好忌酒。

（4）食物选择

1）宜食食物

新鲜水果和蔬菜含有丰富的钾、膳食纤维及以多酚类为代表的植物化学物，适宜高血压患者食用。美国DASH研究结果表明，富含蔬菜水果的低脂肪饮食可以使食用者的收缩压平均下降11 mmHg，舒张压平均下降6 mmHg。高血压患者应多选用能保护血管、降血压及降脂的食物。有降压作用的食物有芹菜、洋葱、胡萝卜、荠菜、番茄、荸荠、菠菜、黄瓜、玉米等蔬菜，还可选用西瓜、桑葚、香蕉、柿子、苹果、桃、梨等水果。此外草菇、香菇、平菇、蘑菇、黑木耳、银耳等蕈类食物营养丰富，味道鲜美，对防治高血压、脑出血、脑血栓等疾病有较好的效果。这些食物的高血压防治作用可能与其含有植物化学物质、微量元素和维生素有关。

2）禁忌食物

所有过咸食物、腌制食物、蛤贝类、虾米、皮蛋、含钠高的绿叶蔬菜、烟、酒、浓茶、咖啡及辛辣的刺激性食物均是高血压患者的禁忌食物。

2.技能操作

67岁的王爷爷是自营企业老板，5年前被诊断患有原发性高血压，血压的控制一直不理想，最近一次测量血压值为165/105 mmHg。平时工作较忙，常常熬夜，特别喜欢吃动物性食物，没有运动锻炼的习惯，吸烟，偶尔饮酒，体检中心营养师小李需要对其进行饮食史调查和饮食指导。假如你是小李，该如何做？

(1)沟通评估

在进行饮食指导前,需要先与患者沟通,收集评估信息,见表3-2-2。

表3-2-2 高血压患者饮食指导信息评估记录表

评估内容	沟通要求	具体内容	评估记录
饮食史	了解饮食情况、日常食物摄入情况、有无特殊饮食习惯、食物过敏及不耐受等情况	日常食物摄入情况	□是 □否
营养状况	测量身高、体重、腰围、臀围等;了解血脂、电解质水平、肝肾功能情况	有无超重、肥胖及其体质指数、理想体重、腰臀比等	□是 □否
血压情况	了解患者血压控制情况	高血压级别、有无高血压并发症等	□是 □否
临床检查	有无高脂血症、动脉粥样硬化、心衰、水肿等	—	□是 □否
其他	生活方式、其他疾病情况	有无不良生活方式,如吸烟、饮酒、生活不规律等	□是 □否

(2)操作准备

在饮食指导前,需要做好必要的准备,见表3-2-3。

表3-2-3 高血压患者饮食指导物品准备

准备类型	准备记录
用物准备	□食物交换份法模型 □各类食物、膳食调查记录表 □身高体重秤 □软尺 □人体成分分析仪 □配餐软件 □常见食物成分表 □食物交换份表

(3)操作记录

根据患者目前营养状况,应用回顾法调查患者日常食物摄入情况,将饮食调查、饮食指导记录在表3-2-4中。

表3-2-4 高血压患者饮食调查、饮食指导操作记录表

操作项目	操作记录		
饮食调查	餐次	食物种类	食物质量/g
	早餐		
	小计		

续表

操作项目	操作记录		
饮食调查	餐次	食物种类	食物质量/g
	午餐		
	小计		
	晚餐		
	小计		
	加餐		
	合计		
饮食指导	肥胖者应节食减肥,每周体重减轻______kg为宜 对超重的患者,总能量给予______kcal/kg,或每日能量摄入比平时减少______kcal 应选高生物价优质蛋白质,按______g/kg补给,其中植物蛋白质可占______ 高血压患者脂肪摄入量应控制在总能量的______,供给量为______g/d 高血压患者钠的摄入量应在__________g 定时定量进食,每天__________餐为宜		

(二)高脂血症的饮食指导

1.知识学习

(1)概述

1)基本概念

高脂血症(Hyperlipemia)指各种原因导致脂肪代谢或转运异常,使血浆中胆固醇和(或)甘油三酯水平升高的一类疾病。血浆中的脂质为脂溶性,必须与血浆蛋白和其他类脂结合成水溶性的脂蛋白才能运送到全身。当血浆脂质(胆固醇和(或)甘油三酯)浓度超过正常范围时称高脂血症。

2)病因和类型

高脂血症按其发病原因可分为原发性和继发性两类。

①原发性:与遗传因素和环境因素有关。

遗传因素指先天性缺陷,如细胞表面LDL受体缺失、脂蛋白脂酶先天缺陷、载脂蛋白缺陷(如ApoE变异)等,和家族遗传有关。

环境因素指饮食不当、药物影响、运动不足等。饮食不当包括过多食用高脂、高糖、高胆固醇的食物;摄入过多饱和脂肪酸、胆固醇、能量、碳水化合物、蛋白质;膳食纤维、维生素、矿物质摄入不足等。

②继发性:因某种疾病引起脂代谢紊乱。生理性因素有月经前期、妊娠、紧张等;病理性因素有未控制的糖尿病、冠状动脉粥样硬化性心脏病、胰腺炎、肾病综合征等。

高脂血症的病因如图3-2-2所示。

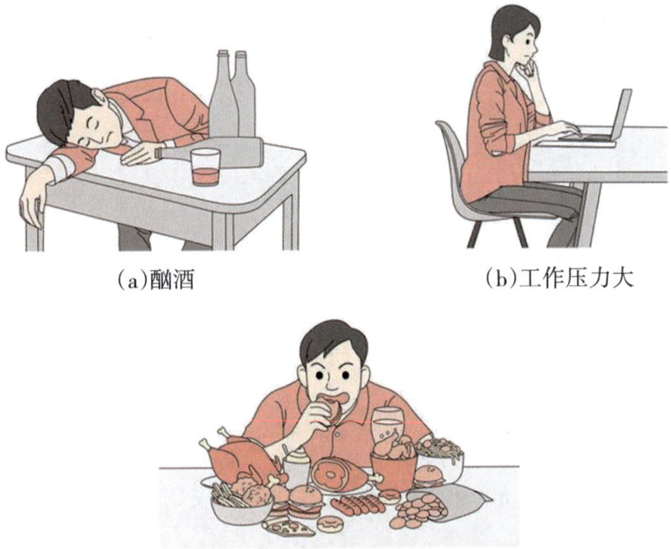

(a)酗酒　(b)工作压力大

(c)暴饮暴食

图3-2-2　高脂血症的病因

3)血脂代谢

血浆中的脂类主要分为5种:甘油三酯(Triglyceride)、磷脂(Phospholipid)、胆固醇酯(Cholesterol ester)、胆固醇(Cholesterol)及游离脂肪酸(Free Fatty Acid)。游离脂肪酸直接与血浆白蛋白结合运输,其余的脂类均与载脂蛋白结合,形成水溶性的脂蛋白进行转运。由于各种脂蛋白中所含的蛋白质和脂类的组成和比例不同,所以它们的密度、颗粒大小、表面负荷、电泳表现和免疫特性均不同。脂蛋白的分离常用密度离心法,可将脂蛋白分为乳糜微粒、极低密度脂蛋白、低密度脂蛋白和高密度脂蛋白。

①乳糜微粒(Chylomicrons, CM)

CM是由再酯化生成的甘油三酯、磷脂及人体吸收的胆固醇在小肠黏膜细胞内与载脂蛋白共同形成的。CM经淋巴进入血液中,被运输到肝脏,进而被肝组织摄取利用。CM是颗粒最大的脂蛋白,主要功能是运输外源性甘油三酯(约90%)。

②极低密度脂蛋白(Very Low-Density Lipoprotein, VLDL)

VLDL是由肝细胞合成的甘油三酯、载脂蛋白、磷脂、胆固醇等在肝细胞内共同组成的。此外,小肠黏膜细胞也能合成少量VLDL。VLDL被分泌入血后，其中的甘油三酯被水解，水解产物被肝外组织摄取利用，可见VLDL是运输肝合成的内源性甘油三酯(50%)的主要形式。

③低密度脂蛋白(Low-Density Lipoprotein，LDL)

LDL是由VLDL转变而来的，它是转运内源性胆固醇的主要形式。其中的甘油三酯进一步水解，最后颗粒中的脂类主要为胆固醇酯。LDL是富含胆固醇的脂蛋白，主要作用是将胆固醇运送到外周血液。当血液中LDL与其受体结合后，受体将聚集成簇，内吞入细胞内与溶酶体融合，进一步被降解。

④高密度脂蛋白(High-Density Lipoprotein，HDL)

HDL是由肝和小肠黏膜细胞合成的，以肝为主。初合成后分泌入血的HDL称为新生HDL，它可接受外周血中的胆固醇并将其酯化，逐步转变为成熟HDL。成熟HDL可被肝细胞摄取利用。HDL是血清中颗粒密度最大的一组脂蛋白，主要作用是将胆固醇从肝外组织转运到肝内进行代谢。

4)临床表现

单纯的高脂血症的临床表现大多无特异性，主要的症状有倦怠、易困等；只有当病变累积的范围较广、程度较重时，才会出现肢端麻木、感觉障碍、记忆减退、反应迟钝等症状，如继续发展导致细小动脉阻塞，会出现相应靶器官功能障碍。

5)诊断

高脂血症诊断标准见表3-2-5。

表3-2-5 高脂血症诊断标准

血脂指标	降低	合适	边缘升高	升高
血清TC	—	<5.20 mmol/L (200 mg/dL)	5.23~5.69 mmol/L (201~209 mg/dL)	>5.72 mmol/L (220 mg/dL)
血清LDL-C	—	<3.12 mmol/L (120 mg/dL)	3.15~3.61 mmol/L (121~139 mg/dL)	>3.64 mmol/L (140 mg/dL)
血清HDL-C	<0.91 mmol/L (35 mg/dL)	>1.04 mmol/L (40 mg/dL)	—	—
血清TG	—	<1.70 mmol/L (150 mg/dL)	1.70~2.30 mmol/L (150 mg/dL)	>2.30 mmol/L (200 mg/dL)

(2)影响血脂代谢的膳食营养因素

营养膳食是影响和调节血脂代谢的最重要的环境因素，其中膳食脂类是最突出的因素。

1)脂类

①脂肪酸 膳食脂肪酸的组成不同对血脂水平的影响不同,如脂肪酸的饱和程度和脂肪酸碳链长度对血脂的影响不同。

饱和脂肪酸(SFA):饱和脂肪酸被认为是膳食中使血胆固醇含量升高的主要脂肪酸。但进一步研究表明,并不是所有的饱和脂肪酸都具有升高血胆固醇含量的作用。小于10个碳原子和大于18个碳原子的饱和脂肪酸几乎不升高血胆固醇含量,而棕榈酸($C_{16:0}$)、豆蔻酸($C_{14:0}$)和月桂酸($C_{12:0}$)有升高血胆固醇含量的作用。豆蔻酸升高血胆固醇含量的作用最强,棕榈酸次之,月桂酸最弱。这些饱和脂肪酸升高血胆固醇含量的机理可能与它们抑制LDL受体的活性,干扰LDL从血液循环中被清除有关。

单不饱和脂肪酸(MUFA):单不饱和脂肪酸曾被认为对血胆固醇的作用是中性的,既不引起血胆固醇含量升高,也不引起其含量降低。但有研究发现,摄入富含单不饱和脂肪酸的橄榄油较多的地中海居民虽然脂肪的摄入量较高,但冠心病的病死率较低。进一步的研究认为,单不饱和脂肪酸能降低血总胆固醇和LDL含量,而不降低HDL含量,或使LDL胆固醇含量下降较多而HDL胆固醇含量下降较少。

多不饱和脂肪酸(PUFA):膳食中的多不饱和脂肪酸主要为n-6多不饱和脂肪酸和n-3多不饱和脂肪酸。n-6多不饱和脂肪酸如亚油酸($C_{18:2}$)能降低血胆固醇含量,降低LDL胆固醇含量的同时也降低HDL胆固醇含量。亚油酸对血胆固醇的作用机理正好与饱和脂肪酸相反,即增加LDL受体的活性,从而降低血中LDL颗粒数及颗粒中胆固醇的含量。

膳食中的n-3多不饱和脂肪酸如α-亚麻酸($C_{18:3}$)、EPA和DHA能降低血胆固醇和甘油三酯含量,升高血浆HDL含量。EPA和DHA降低甘油三酯的作用机制是它们阻碍了甘油三酯掺入肝脏的VLDL颗粒中,导致肝脏分泌甘油三酯减少,血浆甘油三酯含量降低。

n-6多不饱和脂肪酸的亚油酸和n-3多不饱和脂肪酸的EPA、DHA是前列腺素中阻碍血小板凝集成分的前体,故亚油酸、EPA和DHA具有抑制血小板凝集的作用。n-3多不饱和脂肪酸还具有改善血管内膜的功能,如调节血管内膜NO的合成和释放等。

多不饱和脂肪酸双键多,在体内易被氧化。大量摄入多不饱和脂肪酸可提高机体内的氧化应激水平,从而促进动脉粥样硬化的形成和发展。单不饱和脂肪酸的不饱和双键较少,对氧化作用的敏感性低于多不饱和脂肪酸,对预防动脉粥样硬化更有优越性。

反式脂肪酸(Trans Fatty Acids,TFA):反式脂肪酸是食物中常见的顺式脂肪酸的异构体。在将植物油氢化制成人造黄油的生产过程中,双键可以从顺式变成反式,即形成反式脂肪酸。近年来的研究表明,摄入反式脂肪酸可使血中LDL胆固醇含量增加,同时引起HDL含量降低,HDL/LDL降低。

②胆固醇 人体内的胆固醇具有外源性和内源性两种来源,外源性占

30%~40%，直接来自膳食，其余由肝脏合成。当膳食中摄入的胆固醇增加时，不仅肠道的吸收率下降，还可反馈性地抑制肝脏HMG－CoA还原酶的活性，减少体内胆固醇的合成，从而维持体内胆固醇含量的相对稳定。但这种反馈调节并不完善，故胆固醇摄入太多时，仍可使血中胆固醇含量升高。

③植物固醇　植物中含有的与胆固醇结构类似的化合物称为植物固醇(Phytosterol)，它能够在消化道与胆固醇竞争形成“胶粒”，抑制胆固醇的吸收，降低胆固醇含量。

2)膳食纤维　膳食纤维能够降低胆固醇含量，抑制胆酸的吸收，并促进胆固醇和胆酸从粪便排出，改变肝脏脂蛋白和胆固醇的代谢，具有降低血脂的作用。

温馨提示

○个体间对膳食胆固醇摄入量的反应差异较大，影响这种敏感性的因素主要有膳食史、年龄、遗传因素及膳食中各种营养素之间的比例等。

(3)高脂血症的营养治疗

1)A型(单纯性甘油三酯增高)

①患者超重或肥胖，应限制膳食总能量，甘油三酯可随体重减轻而降低。

②碳水化合物供能宜占总能量的50%左右，不宜吃蔗糖、果糖、水果糖、蜂蜜、含糖点心、罐头及中草药糖浆；烹调菜肴及牛奶、豆浆均不宜加糖。

③胆固醇摄入低于300 mg/d，每周吃3个鸡蛋。

④适当补充蛋白质，使其供能占总能量的15%~20%，可选豆类及其制品、瘦肉、去皮鸡鸭、鱼类等。

⑤如不需要控制体重，不必严格限制脂肪摄入量，保证脂肪供能占总能量的25%~30%。

⑥多选新鲜蔬菜以增加膳食纤维及饱腹感，并供给足量矿物质及维生素。

微课 高脂血症的食物选择

2)B型(单纯性高胆固醇血症)

①限制胆固醇和动物性脂肪摄入。脂肪供能应占总能量的20%左右，胆固醇轻度增高者，胆固醇摄入不超过300 mg/d；中度和重度增高者，胆固醇摄入200 mg/d。食用油以植物油为主，P/S比值以1.5~2.0为宜。

②除超重或肥胖者，能量及碳水化合物无须严格限制，蛋白质也不限制，碳水化合物供能占总能量的60%，蛋白质占15%。

③宜多食新鲜蔬菜和水果，增加膳食纤维，以利于胆固醇的排出。

④多食洋葱、大蒜、香菇、木耳、苜蓿、大豆及其制品等具有降低胆固醇含量作用的食物。

3)C型(高胆固醇、高甘油三酯血症)

①控制膳食能量，使体重降低并维持在标准范围内。

②食物胆固醇摄入不超过200 mg/d，禁食高胆固醇食物。

③脂肪供能不超过总能量的30%，食用油选用植物油，禁用动物油。

④控制碳水化合物摄入，使其供能约占总能量的50%，忌食蔗糖、果糖、甜点心及蜂蜜等。

⑤适当增加蛋白质的摄入，使其供能占总能量15%~20%，宜多食豆类及其制品。

⑥多吃新鲜蔬菜、瓜果，增加膳食纤维、多种维生素和矿物质的摄入。

4)D型(预防型)

①为预防中老年心血管疾病，膳食总能量应随年龄增加而相应减少。

②碳水化合物供能占总能量的60%~62%。

③蛋白质供能占总能量的14%~16%或维持在每日1.2 g/kg。

④脂肪供能占总能量的20%~25%。

⑤注意膳食平衡及每餐膳食的比例，尤其晚餐不宜过饱。

⑥戒烟限酒。

(4)高脂血症的食物选择

1)豆类

豆类是人体蛋白质的良好来源，特别是加工成豆腐或其他制品后，更易被人体消化、吸收、利用。豆类几乎不含胆固醇，含有豆固醇，可以起到抑制机体吸收动物性食物所含胆固醇的作用。大豆中的脂肪为多不饱和脂肪酸，含有丰富的磷脂、膳食纤维、维生素、无机盐及钙、磷、铁、锰、碘等微量元素，有益于防治高脂血症、冠心病等。

2)大蒜

大蒜不仅含有丰富的营养，而且含有大量的大蒜素，可抑制胆固醇的合成，对高脂血症有预防作用，能使胆固醇含量明显降低。

3)洋葱

洋葱的降血脂作用与其所含的烯丙基二硫化物有关，每天吃60 g油煎洋葱，能有效预防因摄入高脂食物引起的血胆固醇升高的现象。

4)苹果

苹果含有丰富的天然抗氧化剂类黄酮，具有降低血脂的作用。

5)山楂

山楂含有山楂酸、柠檬酸、脂肪分解酸、维生素C、黄酮、碳水化合物和蛋白质等，有促进胆固醇排出和降低血脂的作用。

6)鱼类

深海鱼含有多不饱和脂肪酸(特别是二十碳五烯酸)和丰富的维生素E，可使血液中的甘油三酯和胆固醇含量显著降低，具有预防高脂血症的作用。

7)海带

海带含有海带多糖，可以降低血清总胆固醇和甘油三酯的含量。同时，海带含有纤维素，可以和胆汁酸结合排出体外，从而减少胆固醇的合成，防止动脉粥样硬化。

8)菌类食物

菌类是高蛋白、低脂肪、富含天然维生素的健康食品。例如，香菇中含有纤维素，能促进胃肠蠕动，防止便秘，减少肠道对胆固醇的吸收；香菇中含有的香菇嘌呤等核酸物质，能促进胆固醇分解，防止血脂升高。

9）燕麦

燕麦是世界上公认的高营养杂粮之一，富含亚油酸和丰富的可溶性膳食纤维，有降低胆固醇的作用。

10）茶叶

茶叶中的儿茶素能降低血浆中总胆固醇、游离胆固醇、低密度脂蛋白胆固醇的含量，同时可以增加高密度脂蛋白胆固醇的含量。绿茶含有黄酮醇类，有抗氧化作用，也可防止血液凝块及血小板成团，降低心血管疾病发病率。

2.技能操作

67岁的王爷爷是自营企业老板，5年前被诊断患有原发性高血压，血压的控制一直不理想，最近一次测量血压值为165/105 mmHg。平时工作较忙，常常熬夜，特别喜欢吃动物性食物，没有运动锻炼的习惯，吸烟，偶尔饮酒。王爷爷到医院体检后发现：血甘油三酯为5.7 mmol/L（参考值0.46~1.7 mmol/L），血胆固醇为6.5 mmol/L（参考值2.84~5.18 mmol/L），低密度脂蛋白胆固醇为3.7 mmol/L（参考值2.07~3.12 mmol/L），体检中心营养师小李需要对其进行饮食史调查和饮食指导。假如你是小李，该如何做？

（1）沟通评估

在进行饮食指导前，需要先与患者沟通，收集评估信息，见表3-2-6。

表3-2-6　高脂血症患者饮食指导信息评估记录表

评估内容	沟通要求	具体内容	评估记录
饮食史	了解饮食情况、日常食物摄入情况、有无特殊饮食习惯、食物过敏及不耐受等情况	日常食物摄入情况	□是 □否
营养状况	人体测量：身高、体重、腰围等； 血生化检查：白蛋白、血红蛋白、血脂、电解质水平、肝肾功能情况等	有无超重、肥胖、营养不良等	□是 □否
血脂情况	血清TC、血清LDL-C、血清HDL-C、血清TG	有无动脉粥样硬化、冠心病等并发症，血脂控制情况	□是 □否
其他	生活方式、其他疾病情况	有无不良生活方式，如吸烟、饮酒、生活不规律等	□是 □否

(2)操作准备

在饮食指导前,需要做好必要的准备,见表3-2-7。

表3-2-7 高脂血症患者饮食指导物品准备

准备类型	准备记录
用物准备	□食物交换份法模型 □各类食物、膳食调查记录表 □身高体重秤 □软尺 □人体成分分析仪 □配餐软件 □常见食物成分表 □食物交换份表

(3)操作记录

根据患者目前营养状况,应用回顾法调查患者日常食物摄入情况,将饮食调查、饮食指导记录在表3-2-8中。

表3-2-8 高脂血症患者饮食调查、饮食指导操作记录表

操作项目	操作记录		
饮食调查	餐次	食物种类	食物质量/g
	早餐		
	小计		
	午餐		
	小计		
	晚餐		
	小计		
	加餐		
	合计		
饮食指导	判断高脂血症类型:A型(单纯性甘油三酯增高)、B型(单纯性高胆固醇血症)、C型(高胆固醇、高甘油三酯血症)、D型(预防型) 食物胆固醇摄入量不超过______mg/d,禁食高胆固醇食物 脂肪供能宜占总能量的______%,食用油选用植物油,禁用动物油 控制碳水化合物摄入量,使其供能约占总能量的______,忌食______ 适当增加蛋白质摄入量,使其供能占总能量的______,宜多食豆类及其制品 多吃新鲜蔬菜、瓜果,增加膳食纤维及多种维生素和矿物质的摄入		

（三）冠心病的饮食指导

1.知识学习

（1）冠心病的基本概念

冠心病（Coronary Heart Diseases）是指供养心肌的冠状动脉粥样硬化导致管腔阻塞，心肌缺血缺氧引起的心脏病，是动脉粥样硬化导致器官病变中最常见、最严重的一种类型。冠心病的危险因素有高血压、高血脂、低HDL（HDL<35 mg/dL）、高血糖、重度肥胖、遗传因素、精神因素、饮食组成（营养因素）、胰岛素抵抗、吸烟、活动量不足、年龄（男>40岁，女>55岁）等。冠心病的主要临床表现有心绞痛、心肌梗死、心力衰竭、心律失常、猝死及特征不明显的隐匿型。

（2）冠心病的病因和类型

冠心病的膳食营养因素与高脂血症类似，可参见高脂血症的相应部分。冠心病根据临床表现可分为隐匿型、心绞痛型、心肌梗塞型、心力衰竭和心律失常型、猝死型。

（3）冠心病的营养防治

冠心病是在高脂血症和动脉粥样硬化的基础上逐步发展形成的，而动脉粥样硬化与血脂异常密切相关。在一般情况下，血脂异常、动脉粥样硬化和冠心病的营养膳食治疗的基本原则和措施是相同的。在平衡膳食的基础上，控制总能量和总脂肪，限制饱和脂肪酸和胆固醇的摄入，保证摄入充足的膳食纤维和维生素、适量的矿物质和抗氧化营养素。但在发生心肌梗塞或心力衰竭等危急情况时，营养膳食措施可作适当的调整。

1）限制总能量摄入，保持理想体重

能量摄入过多是导致肥胖的重要原因，而肥胖是动脉粥样硬化的重要危险因素，故应该控制总能量的摄入，并适当增加运动，保持理想体重。

2）限制脂肪和胆固醇摄入

限制膳食中脂肪总量、饱和脂肪酸摄入量和胆固醇摄入量是防治高胆固醇血症、动脉粥样硬化、动脉粥样硬化性冠心病的重要措施。膳食中脂肪摄入量以占总能量的20%~25%为宜，饱和脂肪酸摄入量应少于总能量的10%，适当增加单不饱和脂肪酸和多不饱和脂肪酸的摄入。鱼类含有n-3多不饱和脂肪酸，对心血管有保护作用，可适当多吃。保持胆固醇摄入量低于300 mg/d，少吃含胆固醇含量高的食物，如猪脑、动物内脏等。高胆固醇血症患者应进一步降低饱和脂肪酸的摄入量，使其低于总能量的7%，胆固醇摄入量应低于200 mg/d。

3）提高植物性蛋白质的摄入，少吃甜食

蛋白质摄入应占总能量的13%~15%，大豆中的植物蛋白质有降低血脂的作用，应提高大豆及大豆制品的摄入量。碳水化合物摄入应占总能量的60%左右，限制单糖和双糖的摄入，少吃甜食和含糖饮料。

4)摄入充足的膳食纤维

膳食纤维能明显降低血胆固醇含量,因此应多摄入膳食纤维含量高的食物,如燕麦、玉米等。

5)摄入充足的维生素和矿物质

维生素E、B族维生素、维生素C及微量元素具有改善心血管功能的作用,特别是维生素E和维生素C具有抗氧化作用,应多食用富含维生素E和维生素C的新鲜蔬菜和水果。冠心病合并高血压时需控制钠的摄入,一般钠摄入量低于5 g/d,中度以上心功能不全者低于3 g/d,适当限制水,难治性心力衰竭患者水摄入量控制在800 mL/d。

6)饮食清淡,少盐和少饮酒

高血压是动脉粥样硬化的重要危险因素,为预防高血压,每日盐的摄入应限制在6 g以下,必要时给予低盐、无盐或低钠饮食。严禁酗酒,可少量饮酒。

(4)冠心病的食物选择

1)多吃保护性食物

非营养素的植物化学物质(Phytochemicals)具有促进心血管健康和抑制动脉粥样硬化的作用,因此冠心病患者可多食用富含植物化学物质的植物性食物,如大豆、草莓、洋葱和香菇等。此外,冠心病患者还应多食用富含优质植物蛋白质的豆类及其制品;富含膳食纤维的玉米、小米、高粱等粗粮;富含维生素、矿物质、膳食纤维的新鲜蔬菜和水果;富含优质蛋白质及DHA的深海鱼类;富含特殊成分、有降脂作用的食物,如海带、香菇、木耳、洋葱、大蒜、核桃仁、芝麻等。

2)忌(少)用的食物

冠心病患者应忌用或少用的食物有:高脂肪及油炸食物,如肥猪肉、肥羊肉、肥鹅、肥鸭、剁碎的肉馅、炸鸡腿等;高胆固醇食物,如猪皮、猪爪、带皮蹄膀、肝、肾、肺、脑、鱼子、蟹黄、全脂奶油、腊肠等;高能量及高碳水化合物食物,如冰淇淋、巧克力、蜂蜜、水果糖等,均为体积小产热高的食物;刺激性食物,如辣椒、芥末、胡椒、咖喱、浓咖啡、酒等。

2.技能操作

67岁的王爷爷是自营企业老板,5年前被诊断患有原发性高血压,血压的控制一直不理想,最近一次测量血压值为165/105 mmHg。王爷爷自述当头痛、心悸等症状出现时,会服用医生开的降压药。平时工作较忙,常常熬夜,特别喜欢吃动物性食物,没有运动锻炼的习惯,吸烟,偶尔饮酒。近期,王爷爷到医院体检后发现患有冠心病,体检中心营养师小李需要对其进行饮食史调查和饮食指导。假如你是小李,该如何做?

(1)沟通评估

在进行饮食指导前,需要先与患者沟通,收集评估信息,见表3-2-9。

表 3-2-9　冠心病患者饮食指导信息评估记录表

评估内容	沟通要求	具体内容	评估记录
饮食史	了解饮食情况、日常食物摄入情况、有无特殊饮食习惯、食物过敏及不耐受等情况	日常食物摄入情况	□是 □否
营养状况	人体测量：身高、体重、腰围等； 血生化检查：白蛋白、血红蛋白、血脂、电解质水平、肝肾功能情况等	有无超重、肥胖、营养不良等	□是 □否
临床症状	有无心绞痛、胸部压迫感、冠状动脉造影提示冠脉狭窄情况	冠心病的类型、目前病情状况	□是 □否
其他	生活方式、其他疾病情况	有无不良生活方式，如吸烟、饮酒、生活不规律等	□是 □否

(2)操作准备

在饮食指导前，需要做好必要的准备，见表 3-2-10。

表 3-2-10　冠心病患者饮食指导物品准备

准备类型	准备记录
用物准备	□食物交换份法模型 □各类食物、膳食调查记录表 □身高体重秤 □软尺 □人体成分分析仪 □配餐软件 □常见食物成分表 □食物交换份表

(3)操作记录

根据患者目前营养状况，应用回顾法调查患者日常食物摄入情况，将饮食调查、饮食指导记录在表 3-2-11 中。

表 3-2-11　冠心病患者饮食调查、饮食指导操作记录表

操作项目	操作记录		
饮食调查	餐次	食物种类	食物质量/g
	早餐		
	小计		

续表

操作项目	操作记录		
饮食调查	餐次	食物种类	食物质量/g
	午餐		
	小计		
	晚餐		
	小计		
	加餐		
	合计		
饮食指导	膳食中脂肪摄入量以占总能量的_____为宜,饱和脂肪酸摄入量应少于总能量的_____ 蛋白质摄入量应占总能量的_____,植物蛋白中的大豆有很好的降低血脂的作用,所以应提高大豆及大豆制品的摄入量 冠心病合并高血压时需控制钠的摄入,一般钠摄入量低于_____g/d,中度以上心功能不全者,钠摄入量低于_____g/d,适当限制水,难治性心力衰竭患者水摄入量控制在_____mL/d		

检查评估

操作者按照表3-2-12中的检查项目进行自我检查,并将检查结果和自我点评记录在表中。

表3-2-12 自我检查表(心血管系统疾病的饮食指导)

序号	检查项目	检查结果	自我点评
1	是否穿工作服并保持服装整洁	是□ 否□	
2	操作前是否洗净双手	是□ 否□	

续表

序号	检查项目	检查结果	自我点评
3	是否在操作前对患者进行营养评估	是□ 否□	
4	是否在操作过程中与患者进行有效沟通	是□ 否□	
5	是否按照标准步骤进行操作	是□ 否□	
6	是否完成操作记录	是□ 否□	

服务对象根据表3-2-13中的检查项目对操作者的服务情况进行检查，并将检查结果和结果点评记录在表中。

表3-2-13　服务对象检查表（心血管系统疾病的饮食指导）

序号	检查项目	检查结果	结果点评
1	态度是否和蔼，语言是否亲切	是□ 否□	
2	是否清楚说明不同慢性病合理饮食的重要性	是□ 否□	
3	是否清楚说明不同慢性病基本营养调查及营养指导内容	是□ 否□	
4	操作过程中是否询问有无其他特殊需求	是□ 否□	

教师根据表3-2-14中的检查项目对操作者的任务完成情况进行检查，并将检查结果和结果点评记录在表中。

表3-2-14　教师检查表（心血管系统疾病的饮食指导）

序号	检查项目	检查结果	结果点评
1	是否按时完成任务	是□ 否□	
2	团队协作是否顺畅	是□ 否□	
3	设备、用具及物品是否整理恢复	是□ 否□	
4	工作页填写是否准确、完整	是□ 否□	

任务小结

- 心血管系统疾病的饮食指导
  - 高血压
    - 基本概念
    - 病因
    - 诊断标准与分级
    - 临床表现
    - 影响血压水平的膳食营养因素
    - 营养治疗原则
    - 食物选择
  - 高脂血症
    - 基本概念
    - 病因和类型
    - 临床表现
    - 诊断
    - 影响血脂代谢的膳食营养因素
      - 脂类
      - 膳食纤维
    - 营养治疗
      - A 型
      - B 型
      - C 型
      - D 型
    - 食物选择
  - 冠心病
    - 基本概念
    - 病因和类型
    - 营养防治
    - 食物选择

任务三　其他疾病的饮食指导

任务导入

场景：某医院肿瘤科

人物：王爷爷、临床营养师小张

情节：72岁的王爷爷，出现进行性吞咽困难、胸骨后疼痛等症状5个月后入院，诊断为食管癌，5个月来体重下降10 kg，辅助检查：白蛋白26 g/L，临床营养师小张要对其进行营养治疗和饮食指导。假如你是小张，该如何做？

任务目标

- 能够根据老年慢性阻塞性肺疾病、肿瘤患者的主要营养相关因素，完成对老年患者的饮食史调查和人体测量。
- 能够根据老年慢性阻塞性肺疾病、肿瘤患者的营养防治原则、饮食宜忌，完成对老年患者的饮食指导。

任务实施

（一）慢性阻塞性肺疾病的饮食指导

1.知识学习

（1）概述

1）基本概念

慢性阻塞性肺疾病（Chronic Obstructive Pulmonary Disease，COPD）是呼吸系统的常见病和多发病，是以慢性支气管炎和肺气肿导致气流受限为特征的一类疾病。气流受限呈进行性发展，可伴气道高反应性，并有部分可逆性。

COPD发病率高，呈缓慢进行性发展，是全世界范围内威胁人类健康的主要疾病，多发于老年人，可因长期的慢性呼吸困难、反复发生的肺部感染及营养不良而严重影响患者的日常生活，甚至危及生命。

COPD的症状如图3-3-1所示。

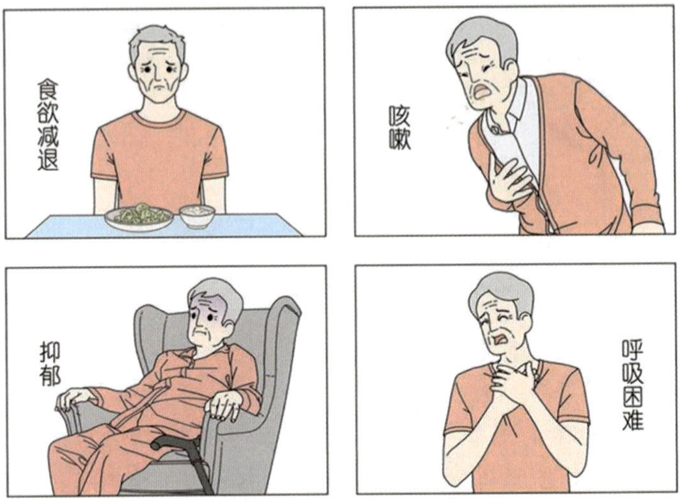

图3-3-1 COPD的症状

2）病因

多种致病因子长期慢性刺激上呼吸道损伤，形成呼吸道慢性非特异性炎症，破坏肺的结构，导致COPD的发生。

①吸烟

长期大量吸烟是COPD发生的重要因素，主动吸烟和被动吸烟人群COPD的患病率均较不吸烟人群明显增加，且吸烟量越大，烟龄越长，患病率越高。

②感染

呼吸道感染，尤其是反复发生的感染，是COPD发生的重要因素。各种细菌、病毒、支原体、衣原体等为COPD的病原体。

③环境因素

大气污染、各种矿物粉尘、化学烟雾和有机尘埃都会损伤气道黏膜，使纤毛清除能力下降，黏液分泌增加，为细菌感染创造条件。

④遗传因素

α1-抗胰蛋白酶（α1-AT）的先天性缺乏是COPD发生的遗传因素。α1-AT的主要作用为抑制嗜中性粒细胞弹性蛋白酶和胶原酶对正常肺结构的破坏。

(2)营养代谢特点

COPD患者常常合并营养不良，其发生与能量消耗增加和摄入不足等因素有关。具体表现为以下几个方面：

1）营养物质的摄入与吸收不足

心功能不全、胃肠道瘀血、长期缺氧及长期使用广谱抗生素等，可造成COPD患者胃肠道正常菌群失调，导致消化和吸收功能障碍。同时，进餐时加重呼吸负荷，血氧饱和度下降，造成患者气促厌食，膳食摄入量减少。长期大量地使用抗生素与茶碱类药物刺激COPD患者的胃黏膜,可能导致药物性胃炎,引起胃肠功能紊乱,影响食物的消化和吸收。此外,COPD患者一般存在年龄偏大、咀嚼功能下降等情况,这些因素可进一步影响其摄入及利用营养物质。

2)机体能量消耗增加

近年来发现,部分COPD患者具有超高能量代谢的特点,其静息代谢率、运动生热效应、食物的热效应等均比正常人高。具体机制尚未完全阐明,可能与以下因素有关:①COPD患者肺顺应性下降,气道阻力增大,使呼吸肌负荷和呼吸做功增加,引起呼吸时氧耗量增加,造成静息代谢率相应增加。研究表明,COPD患者每日用于呼吸的耗能为1 799~3 012 kJ(430~720 kcal),是正常人的10倍。②药物作用,COPD患者常用的解痉平喘药、β2激动剂、氨茶碱和类固醇皮质激素等药物具有增加机体能量消耗的作用。

3)机体分解代谢增加

COPD患者常因建立人工气道所致的创伤、焦虑、恐惧等刺激及反复感染、缺氧、细菌毒素等因素使机体产生应激反应,导致一系列神经内分泌改变,表现为甲状腺素、生长激素、皮质醇、胰高血糖素等激素分泌增加,而胰岛素分泌受到抑制。这些变化可引起机体糖原分解、糖异生加速、脂肪动员及周围组织蛋白质分解增加,机体处在一种高代谢状态,能量消耗、尿氮排出显著增加。某些COPD患者血清中一些炎症介质(如TNF-α、IL-1、IL-6)水平也较正常人高。这些细胞因子有调节能量消耗、氨基酸代谢和肌肉蛋白质分解代谢的作用。这不仅加速人体的分解代谢,还与静息代谢率呈正相关。此外,有作者观察到呼吸衰竭患者机械通气时,痰液中氮的丢失为0.36 ~ 0.68 g/d,相当于2.2~4.3 g/d蛋白质。这种大量氮的丢失对加剧营养不良具有不容忽视的作用。

(3)营养治疗

1)营养支持的目的

通过指导患者养成良好的饮食习惯,可改善COPD患者的呼吸肌肌力和运动耐力,使患者的体重接近理想体重,减少并发症的发生。

2)营养支持的时机和支持途径

对COPD患者的营养支持应以尽早为原则,或在临床干预下重要器官、系统功能基本稳定时开始。在患者没有明显胃肠功能障碍时,应鼓励患者尽可能经胃肠道摄入营养(吞咽困难者可给予鼻饲)。当肠内营养不能满足营养摄入量时,可短期给予静脉营养。

大多数患者的营养支持应以调整饮食习惯和合理安排饮食为主,如创造良好的进食环境,进食前可以适当休息,少量多餐,以软食为主。缺氧明显的患者可在进餐时或饭后给予氧疗。

3)能量需要

确定患者能量的供给是营养支持的核心问题。COPD患者的基础能量消耗高于健康人，同时还要纠正已降低的体重，因此日需能量应保持较高水平。一般可用Harris-Benedict公式（HBE）推算出基础能量消耗：

男性：BEE（kJ/d）=[66.47+13.75×体重（kg）+5.0×身高（cm）-6.76×年龄（岁）]×4.184

女性：BEE（kJ/d）=[655.1+9.56×体重（kg）+1.85×身高（cm）-4.68×年龄（岁）]×4.184

根据BEE计算患者每日能量供应：

一日总能量供给（kJ/d）＝BEE×C×1.1×1.3

式中：C为校正系数（男性为1.16，女性为1.19）；1.1为使患者体重下降得以纠正，应再增大10%的BEE；1.3为轻度活动系数，卧床系数为1.2，中度活动系数为1.5，剧烈活动系数为1.75。

以上能量的供给主要针对的是稳定期COPD患者，对于急性发作期患者，还应乘以应激系数，即临床校正系数（Clinical Correction Factor，CCF），CCF多为经验性，如严重感染或脓毒血症患者的CCF为1.1~1.3。

4）碳水化合物

通气功能障碍是COPD的发病特征之一，因此进行COPD的营养支持时不主张摄入过多的碳水化合物，尤其是对存在CO_2潴留的患者，应限制其碳水化合物的摄入总量。碳水化合物提供的能量占总能量的50%~60%为宜，如合并呼吸衰竭，应严格控制碳水化合物的摄入量（占能量的50%）。

5）脂肪

一般脂肪供能占总能量的20%~30%，具有严重通气障碍和呼吸衰竭的患者可适当提高脂肪的摄入量。膳食脂肪摄入时应注意调整脂肪酸的构成，以防止高脂血症的发生或网状上皮系统的损害，故供给脂肪时动物脂肪及植物脂肪应各占一半。此外，在患者的高脂饮食中以中链甘油三酯（MCT）替代部分长链脂肪酸，不仅有利于消化吸收，还有利于正氮平衡的恢复。

6）蛋白质

蛋白质供能占总能量的15%~20%，治疗开始时为了促进氮潴留和蛋白质合成，可给予优质蛋白质1.2~1.5 g/（kg·d）。COPD患者应避免摄入过多的蛋白质，因为蛋白质的氧热价较低，过量摄入蛋白质将加重低氧血症和高碳酸血症，从而增加每分钟通气量及氧的消耗量。在肠外营养中适当提高支链氨基酸含量，调整饮食中的必需氨基酸谱，使其接近人体必需氨基酸模式，可改善血清BCAA/AAA比值，降低肺性脑病的发生率。

7）各种微量元素及维生素的补充

COPD患者常存在各种维生素、微量元素及矿物质的缺乏，如维生素C、维生素E、锌、铜、钾、钙、镁、磷等。这些物质参与机体的抗氧化防御系统，或是一些酶的辅酶，缺乏时会造成氧自由基对机体的损伤或影响各种物质的能量代谢，进一步加重呼吸肌无力。

8)水

呼吸困难和气促可引起水分丢失过多,体内缺水会导致痰液黏稠不易咳出,所以应该保证机体水分的补给。每日饮水量应为2 500~3 000 mL。

9)其他

适当补充精氨酸、谷氨酰胺、核苷酸等营养成分。

10)膳食特点

应供给清淡、易消化的软食或半流质膳食,在两餐之间可以少量多次给予浓缩食物,以避免疲乏。忌用辛辣、油腻、产气类食品。

2.技能操作

72岁的王爷爷时常呼吸困难、咳嗽、咯痰,经诊断为COPD,5个月来体重下降10 kg,辅助检查:白蛋白26 g/L,临床营养师小张要对其进行营养治疗和饮食指导。假如你是小张,该如何做?

(1)沟通评估

在进行饮食指导前,需要先与患者沟通,收集评估信息,见表3-3-1。

表3-3-1　COPD患者饮食指导信息评估记录表

评估内容	沟通要求	具体内容	评估记录
饮食史	了解饮食情况、日常食物摄入情况、有无特殊饮食习惯、食物过敏及不耐受等情况	日常食物摄入情况	□是 □否
营养状况	测量身高、体重、腰围、臀围等;了解血糖、血脂、电解质水平、肝肾功能情况等	体质指数、理想体重、腰臀比	□是 □否
临床检查	了解患者疾病情况:有无高脂血症、糖尿病、动脉粥样硬化、心衰、水肿等	病程长短,病情轻重,心、肺功能状态,有无并发症等	□是 □否
其他	生活方式、其他疾病情况	有无不良生活方式,如吸烟、饮酒、生活不规律等	□是 □否

(2)操作准备

在饮食指导前,需要做好必要的准备,见表3-3-2。

表3-3-2　COPD患者饮食指导物品准备

准备类型	准备记录
用物准备	□食物交换份法模型　□各类食物、膳食调查记录表　□身高体重秤 □软尺　□人体成分分析仪　□配餐软件　□常见食物成分表 □食物交换份表

(3)操作记录

根据患者目前营养状况，应用回顾法调查患者日常食物摄入情况，将饮食调查、饮食指导记录在表3-3-3中。

表3-3-3 COPD病患者饮食调查、饮食指导操作记录表

操作项目	操作记录		
饮食调查	餐次	食物种类	食物质量/g
	早餐		
	小计		
	午餐		
	小计		
	晚餐		
	小计		
	加餐		
	合计		
饮食指导	在患者没有明显胃肠功能障碍时，应鼓励患者尽可能经______(吞咽困难者，可给予______)，当肠内营养不能满足营养摄入量时，可短期给予______ COPD患者基础消耗高于健康人，同时还要纠正已降低的体重，因此日需能量应保持______水平。一般可用______公式推算出基础能量消耗 COPD合并呼吸衰竭，应严格控制碳水化合物的摄入量(占能量的______) COPD患者______过多摄入蛋白质		

(二)肿瘤患者的饮食指导

1.知识学习

(1)概述

1)基本概念

肿瘤(Tumor)是机体细胞在内、外致瘤因素长期协同作用下导致其基因水平的突变和功能调控异常,从而促使细胞持续过度增殖并导致发生转化而形成的新生物。肿瘤细胞在结构、功能和代谢方面均与正常细胞明显不同,具有超常的增生力,并且与机体不协调。肿瘤患者最终常死于恶病质。

2)病因和分类

肿瘤的发生是多因素参与的多阶段病理过程,与肿瘤发生相关的危险因素主要包括两大类:外部环境因素和机体内在因素。外部环境因素包括化学因素、物理因素、生物因素和生活方式等,机体内在因素包括遗传因素、免疫因素、营养因素和激素水平等。在通常情况下,各种环境致癌因素可独立或相互协同作用于机体,在机体内在因素的影响下,通过不同的复杂机制引起细胞遗传学改变并不断积累,最终导致肿瘤的发生。近年来,大量肿瘤流行病学调查发现,人类生活方式与多种肿瘤发生有关。2010年WHO调查结果显示,饮食习惯不合理、过量饮酒、吸烟、肥胖、缺乏体育锻炼、不安全性行为、空气污染、家庭使用固体燃料产生的室内烟雾及应用被污染的注射器等与肿瘤的发生密切相关。

根据新生物的细胞特性及对机体的危害程度,又将肿瘤分为良性肿瘤和恶性肿瘤两大类。

知识拓展

"癌症"与"癌"是两个不同的概念,"癌症"为恶性肿瘤的总称,"癌"指的是来自上皮组织的肿瘤,如由大肠黏膜上皮形成的恶性肿瘤称为大肠黏膜上皮癌,简称大肠癌;由皮肤上皮形成的恶性肿瘤称为皮肤上皮癌,简称皮肤癌;来自间叶组织的恶性肿瘤称为"肉瘤",如骨肉瘤、横纹肌肉瘤等。

(2)膳食营养与肿瘤的关系

据WHO专家估计,90%以上的肿瘤是由环境因素引起的,而饮食营养是人类直接接触的环境因素之一。根据肿瘤发病的两步学说,肿瘤的发病过程包括致癌阶段和促癌阶段两步,致癌阶段由各种因素引起基因调控失常,常在较强烈的致癌因素作用下在较短时间内完成。而致癌阶段完成后宿主并不一定会形成肿瘤。促癌因素大部分为自然界广泛存在的物质,强度低,作用时间长。目前认为大多数营养因素可作为促癌因素

微课 肿瘤患者的营养支持治疗

参与肿瘤的发病过程。膳食营养通过改变机体的代谢、调节内分泌作用间接影响细胞的生长。肿瘤发生的主要膳食营养因素有：

1)膳食模式

膳食模式可影响癌症的发生。不同国家的膳食模式不同,其癌症谱也不同。随着经济的发展,由于膳食模式发生改变,癌症谱也会发生改变。

在中低收入地区,如非洲、拉丁美洲、亚洲一些发展中国家或地区是以植物性食物为主的膳食模式,动物性食物摄入较少,上呼吸道和消化道癌症(口腔癌、咽癌、喉癌、鼻咽癌及食管癌)、胃癌、原发性肝癌、子宫颈癌的发生较多;相反,高收入国家以及城市化和工业化程度较高的中低收入国家或地区是以动物性食物为主的膳食模式,植物性食物摄入较少,结肠癌、与激素有关的癌症(乳腺癌、卵巢癌、子宫内膜癌及前列腺癌)的发生率较高;肺癌是世界范围内最常见的癌症。

近年来随着经济的发展,我国的膳食模式发生了改变,谷类食物消费减少,动物性食物和油类消费增加,肉类增加了2~3倍,蔬菜水果减少,酒的消费量增加,使乳腺癌、结肠癌和前列腺癌发生率明显增大,20世纪90年代比20世纪70年代增大了约1倍。

以地中海周边国家(如希腊、法国、葡萄牙、西班牙等国家)为代表的地中海膳食模式,其特点为蔬菜、水果、根茎类、鱼和海产品均摄入较多,小麦是能量的主要来源,并食用橄榄油。流行病学资料表明,这些国家的癌症死亡率较西欧和北美国家低。另外,移民流行病学发现,移居到新地方的居民,一段时间后,其癌症发生谱也与当地居民相似,说明外界因素包括膳食因素在癌症的发生中起一定的作用。

2)能量

有研究报道,摄入高能量的食物可增加患乳腺癌、直肠癌、子宫内膜癌、膀胱癌、肾癌、卵巢癌、前列腺癌和甲状腺癌的危险性。婴幼儿期增重过快、月经初潮过早(两者均与膳食能量有关)可增加乳腺癌的危险性。世界癌症研究基金/美国癌症研究所(WCRF/AICR)专家小组指出,体脂含量增加是食管腺癌、胰腺癌、结肠直肠癌、绝经后乳腺癌、子宫内膜癌和肾癌发生的病因之一,并很可能是胆囊癌的病因;有充分证据表明腹型肥胖是结肠直肠癌的病因,并可能是胰腺癌、绝经后乳腺癌和子宫内膜癌的危险因素。与之相反的是,体脂含量增加可能是绝经前乳腺癌发生的保护因素。适量的体力活动能够预防结肠癌、子宫内膜癌和妇女绝经后乳腺癌的发生。

3)脂肪

流行病学调查显示,高脂肪膳食国家或地区人群的结肠直肠癌及乳腺癌的发病率及死亡率高,尤其与动物脂肪的摄入量呈正相关;摄入脂肪过多可促进雌激素和催乳素的分泌,增大子宫内膜癌的发病率;在摄食高脂饮食的地区,前列腺癌的病死率也较高;摄食高脂饮食与卵巢癌及睾丸癌的发生有关。高脂肪膳食使人体产生大量的活性代谢产物,包括脂质过氧化物和氧自由基，它们可通过攻击生物大分子如DNA和蛋白质，引起DNA损伤，促进癌症的发生。高脂肪膳食增加大肠癌发生的机制可能是使肝脏分泌胆汁增多，胆汁中的初级胆汁酸在肠道厌氧菌的作用下转变成促癌物质脱氧胆酸及胆石酸，同时产生的雌激素也增多，而雌激素中的雌酮和雌二醇有致癌作用。

多项研究表明膳食总脂肪、饱和脂肪酸或动物脂肪可能是肺癌、结肠直肠癌、乳腺癌、子宫内膜癌和前列腺癌的危险因素，胆固醇高的膳食可能增大肺癌和前列腺癌的发病率。然而一些队列研究表明膳食脂肪作为癌症病因的关联性并不明显，故WCRF/AICR专家小组在报告中指出，膳食总脂肪与肺癌和绝经后乳腺癌发生的相关性较低。资料还提示富含动物脂肪的食物与结肠直肠癌危险性增加有关，以及食用奶油可增加肺癌的危险性。

4）蛋白质

流行病学和实验研究表明，膳食蛋白质摄入量低时肝癌、食管癌和胃癌发生的危险性增加；而富含蛋白质的食品（尤其是动物蛋白质）摄入量过高可诱发结肠癌、乳腺癌、恶性淋巴瘤和胰腺癌，但有人认为，这不一定是蛋白质本身的作用。有研究表明，高大豆蛋白的膳食可降低患胃癌的危险性，可能与大豆富含大豆异黄酮有关。

5）碳水化合物

有资料表明摄食精制糖与患乳腺癌、结肠直肠癌的危险性增加有关，高淀粉食物可能增加患胃癌的危险性。高淀粉膳食本身无促癌作用，但常伴有蛋白质摄入量偏低，其他保护因素不足及胃容积增大，易造成胃黏膜损伤。

6）膳食纤维

有证据表明富含膳食纤维的食物（如蔬菜、水果、谷物等）可能具有预防结肠直肠癌的作用，并提示其对食管癌有预防作用。多数学者认为，膳食纤维的主要作用是吸附致癌物质，增大粪团体积，减少致癌物质与结肠黏膜的接触，降低癌症的发生风险，富含膳食纤维的食物也是低能量食物，低能量食物可以降低超重和肥胖的发生风险，而超重和肥胖是结肠直肠癌和食管癌的危险因素。但膳食纤维过高可能增大胃癌的发病率。

7）微量营养素

流行病学资料表明，多种癌症患者血清中维生素A和β-胡萝卜素的水平低于正常人。动物实验也证实，维生素A或β-胡萝卜素可抑制肺癌、口腔癌、胃癌、结肠直肠癌、乳腺癌、膀胱癌的发生，并对化学致癌物质诱导的肿瘤有抑制作用。维生素A抑制或预防癌症的可能机制包括诱导细胞的正常分化，提高机体的免疫功能，调控基因等。

β-胡萝卜素是强抗氧化剂，能猝灭自由基，阻止生物膜上PUFA的过氧化以保护细胞的正常功能。有多项队列和病例对照研究报道，膳食中的β-胡萝卜素对肺癌、食管癌、子宫颈癌、喉癌、卵巢癌、子宫内膜癌、膀胱癌的发生有预防作用。

在大量的人群调查中发现，癌症的发病率与新鲜蔬菜和维生素C的摄入量成反比。还有调查认为，维生素C的摄入量增加，患喉癌、胰腺癌和宫颈癌的危险性降低。维生素C具有抗氧化作用，可以猝灭自由基和活性氧，保护DNA不受损伤，防止脂质过氧化，减少亚硝胺化合物的形成，并提高机体免疫功能。

维生素E是高效抗氧化剂，在体内可保护细胞免受自由基损害。维生素E与超氧化物歧化酶（Superoxide Dismutase，SOD）、谷胱甘肽过氧化物酶（Glutathione Peroxidase，GSH-Px）一起构成体内的抗氧化系统，保护生物膜上的多不饱和脂肪酸、细胞骨架及其他蛋白质的巯基免受自由基攻击，从而具有防癌抗癌作用。多数人群研究表明，随着维生素E摄入量增加，癌症的危险性降低。

叶酸与癌症的关系是近年来医学领域的研究热点之一。叶酸参与DNA合成和甲基化，影响正常的细胞周期，摄入量低者DNA切除修复功能低下。在许多癌症中存在因DNA甲基化引起的基因表达异常，叶酸缺乏可以引起DNA的尿嘧啶替代胸腺嘧啶，导致碱基错配；叶酸缺乏和补充可影响DNA甲基化的基因和位点特异性，其影响与细胞种类、靶器官、转录阶段及叶酸缺乏的程度和持续时间有关，有资料提示摄入富含叶酸的食物可以降低患胰腺癌、食管癌和结肠直肠癌的危险性。

前致癌物的致活或去活（包括酶代谢过程）与B族维生素有关，如维生素B_2对二甲基氨基偶氮苯所诱发的大鼠肝癌有保护作用，这是由于黄素酶系统可加强去毒作用；维生素B_{12}可抑制萎缩性胃炎患者发生胃癌的危险性。

有资料提示，维生素D可降低结肠直肠癌、乳腺癌及前列腺癌发生的危险性；维生素K对白血病、乳腺癌、卵巢癌、结肠癌、胃癌、肾癌和肺鳞状细胞癌的癌株有不同程度的抑制作用。

8）矿物质

有许多研究表明增加膳食钙摄入量也会降低患结肠直肠癌的危险性。维生素D对钙的化学预防功能起协同作用，可能与其增加肠钙吸收有关。由于膳食中的磷易被吸收，可导致血清磷的浓度增高，影响钙的利用，所以高磷膳食可拮抗钙抑制细胞增殖。然而，WCRF/AICR专家小组指出，膳食钙摄入量过高很可能是前列腺癌的危险因素，所以钙的补充不是越多越好。

硒为抗氧化剂，研究提示含硒高的食物可以预防胃癌、结肠直肠癌、前列腺癌的发生，另有资料提示，补充硒有预防肺癌的作用。硒的防癌机制为硒是谷胱甘肽过氧化物酶的必需组分，具有分解过氧化物、抗脂质氧化的作用，能消除自由基，修复膜损伤，从而阻止DNA合成，抑制基因突变，使癌变发生逆转。另外，硒能提高机体免疫功能，提高白细胞和巨噬细胞对癌细胞的杀伤能力。

食管癌患者血、头发中锌含量低于正常人，癌组织内锌含量低于非癌组织部分。锌与人体免疫系统密切相关，缺锌可引起人体免疫缺陷、T淋巴细胞功能不全，而T淋巴细胞是杀伤癌细胞的最主要力量。

9)吸烟与饮酒

研究显示，吸烟会导致肺癌、口腔癌、喉癌、膀胱癌、食管癌等癌症发病率增高，尤其是每日吸烟量超过20支者。饮酒会增大肝癌、口腔癌、食管癌、乳腺癌、甲状腺癌、皮肤癌等癌症的发病率。

10)食物中的癌瘤阻断剂

近年来的研究表明，植物化学物中含有许多癌瘤阻断剂，对某些恶性肿瘤有一定预防作用。黄酮类化合物具有良好的抗氧化作用和清除自由基的能力，具有防癌抗癌作用，主要存在于水果、蔬菜、干果、种子、花卉、树皮中，多以甙类形式存在。茶叶中的儿茶素（黄烷醇）占茶多酚活性成分的80%，是茶叶抗癌作用的主要有效成分。大豆异黄酮是存在于大豆及其制品中的一类黄酮类化合物，种类较多，在体内呈现雌激素样活性。

葱蒜类蔬菜包括大蒜、洋葱、韭菜、大葱、小葱等，含不同的有机硫化物，可以防癌抗癌。多项流行病学研究表明食蒜可以减轻消化道癌的危险性，我国山东省胃癌病例对照分析证明食蒜、大葱、韭菜多者胃癌发生率较低。

异硫氰酸盐（Isothiocyanates，ITCs）以前体芥子油甙形式存在于十字花科蔬菜中，有120多种，可以改变致癌原的代谢，如卷心菜含烯丙异硫氰酸盐特别多，西兰花含萝卜硫素（Sulphoraphen），水芹含苯乙基异硫氰酸盐（PEITC）等。吲哚和ITCs是芥子油甙分解的两种主要产物，两者可以通过诱导谷胱甘肽转硫酶（GSTs）和抑制细胞色素P450的活性而降低多环芳烃化合物和亚硝胺化合物的致癌作用。

皂甙类化合物的代表为大豆皂甙，是从大豆中提取出来的化学物质，可通过减少自由基的产生或加速自由基的消除而使DNA免受损害，抑制人类多种肿瘤细胞（如胃癌、乳腺癌、前列腺癌等）的生长。

类胡萝卜素（Carotenoid）存在于各种蔬菜中，尤其在红色或橘黄色蔬菜中含量较高，富含类胡萝卜素的食物能预防口腔癌、咽癌、喉癌及肺癌的发生。番茄红素在番茄、西瓜、葡萄、柚等食物中含量较高，尤以番茄中含量最高，富含番茄红素的食物能预防前列腺癌的发生。

(3)肿瘤的预防

有效的预防措施是降低癌症患病率和死亡率的重要途径。WHO指出，至少三分之一的癌症是可以预防的，预防癌症是控制恶性肿瘤最经济、最长远的策略。大部分针对其他慢性病的预防策略也适用于癌症的预防。降低癌症危险性的主要方法包括避免使用烟草、摄入适宜的膳食、避免接触致癌物。改善膳食是防治癌症的重要手段，健康的饮食习惯有助于预防膳食相关性癌症的发生和降低心血管疾病的发生风险。坚持体育运动和保持健康体重配合平衡膳食可以明显降低患癌症的风险。

降低癌症发病风险的十项建议

2022年美国癌症协会发布了《癌症幸存者营养和身体活动指南》，对癌症幸存者饮食、运动给出了全面详尽的建议，给予了癌症幸存者及家属提高生存率、防止复发的权威指导。对癌症患者科学饮食的一般建议有：不要轻易拒绝新事物，一些从前不喜欢的食物在治疗期间可能让你觉得味道不错；多吃植物性食物，尝试每周吃几顿豆类食物代替肉类；每天都要吃丰富的蔬菜和水果；多吃全谷物；将体重控制在健康的范围内，保持运动；限制腌制、熏烤类食物的摄入；限制红肉和加工肉类的摄入；避免饮用酒精和含糖饮料。

知识拓展

有证据表明，大多数具有癌症预防作用的膳食，主要是由植物来源的食物组成的。摄入较多植物性食物可能对各个部位的癌症均有预防作用。非淀粉蔬菜和水果不仅可能对某些癌症具有预防作用，而且由于能量密度很低，还可以预防体重的增加。

（4）肿瘤患者的营养支持治疗

1）营养支持治疗

营养支持治疗是根据患者的诊断、病理、生理、心理变化，选择适宜途径，补充人体所需要的营养物质和能量，达到疾病好转或痊愈的治疗方法。根据其途径分为经口服、管饲的肠内营养和经静脉的肠外营养。

恶性肿瘤患者的营养支持治疗是其综合治疗的重要组成部分。许多癌症患者因营养不良而发生恶病质，影响预后。尽管有研究者认为补充营养在改善患者营养状态的同时也会刺激肿瘤生长，但是临床实践证明，营养支持治疗对癌症患者至关重要，如果患者的营养状况得不到改善，其他治疗方法难以实施或难以达到预期效果。作为癌症治疗的重要辅助手段之一，营养支持治疗可以预防和纠正癌症发展过程中所发生的营养缺乏，防止和纠正患者体重减少，延缓癌症的复发和转移。

2）营养支持治疗在肿瘤治疗中的作用

单独应用营养支持治疗在癌症治疗中的效果有限，常与其他支持治疗，如姑息性放疗、止痛治疗、类固醇皮质激素治疗和社会及心理治疗配合应用。

恶性肿瘤导致的组织破坏、对正常组织的营养物质的夺取、体液的异常丢失，以及患者食欲低下、呕吐、腹泻、胸腹水、手术、放疗、化疗、感染等都会导致或加重患者的营养不良，导致长期负氮平衡、免疫力低下，最终发展为恶病质。因此，给予癌症患者营养支持治疗可以改善其营养状况，恢复体质，更好地接受抗癌治疗。

3）肿瘤患者营养支持治疗的原则

①营养状况良好或仅有轻度营养缺乏，估计自然饮食能够满足需要

的患者，在手术、化疗或放疗时无须特殊的营养支持治疗；②发生严重营养缺乏或因胃肠道疾病，估计患者的饮食摄入不足超过一周，应给予肠内或肠外营养支持治疗，且同时进行抗癌治疗；③对于化疗或放疗无效的进展期癌症患者，不主张进行静脉营养支持治疗。

4)肿瘤患者营养支持治疗途径的选择

对于中度营养缺乏和围手术期不能进食的患者，可以采用营养支持治疗，可选择不同的途径：①经口进食，只要患者能够经口进食，就应鼓励尽量经口进食，不能经口进食或经口进食量不能满足机体需要者可以通过鼻饲途径给予肠内营养支持；②静脉营养，对于癌症晚期和围手术期患者，可选择静脉营养支持。

5)恶病质(Cachexia)的治疗

恶病质是指机体严重消耗、体重下降、厌食、无力、全身衰竭的状态，见于恶性肿瘤、大面积烧伤、严重感染、营养吸收不良、其他慢性消耗性疾病等，是许多疾病终末期的临床表现，其中癌症是发生恶病质的主要原因，有20%~65%的癌症患者死于恶病质。恶病质几乎发生于所有癌症。恶病质的营养支持治疗有以下八个要点：①鼓励患者下床活动；②放疗、化疗时不要盲目为患者更换食物；③避免偏食、挑食；④少食多餐；⑤患者与家属共同进餐，促进食欲；⑥向患者说明饮食宜忌；⑦鼓励卧床患者自己进食；⑧告知患者尽量进食，使患者相信进食与治疗和康复密切相关，甚至比药物还重要。

2.技能操作

72岁的王爷爷，出现进行性吞咽困难、胸骨后疼痛等症状5个月后入院，被诊断为食管癌，5个月来体重下降10 kg，辅助检查：白蛋白26 g/L，临床营养师小张要对其进行营养治疗和饮食指导。假如你是小张，该如何做？

(1)沟通评估

在进行饮食指导前，需要先与患者沟通，收集评估信息，见表3-3-4。

表3-3-4　癌症患者饮食指导信息评估记录表

评估内容	沟通要求	具体内容	评估记录
饮食史	了解饮食情况、日常食物摄入情况、有无特殊饮食习惯、食物过敏及不耐受等情况	日常食物摄入情况	□是 □否
营养状况	人体测量：身高、体重、腰围等； 血生化检查：白蛋白、血红蛋白、血脂、电解质水平、肝肾功能情况等	有无恶病质、营养不良等	□是 □否

续表

评估内容	沟通要求	具体内容	评估记录
疾病情况	肿瘤相关的指标、治疗方式、营养途径	肿瘤控制情况，有无转移、并发症，手术情况，有无放化疗等	□是 □否
其他	生活方式、其他疾病情况	有无不良生活方式，如吸烟、饮酒、生活不规律等	□是 □否

(2)操作准备

在饮食指导前，需要做好必要的准备，见表3-3-5。

表3-3-5　癌症患者饮食指导物品准备

准备类型	准备记录
用物准备	□食物交换份法模型 □各类食物、膳食调查记录表 □身高体重秤 □软尺 □人体成分分析仪 □配餐软件 □常见食物成分表 □食物交换份表

(3)操作记录

根据患者目前营养状况，应用回顾法调查患者日常食物摄入情况，将饮食调查、饮食指导记录在表3-3-6中。

表3-3-6　癌症患者饮食调查、饮食指导操作记录表

操作项目	操作记录		
饮食调查	餐次	食物种类	食物质量/g
	早餐		
	小计		
	午餐		
	小计		
	晚餐		
	小计		
	加餐		
	合计		

续表

操作项目	操作记录
饮食指导	在正常体重范围内尽可能______，特别是______肥胖与癌症危险性增加密切相关，每天至少进行______min的中度身体活动 限制摄入______能量密度的食物，含糖饮料和西式快餐多为______能量密度食物，应尽量避免摄入 每日至少吃______不同种类的非淀粉蔬菜和水果，每餐都吃相对未加工的谷类和(或)豆类 每天吃______份蔬菜和水果，其中包括番茄和浆果等

检查评估

操作者按照表3-3-7中的检查项目进行自我检查，并将检查结果和自我点评记录在表中。

表3-3-7　自我检查表（其他疾病的饮食指导）

序号	检查项目	检查结果	自我点评
1	是否穿工作服并保持服装整洁	是□ 否□	
2	操作前是否洗净双手	是□ 否□	
3	是否在操作前对患者进行营养评估	是□ 否□	
4	是否在操作过程中与患者进行有效沟通	是□ 否□	
5	是否按照标准步骤进行操作	是□ 否□	
6	是否完成操作记录	是□ 否□	

服务对象根据表3-3-8中的检查项目对操作者的服务情况进行检查，并将检查结果和结果点评记录在表中。

表3-3-8　服务对象检查表（其他疾病的饮食指导）

序号	检查项目	检查结果	结果点评
1	态度是否和蔼，语言是否亲切	是□ 否□	
2	是否清楚说明不同疾病合理饮食的重要性	是□ 否□	
3	是否清楚说明不同疾病基本营养调查及营养指导内容	是□ 否□	
4	操作过程中是否询问有无其他特殊需求	是□ 否□	

教师根据表3-3-9中的检查项目对操作者的任务完成情况进行检查，并将检查结果和结果点评记录在表中。

表3-3-9　教师检查表（其他疾病的饮食指导）

序号	检查项目	检查结果	结果点评
1	是否按时完成任务	是□　否□	
2	团队协作是否顺畅	是□　否□	
3	设备、用具及物品是否整理恢复	是□　否□	
4	工作页填写是否准确、完整	是□　否□	

任务小结

- 其他疾病的饮食指导
  - 慢性阻塞性肺疾病的饮食指导
    - 概念
    - 病因
    - 营养代谢特点
      - 营养物质的摄入与吸收不足
      - 机体能量消耗增加
      - 机体分解代谢增加
    - 营养治疗
      - 营养支持的目的
      - 营养支持的时机和支持途径
      - 能量和营养素需要量
      - 膳食特点
  - 肿瘤患者的饮食指导
    - 概念
    - 病因及分类
    - 膳食营养与肿瘤的关系
    - 肿瘤的预防
    - 营养支持治疗
      - 治疗原则
      - 治疗途径的选择
      - 恶病质的治疗

情境四
老年人膳食营养指导

情境介绍

本情境包括老年人膳食调查与评价、老年人膳食食谱编制两项任务。

老年人膳食调查与评价任务包括膳食调查的概念、调查方法、评价指标等内容。老年人膳食食谱编制任务包括老年人食谱编制的原则及食物成分计算法、食物交换份法、老年人食谱配餐方法等内容。

情境目标

- 能够根据膳食调查工作获取并收集整理调查数据，并对调查结果分析比较，完成对老年人的营养素、能量及其食物来源的评价并给出健康饮食建议。
- 能够依据老年人的营养需求，结合膳食指南，使用营养成分计算法、食物交换份法完成正常老年人食谱编制。

任务一 老年人膳食调查与评价

任务导入

场景：某市综合养老机构

人物：张爷爷、膳食照护主管小王

情节：小王是某市综合养老机构膳食照护主管，她需要对入住者张爷爷的膳食营养状况进行调查，并且根据老人具体情况给予专业的膳食评价与指导。假如你是小王，该如何做？

任务目标

- 能够根据合适的膳食调查方法及膳食调查问卷，完成膳食调查工作并收集整理膳食调查数据。
- 能够根据膳食模式、能量和营养素摄入量等对膳食调查数据进行分析，完成机构老年人个体及群体膳食营养状况评价。

任务实施

1.知识学习

（1）概述

膳食调查是指了解调查对象在一定时间内通过膳食摄取的能量、营养素的数量和质量，据此评价调查对象能量和营养素需求获得满足的程度。膳食调查是营养调查的重要内容，营养调查包括膳食调查、体格检查、人体营养素水平生化检验、营养相关疾病临床检查四部分。世界上很多国家都会有计划地开展全民营养调查工作，其结果可在一定程度上反映一个国家或地区的经济及社会进步程度。我国曾于1959年、1982年、1992年、2002年分别进行了四次全国营养调查。通过营养调查可以了解不同地区、不同年龄、不同性别的人群的能量和营养素摄入水平；不同地区的营养过剩和营养缺乏问题分布情况及严重程度；不同营养相关疾病的病因及影响因素；国民膳食结构变迁及发展趋势；居民营养与健康状况数据；为国家或地区制定促进营养健康的干预策略和政策提供支持。本节重点介绍膳食调查方法及其结果评价。

(2)膳食调查步骤

膳食调查的基本步骤包括：①根据研究目标确定调查对象和人群；②确定调查方法和内容及质量控制；③调查人员培训；④现场调查；⑤结果整理统计分析；⑥调查结果评价。膳食调查需要一年四季各进行一次，考虑到人、财、物的消耗，常常选择夏季、冬季各进行一次调查，综合评价调查结果。

(3)膳食调查方法

膳食调查方法包括称重法、记账法、回顾法、食物频数法和化学分析法等。

微课 膳食调查方法

1)称重法

称重法可用于个人、家庭或集体单位。该方法比较准确，但耗费人力、物力。调查期间需要对每餐所吃主副食的生重、熟重及剩余食物称重，并根据实际用餐人数，计算出平均每人用餐的食物生重。将一天各餐的结果加在一起，得出每日每天摄入的各种食物生重，参照食物成分表计算出能量和各营养素的摄入量。称重法膳食调查一般可调查3~7 d。如果调查对象在年龄、性别、劳动强度上差别较大，则必须折算成相应"标准人(指轻体力劳动的60 kg成年男子)"的每人每日各种食物的摄入量。称重法如图4-1-1所示。

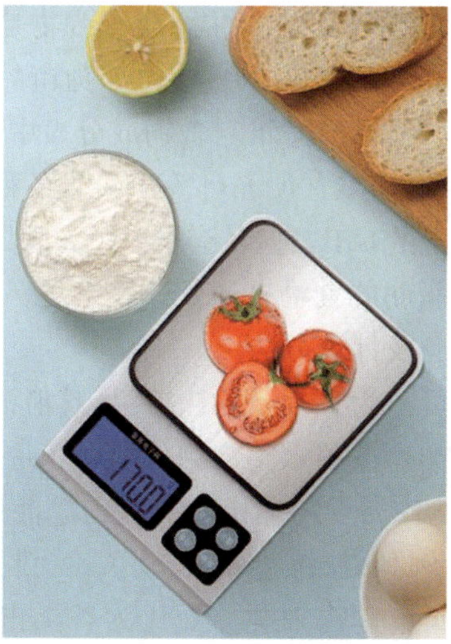

图4-1-1　称重法

2)记账法

记账法适用于有详细账目的集体单位，过程相对简便，节省人力、物力。该法通过查账或记录本单位一定时间内各种食物消耗总量和用餐人数，计算出平均每人每日的食物消耗量，一般可统计1个月，一年四季各进行一次。当调查对象在年龄、性别、劳动强度上差别较大时，与称重法相同，也要折算成"标准人"的每人每日各种食物摄入量。

温馨提示

○调查准备：进行膳食调查前要了解调查对象的饮食习惯及饮食行为特点，了解常见食物加工烹调的手段方式，盛放食物的常见器具等。对进行调查的现场调研人员要进行统一培训，熟悉各种食物模具及其所盛放食物的重量或体积，统一调研标准。

○现场调研：需要携带调研用食物模型、膳食盛放器具、调查问卷、体格测量仪器等。进行知情同意的解释说明并取得调查对象的同意。

○结果整理：将收集的数据资料按照统计学原理要求进行整理、归类、分析。

3）回顾法

回顾法又称询问法，即对调查对象连续3 d各种主副食物摄入情况进行调查（包括在外就餐），获得个人每日各种食物摄入量，根据食物成分表计算出能量和营养素的摄入量。成人在24 h内对所摄入的食物有较好的记忆，一般认为24 h膳食的回顾调查最易取得可靠的资料，简称24 h回顾法。该方法简便易行，但所得资料比较粗略，有时需要借助食物模具或食物图谱来提高其准确性。

4）食物频数法

食物频数法收集调查对象过去一段时间（数周、数月或数年）内各种食物消费频率及消费量，从而获得个人长期食物和营养素平均摄入量。食物频率法可快速得到平时摄入各种食物的种类和数量，反映长期膳食行为，其结果可作为研究慢性病与膳食模式关系的依据，也可供膳食咨询指导使用。

5）化学分析法

化学分析法指收集调查对象一日膳食中所摄入的全部主副食品，通过实验室化学分析方法来测定其营养素含量。根据样品的收集方法不同分为双份饭法和双份原料法两种。

(4)调查数据统计

1）平均每人每日营养素摄入量的计算

平均每人每日营养素摄入量是根据食物成分表中各种食物的能量及营养素的含量来计算的。计算时要注意调查食物是生重还是熟重，还要注意调查的食物是净重还是市品（毛重）。如为市品，则先按食物成分表中各种食物的“可食部”换算成净重。食物成分表中查不到的食物可用近似食物的营养成分代替（需要注明），计算出每日各种营养素的摄入量后，可与中国营养学会制定的DRIs进行比较。

2）能量、蛋白质、脂肪的食物来源及计算方法

①能量的食物来源及计算方法

能量的食物来源可分为谷类、豆类、薯类、其他植物性食物、动物性食物及纯能量食物六大类。按照六类食物分别计算每类食物提供的能量摄入量及能量总和，计算各类食物提供的能量占总能量的百分比。当谷类食物所供给的能量比例高时，维生素A、核黄素、维生素C的供给量将减少，目前认为合理的能量食物来源分配比为谷类占60%~65%，豆类及动物性食物不低于20%。

②能量的营养素来源及计算方法

根据蛋白质、脂类、碳水化合物的能量折算系数，分别计算出三大供能营养素提供的能量占总能量的百分比。蛋白质、脂类、碳水化合物供给的能量占总能量比例的计算方法分别是：

蛋白质供能比（%）=蛋白质摄入量（g）× 4（kcal/g）/能量摄入量（kcal）× 100%；脂肪供能比（%）=脂肪摄入量（g）× 9（kcal/g）/能量摄入量（kcal）×

100%;碳水化合物供能比(%)=碳水化合物摄入量(g)×4(kcal/g)/能量摄入量(kcal)×100%。

能量营养素来源的合理分配为碳水化合物供给的能量占总能量的55%~65%,脂肪占20%~30%,蛋白质占10%~15%。

③蛋白质的食物来源及计算方法

膳食蛋白质因食物来源不同,其营养价值差别很大,对机体健康影响也很大,在进行营养调查时,膳食蛋白质来源为重要的评定内容。蛋白质的食物来源分为谷类、豆类、动物性食物和其他食物。分别计算各类食物提供的蛋白质量及蛋白质总和,计算各类食物提供的蛋白质占总蛋白质的百分比,尤其是动物性食物及豆类的比例。

食物蛋白质来源(%)=各类食物蛋白质摄入量(g)/食物蛋白质总摄入量(g)×100%

目前认为比较合理的蛋白质来源分布是:动物蛋白和豆类蛋白应占蛋白质总摄入量的35%~40%,其他食物蛋白占60%~65%。

④脂肪的食物来源及计算方法

将食物分为动物性食物和植物性食物,分别计算各类食物提供的脂肪摄入量及脂肪总和,计算各类食物提供的脂肪占总脂肪的百分比。也可以根据调查目的的需要,列出其他评价项目,如铁元素的来源、维生素A的来源等。

3)三餐的能量分配

三餐的能量分配指三餐所提供的能量各占总能量的百分比,一般认为三餐能量合理的分配应为早餐占25%~30%,午餐占40%,晚餐占30%~35%。

(5)膳食调查结果评价

膳食调查结果评价指对膳食调查收集的资料数据进行整理、分析、判断、评价个体或群体的膳食营养状况及其对健康的影响并预测未来发展趋势。通常从以下几方面对调研结果进行分析:

微课 膳食调查结果评价

1)膳食模式评价

膳食模式与食物的分类有关,可根据研究目的和需要来划分食物的类型。实际应用中常以“中国居民平衡膳食宝塔”为依据,对被调查人群的膳食模式进行评价。

2)能量和营养素摄入量评价

依据DRIs将调查人群的能量和各种营养素的摄入量与其推荐值比较以评价其满足程度。但对个体而言,其摄入量和参考值都是估算值,为确定能量和营养素的摄入量是否适宜,一方面需准确描述摄入量和恰当选择推荐值,另一方面需结合个体的人体测量、临床检查、生化检测结果进行综合评价。

3)能量、蛋白质的食物来源评价

着重评价三大供能营养素所提供的能量占总能量的构成比,动物性

温馨提示

○膳食调查工作的目的在于为下一步的改善提供依据。因此,在调查过程中要关心老年人,尽可能不要影响老年人的工作和生活,要注意从实际出发,同时必须仔细考虑在具体条件下如何抓住主要问题。

食物和豆类提供的优质蛋白质占总蛋白质的比例。

4)三餐能量分配评价

一般人群就餐应定时和定量,三餐提供能量比为早餐:中餐:晚餐=3:4:3。应坚持每天吃早餐并保证其营养充足,午餐要吃好,晚餐要适量。不暴饮暴食,不经常在外就餐。零食作为一日三餐之外的营养补充,可以合理选用,尽量选择一些营养素密度高的食物,如新鲜水果和奶类,注意来自零食的能量应计入全天能量摄入。

5)其他评价

判断调查对象是否存在动物性食品摄入过多所致的肥胖症;评价营养素摄入不足或过剩与营养相关疾病的因果关系;分析是否存在过多摄入方便食品、快餐食品等;评价食物来源、储存条件、烹调加工方法、就餐方式等饮食习惯与营养状况的关系。

2.技能操作

张爷爷,男,68岁,退休住在养老院。张爷爷一日食谱见表4-1-1。

表4-1-1　张爷爷一日食谱

餐次	食物名称	原料名称	原料质量/g
早餐	牛奶1杯	牛奶	250
	豆包1个	面粉	50
		红豆	20
		糖	2
早餐	黄瓜炒鸡蛋	鸡蛋	30
		黄瓜	100
		盐	1
午餐	青椒肉片	青椒	100
		瘦牛肉	35
		植物油	5
		盐	2
		酱油	5
		姜	5
	青菜豆腐汤	南豆腐	30
		青菜	100
		植物油	2

续表

餐次	食物名称	原料名称	原料质量/g
下午加餐	米饭	大米	150
	香蕉1个	香蕉	80
	酸辣土豆丝	土豆	100
		植物油	5
		醋	5
		盐	2
晚餐	红烧黄花鱼	黄花鱼	80
		植物油	10
		酱油	5
		醋	10
		盐	2
	窝头	玉米面	85

请计算出张爷爷每日各种营养素的摄入量，记录在表4-1-2中。

表4-1-2 食物成分计算表

成分	早餐	午餐	晚餐
原料质量/g			
可食部质量/g			
蛋白质/g			
脂肪/g			
碳水化合物/g			
能量/kJ			
胆固醇/mg			
钙/mg			
铁/mg			
维生素A/mg			
维生素 B_1/mg			
维生素 B_2/mg			
维生素C/mg			
维生素E/mg			

请依据表4-1-3中各膳食评价项目完成计算，并记录在表中。

表4-1-3 能量、蛋白质、脂肪的食物来源分布

项目	食物来源	摄入能量/kcal	占总能量摄入百分比/%
能量的食物来源	薯类		
	其他植物性食物		
	动物性食物		
	纯能量食物		
能量的营养素来源	蛋白质		
	脂肪		
	碳水化合物		
蛋白质的食物来源	谷类		
	豆类		
	动物性食物		
	其他食物		
脂肪的食物来源	动物性食物		
	植物性食物		

请计算出张爷爷一日三餐能量分配比，将结果记录在表4-1-4中。

表4-1-4 一日三餐能量分配比

餐次	摄入能量/($kJ \cdot kcal^{-1}$)	占总能量摄入百分比/%	推荐标准/%
早餐			30
午餐			40
晚餐			30
合计			100

根据以上内容的统计，请将相关数据与推荐量进行比较，完成对张爷爷膳食结构的评估，将结果与膳食营养改善建议记录在表4-1-5中。

表4-1-5 膳食结构评估操作记录表

记录项目		
数据统计记录	食物成分及营养素摄入量	□已完成 □未完成
	能量、蛋白质、脂肪的食物来源及计算	□已完成 □未完成
	能量的营养素来源及计算	□已完成 □未完成
	蛋白质、脂类、碳水化合物供给的能量占总能量比例的计算	□已完成 □未完成
	三餐的能量分配	□已完成 □未完成
膳食评价	膳食结构是否合理：□是 □否____________ 膳食问题：____________ 膳食结构改善建议：____________	

检查评估

操作者按照表4-1-6中的检查项目进行自我检查，并将检查结果和自我点评记录在表中。

表4-1-6　自我检查表(老年人膳食调查与评价)

序号	检查项目	检查结果	自我点评
1	是否穿工作服并保持服装整洁	是□ 否□	
2	操作前是否洗净双手	是□ 否□	
3	是否在操作前对老年人进行营养、运动等评估	是□ 否□	
4	是否在操作过程中与老年人进行有效沟通	是□ 否□	
5	是否按照标准步骤进行操作	是□ 否□	
6	是否完成操作记录	是□ 否□	

服务对象根据表4-1-7中的检查项目对操作者的服务情况进行检查，并将检查结果和结果点评记录在表中。

表4-1-7　服务对象检查表(老年人膳食调查与评价)

序号	检查项目	检查结果	结果点评
1	态度是否和蔼，语言是否亲切	是□ 否□	
2	是否清楚说明合理饮食的重要性	是□ 否□	
3	是否清楚说明基本营养调查及评价内容	是□ 否□	
4	操作过程中是否询问老年人有无其他特殊需求	是□ 否□	

教师根据表4-1-8中的检查项目对操作者的任务完成情况进行检查，并将检查结果和结果点评记录在表中。

表4-1-8　教师检查表(老年人膳食调查与评价)

序号	检查项目	检查结果	结果点评
1	是否按时完成任务	是□ 否□	
2	团队协作是否顺畅	是□ 否□	
3	设备、用具及物品是否整理恢复	是□ 否□	
4	工作页填写是否准确、完整	是□ 否□	

任务小结

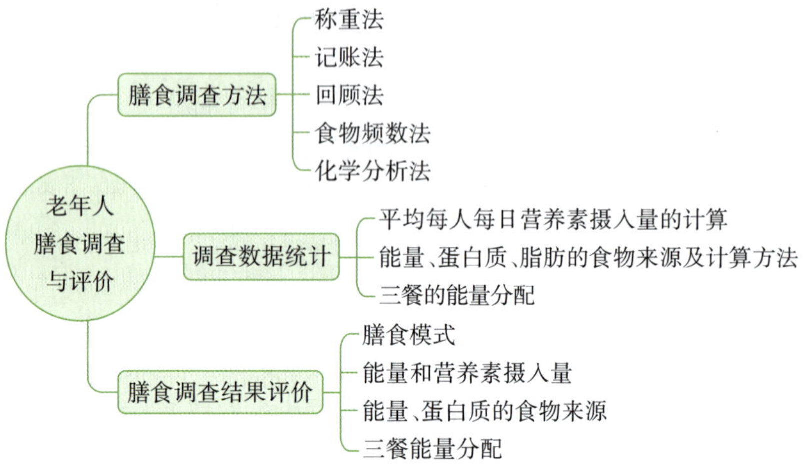
老年人膳食调查与评价
膳食调查方法
称重法
记账法
回顾法
食物频数法
化学分析法
调查数据统计
平均每人每日营养素摄入量的计算
能量、蛋白质、脂肪的食物来源及计算方法
三餐的能量分配
膳食调查结果评价
膳食模式
能量和营养素摄入量
能量、蛋白质的食物来源
三餐能量分配

任务二 老年人膳食食谱编制

任务导入

场景：某社区营养中心

人物：王爷爷、宋奶奶、营养师小张

情节：某社区营养中心，王爷爷，男性，72岁，无糖尿病史，血脂水平正常，目前，王爷爷退休在家，主要从事一些日常的家务劳动。宋奶奶，71岁，糖尿病患者，轻体力活动者，肾功能正常，无并发症。营养师需要为两位老人进行膳食食谱编制。假如你是营养师小张，该如何做？

任务目标

- 能根据老年人的身体状况及个人诉求，熟悉老年人食谱编制的原则及营养成分计算法、食物交换份法，完成正常老年人食谱编制。
- 能根据老年人疾病状况等，熟悉常见老年疾病人群如高血压、糖尿病的配餐原则，完成常见老年疾病人群食谱编制。

任务实施

（一）正常老年人食谱编制

1.知识学习

（1）正常老年人食谱编制的原则

1）保证营养素平衡

①按照《中国居民膳食指南(2022)》的要求，膳食应满足人体需要的能量、蛋白质、脂肪，以及各种矿物质和维生素。不仅品种要多样，而且数量要充足，膳食既要能满足就餐者需要又要防止过量。对于老年人群要注意应兼顾其特殊疾病等的营养需求。

微课 正常老年人食谱编制的原则

温馨提示

○老年人消化能力减退，对低血糖的耐力差，两餐之间的时间不宜过长，最好采取少食多餐的方式。每日除了三餐，可进行加餐。但加餐的量不宜过大，并注意少用脂肪和糖量高的食物，以免影响正餐的进食量。

②各营养素之间的比例要适宜。膳食中能量来源及其在各餐中的分配比例要合理。要保证膳食蛋白质中优质蛋白质占适宜的比例。要以植物油作为油脂的主要来源，同时还要保证碳水化合物的摄入。各矿物质之间也要配比适当。

③食物的搭配要合理。注意成酸性食物与成碱性食物的搭配、主食与副食、杂粮与精粮、荤与素等食物的平衡搭配。

④膳食制度要合理。一般应该定时定量进餐，可在三餐之外加点心。

2)照顾饮食习惯

注意饭菜的口味在可能的情况下，既使膳食多样化，又照顾就餐者的膳食习惯。注重烹调方法，到色香味美，最大程度保留食物营养价值，食材要新鲜卫生，符合国家卫生标准。

3)及时更换食谱

食谱执行一段时间后应及时进行效果评价，根据评价效果进行适当调整或更换。

(2)应用营养成分计算法进行营养食谱编制

场景一：社区

人物：林爷爷、营养师

情节：林爷爷，男性，62岁，无糖尿病史，血脂水平正常。目前，林爷爷退休在家，主要从事一些日常的家务劳动。

1)确定全日能量供给量

根据用餐对象的年龄、性别、劳动强度查《中国居民膳食营养素参考摄入量》确定其全日能量供给量。

62岁退休的老年男性按轻体力劳动计，查《中国居民膳食营养素参考摄入量》得出全天的能量供给量为1 900 kcal (7.95 MJ)。

2)计算产能营养素全天应提供能量

能量的主要来源是蛋白质、脂肪和碳水化合物，若三种产能营养素占总能量的比例分别为蛋白质占15%、脂肪占25%、碳水化合物占60%，则三种能量营养素各应提供的能量如下：

蛋白质：$1\,900 \times 15\%=285$(kcal)

脂肪：$1\,900 \times 25\%=475$(kcal)

碳水化合物：$1\,900 \times 60\%=1\,140$(kcal)

3)计算产能营养素全日需要量

蛋白质：$285 \div 4=71$(g)

脂肪：$475 \div 9=53$(g)

碳水化合物：$1\,140 \div 4=285$(g)

4)计算产能营养素每餐需要量

若三餐能量供应比例为：早餐占30%、午餐占40%、晚餐30%。则早、中、晚三餐各需要摄入的三种营养素数量如下：

中餐：蛋白质：$71 \times 40\%=28$(g)　脂肪：$53 \times 40\%=21$(g)　碳水化合物：$285 \times 40\%=114$(g)

晚餐：蛋白质：$71\times30\%=21$(g)　脂肪：$53\times30\%=16$(g)　碳水化合物：$285\times30\%=86$(g)

早餐：蛋白质：$71-28-21=22$(g)　脂肪：$53\times30\%=16$(g)　碳水化合物：$285\times30\%=86$(g)

5)主食、副食品种和数量的确定

①主食品种和数量的确定

根据上一步的计算，早餐需富含碳水化合物86 g，若以小米粥和粗粮馒头来提供，并分别提供20%与80%，查阅食物成分表可以计算出：

所需小米粥的量$=86\times20\%\div(8.4\div100)=205$(g)

所需馒头的量$=86\times80\%\div(44.2\div100)=156$(g)

即早餐中的主食为小米粥205 g、粗粮馒头156 g。

②副食品种和数量的确定

根据上一步的计算，已知该用餐者早餐的主食为小米粥205 g、粗粮馒头156 g。根据食物成分表可计算出：

小米粥中的蛋白质为：$205\times(1.4\div100)=3$(g)

馒头(富强粉)中的蛋白质为：$156\times(6.2\div100)=10$(g)

主食中含有的蛋白质为：$3+10=13$(g)

应由副食提供的蛋白质为：$22-13=9$(g)

假设蛋白质的2/3由动物性食物供给，动物性食物选择鸡蛋，1/3由豆制品供给，豆制品选择豆腐干。根据食物成分表可计算出：

所需鸡蛋的量$=9\times2/3\div(13.3\div100)\div88\%=51$(g)

所需豆腐干的量$=9\times1/3\div(16.2\div100)=19$(g)。

即早餐中的副食为鸡蛋51 g、豆腐干19 g。

6)确定纯能量食物的量

上一步中确定了早餐中主食、副食的品种和数量，分别是小米粥205 g、粗粮馒头156 g、鸡蛋51 g、豆腐干19 g。查食物成分表可计算：

早餐中主食、副食中脂肪的含量为：$205\times(0.7\div100)+156\times(1.2\div100)+51\times88\%\times(8.8\div100)+19\times(3.6\div100)=8$(g)

则早餐烹调油用量为：$16-8=8$(g)

早餐摄入的食物为：小米粥205 g、粗粮馒头156 g、鸡蛋51 g、凉拌豆腐干(豆腐干19 g、玉米油8 g)。

用同样的方法编制中餐和晚餐。

已知该用餐者中餐应含有蛋白质28 g、脂肪21 g、碳水化合物114 g。假设以米饭(大米)为主食，并分别提供60%和40%碳水化合物，根据食物成分表可计算出米饭(大米)和红薯所需要的量为263 g和207 g。

由食物成分表得知，每100 g米饭(大米)所含蛋白质2.6 g，每100 g红薯含蛋白质1.1 g，红薯可食部90%，则：

米饭(大米)所含蛋白质$=263\times(2.6\div100)+207\times90\%\times(1.1\div100)=9$(g)

温馨提示

○老年人尽量多种蔬菜换着食用，注意多选择深色蔬菜，如：青菜、菠菜、西蓝花、紫甘蓝等，不同蔬菜应搭配食用；吃全谷物、水产品、肉蛋奶大豆、蔬菜等食物的量应与中国居民膳食指南中推荐的摄入量基本相当。

红薯所含蛋白质=28−9=19(g)

假设副食中蛋白质的2/3由动物性食物供给，动物性食物选猪肉，1/3由豆制品供给，豆制品选豆腐。根据食物成分表可以计算出：

所需猪肉的量=19 × 2/3 ÷ (20.2 ÷ 100)=63(g)

所需豆腐的量=19 × 1/3 ÷ (8.1 ÷ 100)=78(g)

接下来选择蔬菜的品种和数量。蔬菜的品种和数量可根据不同季节的蔬菜供应情况，考虑与动物性食物和豆制品配菜，以及膳食宝塔建议的量综合确定。按照纯能量食物摄入量的计算方法最后确定中餐烹调油的用量为13 g。

最后确定中餐摄入的食物为：红薯蒸米饭(米饭263 g、红薯207 g)、青菜豆腐汤(豆腐78 g、青菜100 g、玉米油4 g)、青椒肉丝(青椒100 g、猪里脊肉63 g、玉米油9 g)。

已知该用餐者晚餐应含有蛋白质21 g、脂肪16 g、碳水化合物86 g。假设以面条为主食，提供全部的碳水化合物，由食物成分表得知，每100 g面条含碳水化合物75.6 g、蛋白质10.3 g、脂肪0.6 g，可算得面条的需要量为114 g，面条中的蛋白质为12 g，则由副食提供的蛋白质为21−12=9 g。

设定副食中的蛋白质全由动物性食物提供，并且全由牛奶供给，查食物成分表得知，每100 g牛奶含蛋白质38 g、脂肪3.28 g，可算得牛奶需要量为300 g。按照纯能量食物摄入量的计算方法最后确定烹调油的用量为6 g。

最后确定晚餐摄入的食物为：煮面条(面条114 g、洋白菜56 g)、拌菠菜(菠菜110 g、玉米油6 g)、牛奶300 g。

林爷爷的一日食谱见表4-2-1。

表4-2-1　林爷爷的一日食谱

餐次	食物名称	原料组成	食物质量/g
早餐	小米粥	小米	205
	粗粮馒头	面粉	77
	鸡蛋	鸡蛋	51
	凉拌豆腐干	豆腐干	19
		玉米油	8
午餐	红薯蒸米饭	红薯	207
		米饭	263
	芹菜炒肉丝	芹菜	100
		猪肉	63
		花生油	9
	海带豆腐汤	花生油	4
		海带	100
		豆腐	78

续表

餐次	食物名称	原料组成	食物质量/g
晚餐	拌菠菜	菠菜	110
		玉米油	6
	面条	面条	114
		洋白菜	56
加餐	牛奶	牛奶	300

(3)应用食物交换份法进行营养食谱编制

场景二:某体检中心

人物:老人陈爷爷、医师小王

情节:某体检中心,陈爷爷65岁,身高176 cm,体重82 kg,退休后返聘从事办公室工作,既往无特殊病史。

1)评定体型

陈爷爷的BMI=82 ÷ 1.76^2=26.5,陈爷爷的体型为超重。

2)计算体重

陈爷爷的理想体重=176-105=71(kg)

3)确定体力劳动类型及能量需要量

办公室人员属于轻体力活动者,总能量=理想体重 × 每日每千克体重所需能量。

不同人群每日每千克体重所需能量数见表4-2-2。

表4-2-2　不同人群每日每千克体重所需能量数　kcal/kg

体型	卧床	轻体力	中体力	重体力
超重/肥胖	15	20~25	30	35
正常	15~20	25~30	35	40
消瘦	20~25	35	40	45~50

陈爷爷每日所需能量=71 kg × 20=1 420(kcal)

4)确定每日所需的食物交换份数

能产生90千卡能量的食物量叫作一个交换份,如:35 g馒头和200 g菠菜均可产生90 kcal能量,可记作一个交换份。

公式:总食物交换份数=总能量 ÷ 90

陈爷爷每天所需的食物总交换份数:1 420 ÷ 90=16(份)

5)确定三大营养素份数

碳水化合物份数=总份数 × 60%

蛋白质份数=总份数 × 15%

脂肪份数=总份数 × 25%

陈爷爷每日所需的三大营养素的份数:

碳水化合物份数=16 × 60%=10(份)

蛋白质份数=16×15%=2(份)

脂肪份数=16×25%=4(份)

6)确定六大类食物的交换份数

主要提供碳水化合物的食物及相应的份数:

蔬菜类:1份

水果类:1份

谷薯类:碳水化合物份数-蔬菜份数-水果份数

主要提供蛋白质的食物及相应的份数:

豆乳类:2份

瘦肉/鱼/蛋类:蛋白质份数-豆乳类份数

主要提供脂肪的食物及相应的份数:

油脂类:2份

瘦肉/鱼/蛋类:脂肪份数-油脂类份数

陈爷爷每天各类食物份数:

蔬菜类:1份

水果类:1份

谷薯类:10-1-1=8(份)

豆乳类:2份

油脂类:2份

瘦肉/鱼/蛋类:4-2=2(份)

7)确定食物份数的餐次分配

每天必须保证早、中、晚三餐。全天食物按照早1/3、中1/3、晚1/3,或者早1/5、中2/5、晚2/5分配。加餐量可占总能量的5%~10%,并从正餐的量中扣除。

陈爷爷的三餐分配为早餐份数3份;午餐份数6.5份;晚餐份数6份;睡前加餐份数0.5份。

8)将食物份数换算为具体食物质量

每餐营养要均衡搭配,尽量做到每餐均含有碳水化合物、蛋白质、脂肪、纤维素、微量元素等营养物质。

陈爷爷的一日食谱见表4-2-3。

表4-2-3 陈爷爷的一日食谱

餐次	餐次份数	食物种类	食物份数	具体食物	每份质量/g	食物质量/g
早餐	3	谷类	1	馒头	35	35
		豆乳类	1	牛奶	160	160
		肉蛋鱼类	1	鸡蛋	60	60
中餐	6.5	谷类	3	烙饼	35	105
		蔬菜类	0.5	芹菜	500	250

续表

餐次	餐次份数	食物种类	食物份数	具体食物	每份质量/g	食物质量/g
中餐	6.5	豆乳类	1	北豆腐	100	100
		肉蛋鱼类	0.5	瘦牛肉	50	25
		水果类	0.5	桃子	200	100
		油脂类	1	玉米油	9	9
晚餐	6	谷类	4	花卷	40	160
		蔬菜类	0.25	黄瓜	500	125
			0.25	油菜	500	125
		肉蛋鱼类	0.5	鸡肉	50	25
		油脂类	1	玉米油	9	9
睡前加餐	0.5	水果类	0.5	苹果	200	100

各类食物交换份代量表见表4-2-4至表4-2-9。

表4-2-4　谷薯类食物交换份代量表

食物名称	质量/g	食物名称	质量/g
大米或米粉	25	烙饼	35
米粥	190	烧饼	35
馒头	35	马铃薯	100
花卷	35	面条(挂面)	25
燕麦	25	面条(切面)	30

表4-2-5　蔬菜类食物交换份代量表

食物名称	质量/g	食物名称	质量/g
大白菜、菠菜、油菜	500	白萝卜、青椒、茭白	400
韭菜、茴香、茼蒿	500	胡萝卜	200
黄瓜、茄子、丝瓜	500	山药、马蹄	250
蕹菜、苋菜、龙须菜	500	百合、芋头	100
绿豆芽、鲜蘑、海带	500	南瓜、菜花	350

表4-2-6　水果类食物交换份代量表

食物名称	质量/g	食物名称	质量/g
柿子、香蕉、鲜荔枝	150	李子、杏	400
梨、桃、苹果	200	草莓、阳桃	300
橘子、橙子、柚子	200	猕猴桃	200

表 4-2-7　动物类食物交换份代量表

食物名称	质量/g	食物名称	质量/g
瘦猪肉、瘦牛肉	50	热火腿、香肠	20
排骨	50	牛奶	160
鸡肉、鸭肉、鹅肉	50	奶粉	20
草鱼、鲤鱼	80	蟹肉、水发鱿鱼	100
鸡蛋1个(带壳)	60	水发海参	350

表 4-2-8　油脂类食物交换份代量表

食物名称	质量/g	食物名称	质量/g
菜籽油、玉米油	9	核桃仁	12.5
牛油、猪油、羊油	9	南瓜子、葵花子	30

表 4-2-9　豆类及豆制品食物交换份代量表

食物名称	质量/g	食物名称	质量/g
豆浆	400	豆腐干	50
豆腐(南)	150	熏干	50
豆腐(北)	100	腐竹	20
油豆腐	40	千张	28
豆腐皮	20	豆腐丝	50

2.技能操作

某社区营养中心,王爷爷,男性,72岁,无糖尿病史,血脂水平正常,目前,王爷爷退休在家,主要从事一些日常的家务劳动。营养师需要为其进行膳食食谱编制。假如你是营养师小张,该如何做?

(1)沟通评估

在进行膳食食谱编制前,需要先与老人沟通,收集评估信息,见表4-2-10。

表 4-2-10　膳食食谱编制前的评估记录表

评估内容	沟通要求	具体内容	评估记录
饮食史	了解患者饮食情况	患者日常食物摄入情况	□是 □否
营养状况	测量身高、体重、腰围、臀围等	判断有无营养不良等	□是 □否
运动情况	了解每日运动量	常见身体活动强度和能量消耗	□是 □否
其他	生活方式、其他疾病情况	有无不良生活方式,如吸烟、饮酒、生活不规律等	□是 □否

(2)操作准备

在膳食食谱编制前，需要做好必要的准备，见表4-2-11。

表4-2-11　膳食食谱编制前的物品准备

准备类型	准备记录
用物准备	□《中国居民膳食营养素参考摄入量》□身高体重秤 □软尺 □食物成分表 □食物交换份代量表

(3)操作记录

通过对老人基本情况的调查，分别应用营养成分计算法、食物交换份法编制膳食食谱，并记录在表4-2-12中。

表4-2-12　膳食食谱编制操作记录表

操作项目	操作记录	
膳食食谱编制	□营养成分计算法	
	□食物交换份法	

(二)常见老年疾病人群食谱编制

1.知识学习

(1)高血压人群配餐

1)高血压人群配餐原则

①控制能量摄入，加强运动。

②合理营养，减少钠盐摄入。

③平衡膳食，参考DASH饮食模式。

④限制饮酒：男性不超过25 g/d，女性不超过15 g/d，高血压患者不宜饮酒。

⑤建立良好生活方式，克服不良饮食习惯。

2)食谱编制步骤

场景三：医院

人物：林某、医师

情节：林某，男，58岁，体重74 kg，身高181 cm，销售经理，反复头痛、头晕5年，加重2天。患者5年前在劳累或情绪波动时出现头痛、头晕，休息后能缓解，多次测血压升高，波动于160~200/90~120 mmHg，不规律服用降压药物，现要求对其进行饮食干预。

①确定患者的一日能量供给量：

标准体重=181−105=76(kg)

BMI=74 ÷ 1.81^2=22.6，处于正常值范围

能量需要量=76 × 25=1 900(kcal)

每份食物可提供能量90 kcal，换算成食物交换份数=1 900 ÷ 90=21(份)

②确定三大营养素份数：

碳水化合物份数=21 × 60%=13（份）

蛋白质份数=21 × 15%=3（份）

脂肪份数=16 × 25%=5（份）

③确定六大类食物的交换份数：

谷薯类：11份

瘦肉/鱼/蛋类：鱼1份、肉1份、蛋1份

豆乳类：奶类2份

蔬菜类：1份

水果类：1份

纯能量类：植物油3份

④确定食物份数的餐次分配：

林某的三餐分配为早餐份数6份；早加餐0.5份；午餐7.5份；午加餐0.5份；晚餐6.5份。

⑤林某的一日食谱见表4-2-13。

表4-2-13　林某的一日食谱

餐次	餐次份数	食物种类	食物份数	具体食物	每份质量/g	食物质量/g
早餐	6	谷薯类	3	面包	25	75
		豆乳类	2	牛奶	160	320
		肉蛋鱼类	1	鸡蛋	60	60
早加餐	0.5	水果类	0.5	苹果	200	100
午餐	7.5	蔬菜类	0.5	菠菜	500	250
		肉蛋鱼类	0.5	瘦猪肉	50	25
		肉蛋鱼类	1	鲫鱼	50	50
		谷薯类	4	干粉丝	20	100
		油脂类	1.5	大豆油	9	13.5
午加餐	0.5	水果类	0.5	柚子	200	100
晚餐	6.5	谷薯类	4	面条（挂面）	25	100
		蔬菜类	0.5	山药	250	125
		肉蛋鱼类	0.5	排骨	50	25
		油脂类	1.5	植物油	9	13.5

注：每日用盐不超过5 g。

(2)糖尿病人群配餐

1)糖尿病人群配餐原则

①摄入适当的能量,合理控制体重。

②限制碳水化合物的摄入,建议碳水化合物供给量占总能量的45%~60%。

③限制脂肪和胆固醇的摄入。

④适量蛋白质,建议肾功能正常的糖尿病患者蛋白质摄入量占总能量的15%~20%。

⑤充足的维生素,适量的矿物质,合理安排餐次,先吃蔬菜,后吃主食。

糖尿病饮食(示例)如图4-2-1所示。

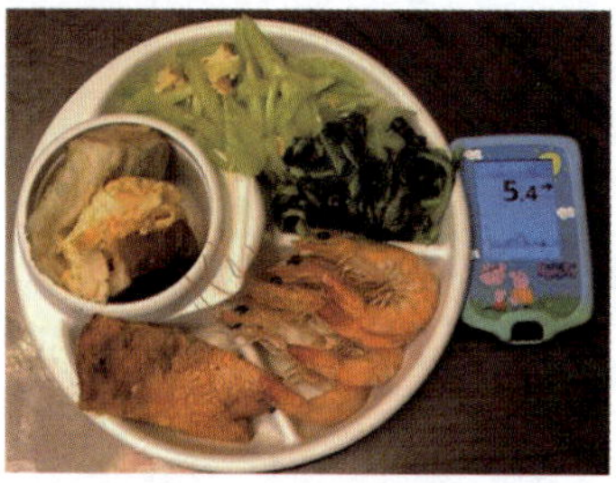

图4-2-1 糖尿病饮食(示例)

2)食谱编制步骤

场景四:养老院

人物:宋某,营养师

情节:糖尿病患者宋某,女性,61岁,身高168 cm,体重80 kg,轻体力活动者。血糖和尿糖均高,肾功能正常,无并发症,口服降糖药。

①确定宋某的一日能量供给量:

BMI=体重(kg)/身高(m)^2=80 ÷ 1.68^2=28.3,属于肥胖

全日能量供给量=63 × 25=1 575(kcal)

每份食物可提供能量90 kcal,换算成食物交换份数=1 575 ÷ 90=18(份)

②确定三大营养素份数:

碳水化合物份数=18 × 60%=11(份)

蛋白质份数=18 × 15%=3(份)

脂肪份数=16 × 25%=4(份)

③确定六大类食物的交换份数:

谷薯类:9份

瘦肉/鱼/蛋类:鱼1份、肉1份、蛋1份

豆乳类:奶类2份

蔬菜类:1份

水果类:1份

纯能量类:植物油2份

④确定食物份数的餐次分配:

宋某的三餐分配为早餐份数5份;早加餐1份;午餐7份;晚餐5份。

⑤宋某的一日食谱见表4-2-14。

表4-2-14 宋某的一日食谱

餐次	餐次份数	食物种类	食物份数	具体食物	每份质量/g	食物质量/g
早餐	5	谷薯类	2	烙饼	35	70
		豆乳类	2	牛奶	160	320
		肉蛋鱼类	1	鹌鹑蛋	60	60
早加餐	1	水果类	1	橙子	200	200
午餐	7	蔬菜类	0.5	白菜	500	250
		谷薯类	1	面粉	25	25
		肉蛋鱼类	0.5	瘦猪肉	50	25
		肉蛋鱼类	1	对虾	80	80
		谷薯类	3	大米	25	75
		油脂类	1	菜籽油	9	9
晚餐	5	谷薯类	3	面条(切面)	25	75
		蔬菜类	0.5	番茄	500	250
		肉蛋鱼类	0.5	牛肉	50	25
		油脂类	1	菜籽油	9	9

2.技能操作

某社区营养中心，宋奶奶，71岁，糖尿病患者，中体力活动者，无并发症。营养师小张需要为其进行膳食食谱编制。假如你是小张，该如何做？

(1)沟通评估

在进行膳食食谱编制前，需要先与老人沟通，收集评估信息。

(2)操作准备

在膳食食谱编制前，需要做好必要的准备，见表4-2-15。

表4-2-15 膳食食谱编制前的物品准备

准备类型	准备记录
用物准备	□身高体重秤 □软尺 □食物成分表 □食物交换份代量表

(3)操作记录

通过对老人基本情况的调查，针对老人目前营养状况及饮食、运动情况编制膳食食谱，并记录在表4-2-16中。

表4-2-16　膳食食谱编制操作记录表

操作项目	操作记录
配餐原则	限制碳水化合物的摄入，建议碳水化合物供给量占总能量的______ 限制______的摄入 适量蛋白质，建议肾功能正常的糖尿病患者蛋白质摄入量占总能量的______
食谱编制	1. 确定每日供给量 BMI:__________，所需能量:__________，食物总交换份数:__________ 2. 确定三大营养素份数 碳水化合物份数=总份数×______=______ 蛋白质份数=总份数×______=______ 脂肪份数=总份数×______=______ 3. 确定六大类食物的交换份数。蔬菜类:______份　水果类:______份　谷薯类:______份　豆乳类:______份　油脂类:______份　瘦肉/鱼/蛋类:______份

检查评估

操作者按照表4-2-17中的检查项目进行自我检查，并将检查结果和自我点评记录在表中。

表4-2-17　老年人膳食食谱编制检查记录表(操作者自评)

序号	检查项目	检查结果	自我点评
1	是否穿工作服并保持服装整洁	是□ 否□	
2	操作前是否洗净双手	是□ 否□	
3	是否在操作前对老年人进行营养评估	是□ 否□	
4	是否在操作过程中与老年人进行有效沟通	是□ 否□	
5	是否按照标准步骤进行操作	是□ 否□	
6	是否完成操作记录	是□ 否□	

服务对象根据表4-2-18中的检查项目对操作者的服务情况进行检查，并将检查结果和结果点评记录在表中。

表4-2-18　老年人膳食食谱编制检查记录表(服务对象点评)

序号	检查项目	检查结果	结果点评
1	态度是否和蔼，语言是否亲切	是□ 否□	
2	是否清楚说明膳食食谱编制的重要性	是□ 否□	
3	是否清楚说明膳食食谱的指导内容	是□ 否□	
4	操作过程中是否询问有无其他特殊需求	是□ 否□	

教师根据表4-2-19中的检查项目对操作者的任务完成情况进行检查，并将检查结果和结果点评记录在表中。

表4-2-19 老年人膳食食谱编制检查记录表(教师点评)

序号	检查项目	检查结果	结果点评
1	是否按时完成任务	是□ 否□	
2	团队协作是否顺畅	是□ 否□	
3	设备、用具及物品是否整理恢复	是□ 否□	
4	工作页填写是否准确、完整	是□ 否□	

任务小结

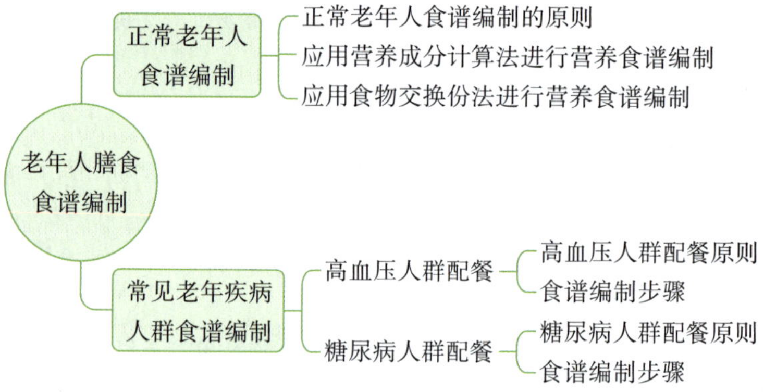

情境五
常见食品安全问题的预防管理

情境介绍

本情境包括食品污染预防及管理、食源性疾病防治两项任务。

食品污染预防及管理任务涵盖生物性污染及其预防、化学性食品污染及其预防、物理性食品污染及其预防、植物性食品卫生管理、动物性食品卫生管理、罐头、冷饮食品的卫生管理等内容。食源性疾病防治任务包括食源性疾病的种类及发生原因、预防措施、食物中毒的防治等内容。

情境目标

- 能够根据食品污染常见原因及预防措施，采取适宜方法，预防常见食品污染。
- 能够根据食源性疾病的种类及发生原因，结合食物过敏的常见过敏原，采取一定的防治措施，完成食源性疾病病情动态观察记录。
- 能够根据各类食品的卫生管理办法规定，为老年人提供食品安全防治教育。

任务一　食品污染预防及管理

任务导入

场景：某医院门诊

人物：李奶奶、医生小张

情节：某医院门诊，72岁的李奶奶独自居住，平时饮食比较简单，周末家人团聚时的剩菜放进冰箱里，每餐都热这些剩菜吃。两天后，李奶奶肚子疼，上吐下泻，全身冒冷汗，随即就诊，经医生检查发现，李奶奶得了急性细菌性胃肠炎，医生需要对李奶奶进行食品污染的评估及健康教育。假如你是医生小张，该如何做？

任务目标

- 能根据食品污染的定义、分类、常见原因，完成各类食品污染的分析、总结。
- 为老年人提供食品安全教育，并准确判断养老机构可能存在的食物污染来源及其合理的预防措施。

任务实施

（一）食品的污染及预防

1.知识学习

(1)食品污染的概念

食品污染是指食品被外来的、有害人体健康的物质所污染。按照污染物的性质，可分为生物性、化学性和物理性污染三类。

(2)生物性、化学性及物理性污染

生物性污染包括微生物、寄生虫和虫卵、昆虫、生物制剂污染。其中微生物污染范围最广，危害也最大，主要有细菌和真菌。寄生虫和虫卵污染主要有囊虫、蛔虫、绦虫、中华支睾吸虫等。昆虫污染主要有甲虫类、螨类、谷蛾、蝇、蛆等。战时生物武器的使用可造成生物制剂对食品的污染。

化学性污染种类繁多，来源复杂，主要是食品受到各种有害的无机化合物、有机化合物或人工合成物的污染。如农药使用不当，残留在食物上；工业三废（废气、废水、废渣）不合理排放，致使汞、镉、硫、铬、酚等有害物质对食物的污染；食品容器包装材料质量低劣或使用不当，致使其中的有害金属或有害塑料单体等溶于食品；N-亚硝基化合物、多环芳烃化合物、二噁英等有害物质污染食品；滥用食品添加剂和化学制剂，导致食品的污染。

物理性污染主要来自十多种非化学性杂物，主要为食品产、存、储、运等过程中的污染杂物和食品掺杂掺假；放射性物质的开采、冶炼、生产及在生活中的应用与排放；核爆炸、核废物的污染。

1）生物性污染及其预防

①细菌性污染与食品腐败变质

A.常见细菌性污染的菌属及其危害

致病菌对食品的污染有两种情况，第一种是生前感染，如奶、肉在禽畜生前即潜存着致病菌，主要有引起食物中毒的肠炎沙门菌、猪霍乱沙门菌等沙门菌，也有能引起人畜共患结核病的结核分枝杆菌、布氏病的布鲁杆菌、炭疽病的炭疽芽孢杆菌。第二种是外界污染，致病菌来自外环境，主要有痢疾志贺菌、副溶血性弧菌、致病性大肠埃希菌、伤寒沙门菌、肉毒梭菌等。这些致病菌通过带菌者粪便、病灶分泌物、苍蝇、工（用）具、容器、水、工作人员的手等途径传播，造成食品的污染。

条件致病菌指在通常情况下不致病，在特殊条件下有致病力的细菌，常见的条件致病菌有葡萄球菌、链球菌、变形杆菌、韦氏梭菌、蜡样芽泡杆菌等，能在特殊条件下引起食物中毒。

非致病菌在自然界分布极为广泛，在土壤、水体、食物中更为多见。食物中的细菌绝大多数都是非致病菌，这些非致病菌中最多的一类是腐败菌，能引起食品腐败变质。

B.食品腐败变质

食品腐败变质是指食品在环境因素影响下由微生物引起食品成分和感官性状发生改变，并失去食用价值的一种变化。

腐败变质食物（示例）如图5-1-1所示。

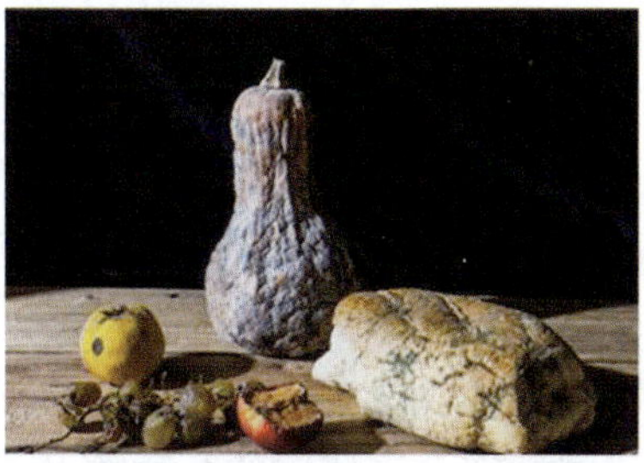

图5-1-1　腐败变质食物（示例）

为防止食物腐败变质，可采用以下方法。

低温防腐：低温可以抑制微生物的繁殖、降低酶的活性和食品内化学反应的速度。低温防腐一般只能抑制微生物生长繁殖和降低酶的活性，使组织自溶和营养素的分解变慢，并不能杀灭微生物，也不能将酶破坏，食品质量变化并未完全停止，因此保藏时间有一定的期限。一般情况下，肉类在4 ℃可存放数日，0 ℃可存放7~10 d，-10 ℃以下可存放数月，-20 ℃可保存更长时间。鱼类长时间保存的温度应为-30~-25 ℃。

高温灭菌防腐：食品经高温处理，可杀灭绝大部分微生物，并可破坏食品中的酶类，结合密闭、真空、迅速冷却等处理，可有效控制食品腐败变质，延长保存时间。高温灭菌防腐主要有高温灭菌法和巴氏消毒法两类。高温灭菌法的目的在于杀灭微生物，如将待灭菌的食品置于115 ℃加热20 min，可杀灭繁殖型和芽孢型细菌，同时可破坏酶类，获得接近无菌的食品，如罐头的常用高温灭菌温度为100~120 ℃。巴氏消毒法是将食品在60~65 ℃加热30 min，可杀灭一般致病性微生物，亦有以80~90 ℃加热30 s或1 min的高温短时巴氏消毒法和以130~135 ℃加热3~4 s的超高温瞬时灭菌法。

脱水与干燥防腐：将食品水分含量降至一定限度以下，微生物则不易生长繁殖（如细菌为10%以下，酵母为20%以下），酶的活性也受抑制，从而可以防止食品腐败变质，这是一种保藏食品的常用方法。脱水可采取日晒、阴干、加热蒸发、减压蒸发或冰冻干燥等方法。日晒法虽然简单方便，但食物中的维生素几乎全部损失。冰冻干燥（又称真空冷冻干燥、冷冻升华干燥、分子干燥）是将食物先低温速冻，使水分变为固冰，然后在较高的真空度下使固态变为气态而挥发，此种方法几乎能够使大多数食品长期保藏，既保持食品原有的物理、化学、生物学性质不变，又保持食品原有的感官性状。食用时加水可恢复到原有的形状和结构。

提高渗透压防腐：常用的方法有盐腌法和糖渍法。盐腌法可提高渗透压，微生物处于高渗状态的介质中，可使菌体原生质脱水收缩并与细胞膜脱离而死亡。食盐浓度为8%~10%时，可使大部分微生物停止繁殖，但不能杀灭微生物。杀灭微生物需要食盐的浓度达到15%~20%。糖渍食品是利用高浓度（60%~65%）糖液，作为高渗溶液来抑制微生物繁殖。不过此类食品还应在密封和防湿条件下保存，否则容易吸水，降低防腐作用。常见的糖渍食品有甜炼乳、果脯、蜜饯和果酱等。

提高氢离子浓度防腐：大多数细菌一般不能在pH 4.5以下正常发育，故可利用提高氢离子浓度的办法进行防腐。提高氢离子浓度的方法有醋渍和酸发酵等，多用于各种蔬菜，比如黄瓜。醋渍法是向食品内加食醋。酸发酵法是利用乳酸菌和醋酸菌等发酵产酸防止食品腐败。

添加化学防腐剂防腐：化学防腐剂属于食品添加剂，其作用是抑制或杀灭食品中引起腐败变质的微生物。由于化学防腐剂中某些成分对人体有害，因此只能使用我国规定允许使用的几种防腐剂，例如苯甲酸及其钠盐、山梨酸及其钠盐、亚硫酸及其盐类和对羟基苯甲酸酯类等。

辐照保藏防腐：食品辐照保藏是20世纪40年代开始发展起来的一种新的保藏技术，主要利用^{60}Co、^{137}Cs产生的Y射线和电子加速器产生的电子束作用于食品进行灭菌、杀虫、抑制发芽，从而达到食品保鲜并延长食品保存期限的目的。

②真菌与真菌毒素污染及其预防

真菌在自然界分布很广，种类繁多。有些真菌对人类是有益的，如有些真菌在发酵酿造工业和抗生素医药制造等方面起着重要的作用。但有些真菌污染食品后能迅速繁殖，导致食品腐败变质，失去食用价值。甚至有些真菌在一定条件下产生毒素，致使人畜中毒。真菌毒素与细菌毒素不同，它不是复杂的蛋白质分子，不会产生抗体。它的形成受菌株、环境、气候、生态学等因素的影响，在0 ℃以下和30 ℃以上多数真菌产毒能力减弱或消失。因此，造成真菌毒素人畜中毒常有地区性和季节性的特点。

目前已知的真菌毒素大约200种，一般按其产生毒素的主要真菌名称来命名，比较重要的有黄曲霉毒素、杂色曲霉毒素、镰刀菌毒素、展青霉素、黄绿霉毒素及黄变米毒素，其中黄曲霉毒素尤其重要。

A.黄曲霉毒素的易污染食品

黄曲霉毒素在自然界分布十分广泛，在土壤、粮食、油料作物和种子中均可见到。我国26个省市食品中黄曲霉毒素B1的污染普查发现，受黄曲霉毒素污染较重的地区是长江流域和长江以南的广大高温高湿地区，北方各省污染较轻。污染的品种以花生、花生油、玉米最为严重，大米、小麦、面粉较轻，豆类一般很少受污染。其他食品如白薯干、甜薯、胡桃、杏仁等也曾有报道受到污染。

黄曲霉毒素污染食品（示例）如图5-1-2所示。

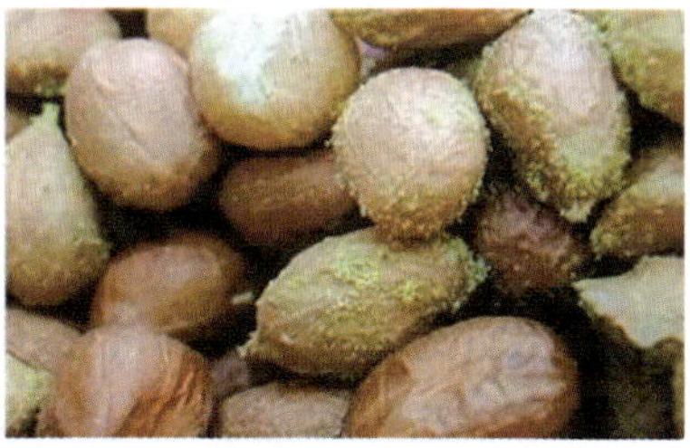

图5-1-2　黄曲霉毒素污染食品（示例）

B.黄曲霉毒素的危害

急性中毒：黄曲霉毒素是剧毒物质，其毒性为氰化钾的10倍，对鱼、鸡、鸭、大鼠、豚鼠、兔、猫、狗、猪、牛、猴和人均有强烈毒性。黄曲霉毒素属于肝毒。除抑制肝细胞DNA、RNA的合成外，也抑制肝蛋白质的合成，一次口服中毒剂量后，2~3 d可出现肝实质细胞坏死、胆管上皮增生、肝脂肪浸润及肝出血等急性病变。人体组织的体外实验证实黄曲霉毒素对人体组织有毒性，如含10 mg/L黄曲霉毒素的组织培养液可使肝细胞RNA减少，细胞核形状改变；含1 mg/L黄曲霉毒素的组织培养液可阻止肝细胞DNA和RNA的合成。

慢性中毒:长期少量持续摄入黄曲霉毒素可引起慢性中毒,主要表现为动物生长障碍;肝出现亚急性或慢性损伤,如肝功能改变,可见血中转氨酶、碱性磷酸酶、异柠檬酸酶的活力升高,球蛋白含量升高,白蛋白、非蛋白氮、肝糖原和维生素A含量降低。肝组织学检查可见肝实质细胞坏死、变性、胆管上皮增生、肝纤维细胞增生、形成再生结节,甚至肝硬化等慢性损伤。

致癌性:猴、大鼠、鱼类及家禽等多种动物诱发实验性肝癌。不同的动物致癌的剂量差别很大,其中以大鼠最为明显。实验证实,用黄曲霉毒素含量为15 μg/kg的饲料喂大鼠,经68周,12只雄性大鼠全部出现肝癌。黄曲霉毒素诱发肝癌的能力比二甲基亚硝胺大75倍,是目前公认的最强的化学致癌物质之一。黄曲霉毒素不仅可诱发动物肝癌,对其他部位也可致肿瘤,如胃腺瘤、肾癌、直肠癌及乳腺、卵巢、小肠等部位肿瘤。目前虽然尚不能确定黄曲霉毒素对人类有致癌性,但从亚非国家及我国肝癌流行病学调查研究发现,人群膳食中黄曲霉毒素污染程度与居民原发性肝癌的发生率呈正相关。

C.黄曲霉毒素污染的预防

黄曲霉毒素污染的预防要点主要是防霉、去毒、经常性食品卫生监测,并以防霉为主。

防霉:食品中真菌生长繁殖的条件,主要是有适宜的湿度、温度和氧气,尤以湿度最为重要。所以控制粮食中的水分是防霉的关键。在粮食收获后,必须迅速将水分含量降至安全水分含量以下。所谓安全水分含量,就是使粮食不易发霉的最高水分含量。不同粮粒的安全水分含量不同,如一般粮粒含水量在13%以下、玉米在12.5%以下、花生在8%以下,真菌不易生长繁殖。粮食入仓之后应注意通风,保持粮库内干燥。另外,采用除氧充氮的方法对防霉也有较好的效果。

2)化学性污染及其预防

①农药污染及其预防

农药能防治病、虫、鼠害,提高农畜产品产量,是但如果使用不当,会对环境和食品造成污染。施用农药后,在食品表面及食品内残存的农药及其代谢产物、降解物、衍生物统称为农药残留。食用含有农药残留的食品,高剂量可能引起急性中毒,低剂量长期摄入可能有致畸、致癌和致突变作用。

知识拓展

目前世界上使用的农药原药多达一千多种,我国目前使用的农药也有近两百种原药和近千种制剂。我国原药年产量近40万吨,在世界上排第二位。农药按化学结构可分为有机氯类、有机磷类、有机氮类、氨基酸酯类、有机硫类、拟除虫菊酯类、有机汞类等多种类型。如按用途可分为杀虫剂、杀菌剂、除草剂、杀线虫剂、杀鼠剂、落叶剂和植物生长调节剂等类型。使用较多的是杀虫剂、杀菌剂和除草剂三大类。

A.食品中农药残留及其毒性

a.有机氯类:有机氯是最早使用的一种农药,主要有六六六和DDT等,在环境中稳定性强,不易降解,在环境和食品中残留期长,如DDT在土壤中消失95%需3~30年(平均10年),通过食物链进入人体后,因是脂溶性物质,故主要蓄积于脂肪组织中。

有机氯类农药多数属于中等毒或低毒。急性中毒时,主要表现为神经毒作用,如震颤、抽搐和瘫痪等;有机氯类农药的慢性毒性作用主要侵害肝、肾和神经系统等,人在慢性中毒时,初期有知觉异常,进而出现共济失调、精神异常、肌肉痉挛、肝、肾损害(如肝大、蛋白尿)等。

有机氯类农药能诱发细胞染色体畸变,因为有机氯可通过胎盘屏障进入胎儿体内,部分品种及其代谢产物具有一定致癌作用。人群流行病学调查资料表明,使用有机氯类农药较多的地区畸胎发生率和死亡率比使用较少的地区高10倍左右。

b.有机磷类:有机磷类农药是目前使用量最大的一种杀虫剂,常用产品是美曲磷脂(敌百虫)、敌敌畏、乐果、马拉硫磷等。大多数有机磷类农药的性质不稳定,易迅速分解,残留时间短,在生物体内也较易分解,故在一般情况下较少发生慢性中毒。有机磷类农药对人的危害主要是引起急性中毒。有机磷属于神经性毒剂,可通过消化道、呼吸道和皮肤进入体内,经血液和淋巴转运至全身。其毒性作用机制是与生物体内胆碱酯酶结合,形成稳定的磷酰化乙酰胆碱酯酶,使胆碱酯酶失去活性,从而导致乙酰胆碱在体内大量堆积,引起胆碱能神经纤维高度兴奋。

c.拟除虫菊酯类:这类农药是人工合成的除虫菊酯,可用作杀虫剂和杀螨剂,具有高效、低毒、低残留、用量少的特点。目前大量使用的产品有数十个品种,如溴氰菊酯(敌杀死)、丙烯菊酯、苄氯菊酯、三氟氯氰菊酯等。其毒性作用机制是通过对钠泵的干扰使神经膜动作电位的去极化期延长,阻断神经传导。另外,还具有改变膜的流动性、增加兴奋性神经介质和cGMP的释放、干扰细胞色素C和电子传递系统功能。此类农药由于施用量小,残留低,一般情况下少有慢性中毒,急性中毒多由误服或生产性接触所致。

d.氨基甲酸酯类:这类农药属于中等毒,目前使用量较大,主要用作杀虫剂(如西维因、速灭威、混灭威、呋喃丹、克百威、灭多威、敌克松、害扑威等)或除草剂(如丁草特、野麦畏、哌草丹、禾大壮等)。该类农药的特点是药效快,选择性高,对温血动物、鱼类和人的毒性较低,容易被土壤中的微生物分解,在体内不蓄积,属于可逆性胆碱酯酶抑制剂。急性中毒主要表现为胆碱能神经兴奋症状,慢性毒性和三致(致癌、致畸、致突变)毒性方面报道不一,目前尚无定论。有实验报道,此类农药在弱酸条件下可与亚硝酸盐结合生成亚硝胺，有潜在致癌作用。

常用农药如图5-1-3所示。

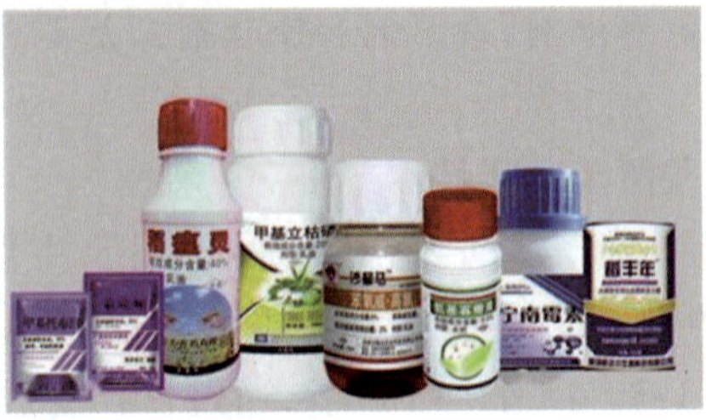

图5-1-3 常用农药

B.预防措施

a.发展高效、低毒、低残留农药。高效指用量少、杀虫效果好；低毒指对人畜的毒性低、不致癌、不致畸、不产生特异病变；低残留指施用后降解速度快、在食品中残留量少。

b.合理使用农药。我国已颁布《农药安全使用标准》(GB 4285—1989)和《农药合理使用准则》(GB 4321.1~3—1987~1989)，对主要作物和常用农药规定了最高用药量、最低稀释倍数、最高使用次数和安全间隔期(最后一次施药到距收获时的天数)。

c.加强对农药生产经营的管理。许多国家都有严格的农药管理和登记制度。我国国务院1997年发布的《农药管理条例》中规定由国务院农业行政主管部门负责全国的农药登记和农药监督管理工作。同时还规定了我国实行农药生产许可制度，未取得农药登记和农药生产许可证的农药不得生产、销售和使用。

d.限制农药在食品中的残留量。

②有毒金属污染及其预防

环境中的金属元素大约有80余种，主要是通过消化道、呼吸道和皮肤接触等途径进入人体。有些金属是构成人体组织必需的元素，如钙、铁、磷、钾、钠等，而某些金属元素在较低摄入量的情况下即可对人体产生毒性作用，如铅、汞、镉等，常被称为有毒金属。

A.污染途径

a.工业三废。含有金属毒物的工业三废排入环境中，可直接或间接污染食品，而污染水体和土壤的金属毒物还可通过生物富集作用，使食品中的含量显著增高。

b.食品生产加工过程污染。食品在生产加工过程中，接触不符合卫生要求的机械设备、管道、容器或包装材料，在一定的条件下，其有害金属可溶出污染食品；在食品运输过程中，由于运输工具被污染，也可污染食品。

c.农药和食品添加剂污染。某些金属农药(如有机汞)，或农药不纯含有金属杂质，在使用过程中均可污染食品。食品在生产加工过程中，使用含有金属杂质的食品添加剂，也可造成对食品的污染。

d.某些地区自然环境中有毒金属元素的本底含量高。生物体内的元素含量与其生存的空气、土壤、水体中这些元素的含量呈明显正相关关系，高本底的有毒金属元素的地区，生产的动植物食品中有毒金属元素含量高于其他低本底的地区。

重金属污染(示例)如图5-1-4所示。

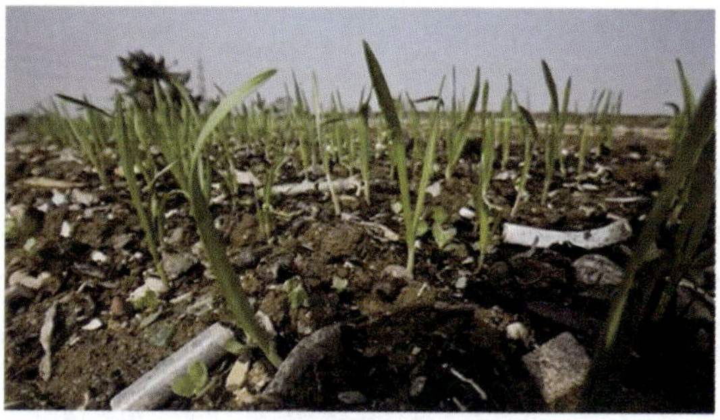

图5-1-4　重金属污染(示例)

B.预防措施

a.消除污染源。有毒金属污染食品后，由于残留期较长，不易去除。因此，消除污染源是降低有毒金属元素对食品污染的最主要措施。应重点做好工业三废的处理和严格控制三废的排放，加强卫生监督，禁用含铅、汞、镉的农药和不符合卫生标准的食品添加剂、容器包装材料、食品加工中使用的化学物质等。

b.制定各类食品中有毒金属元素的最高允许限量标准，加强食品卫生质量检测和监督工作。

c.严格管理有毒、有害金属及其化合物，防止误食、误用、投毒或人为污染食品。

③N-亚硝基化合物污染及其预防

A.食品的污染来源

N-亚硝基化合物包括亚硝胺和亚硝酸胺。食品中天然存在的亚硝胺含量极微，一般在10 ppb(μg/L)以下，但其前体亚硝酸盐及仲胺等则广泛存在于自然界中。施用硝酸盐化肥可使蔬菜中含有较多的硝酸盐，蔬菜腌渍时，因时间、盐分不够，蔬菜容易腐败变质，腐败菌可将硝酸盐还原为亚硝酸盐，导致亚硝酸盐含量增高。食物在烹调、烟熏、制罐过程中可使仲胺含量增高，食物霉变后，仲胺含量可增高数十倍至数百倍。肉、鱼类食品加工时，常用硝酸盐做防腐剂、发色剂，食品中的硝酸盐在细菌硝基还原酶的作用下，可形成亚硝酸盐。仲胺和亚硝酸盐在一定条件下，可在体内或体外合成亚硝胺。有些加工食品，如熏鱼、腌肉、酱油、酸渍菜、腌菜、发酵食品、啤酒、油煎咸肉均含有一定量的N-亚硝基化合物。

B.对人体的危害

N-亚硝基化合物对动物具有致癌性。N-亚硝基化合物可通过消化道、呼吸道、皮肤接触或皮下注射诱发肿瘤。一次大剂量摄入，可产生以肝坏死和出血为特征的急性肝损害。长期小剂量摄入，则产生以纤维增生为特征的肝硬化，并在此基础上发展为肝癌。两类N-亚硝基化合物的致癌机制有所不同。亚硝酸胺(如甲基亚硝基脲、甲基亚硝基脲烷、甲基亚硝基胍)本身为终末致癌物,无须体内活化就有致癌作用,而亚硝胺(如二甲基亚硝胺、吡咯烷亚硝胺)本身是前致癌物,需要在体内活化、代谢产生自由基,使核酸或其他分子发生烷化而致癌。

知识拓展

N-亚硝基化合物对人类直接致癌还缺少证据,但许多学者认为N-亚硝基化合物对人致癌的可能性很大,其理由是:在体外实验中发现人和大鼠的肝对二甲基亚硝胺的代谢性质和速度极为相似,均有近相同数量的核酸被甲基化,在人胚肾细胞培养液中加入二甲基亚硝胺发现很快出现上皮增生,且有剂量反应关系。流行病学调查资料表明,人类某些癌症可能与N-硝基化合物摄入量有关,如智利胃癌高发可能与当地大量使用硝酸盐化肥有关,日本人胃癌高发可能与其爱吃咸鱼和咸菜有关。我国林县食管癌高发,经现场研究发现,该县食物中亚硝胺检出率为23.3%(低发区检出率仅1.2%),且该县食物中亚硝胺类物质可以使正常人胚肺成纤维细胞发生转化,证实其具有致癌性。另外,N-硝基化合物还对动物有致畸作用。

C.预防要点

a.制定食品中硝酸盐、亚硝酸盐使用量及残留量标准。我国规定在肉类罐头及肉类制品中硝酸盐最大使用量为0.5 g/kg,亚硝酸盐为0.15 g/kg;残留量以亚硝酸钠计,肉类罐头不得超过0.05 g/kg,肉制品不得超过0.03 g/kg。

b.防止微生物污染及食物霉变。做好食品保藏,防止蔬菜、鱼肉腐败变质产生亚硝酸盐及仲胺。这对降低食物中亚硝基化合物的含量极为重要。

c.阻断亚硝胺合成。维生素C具有阻断N-亚硝基化合物合成的作用。抗坏血酸盐与亚硝酸盐在一起能很快起作用,抗坏血酸被氧化,生成脱氢抗坏血酸,亚硝酸盐则被还原生成一氧化氮(NO),使硝酸盐离子浓度降低,从而阻断胺的亚硝化作用。据研究资料表明,维生素E、维生素A、大蒜及大蒜素可抑制亚硝胺的合成,茶叶、猕猴桃、沙棘果汁也有阻断亚硝胺合成的作用。

d.施用钼肥。钼在植物中的作用是固氮和还原硝酸盐,如植物内缺钼,则硝酸盐含量增加。施用钼肥可以使粮食增产,粮食中钼含量增加,硝酸盐含量下降。如大白菜和萝卜施用钼肥后维生素C含量比对照组高38%,亚硝酸盐含量平均下降26.5%。

3)物理性污染及其预防

①食品的杂物污染及其预防

A.污染途径

a.生产时的污染。如生产车间密闭不严而又处于锅炉房的附近,在大风天气时食品可能会受到灰尘和烟尘的污染；在粮食收割时常有不同种类和数量的草籽混入；动物在宰杀时血污、毛发及粪便污染畜肉；加工过程中设备陈旧或故障引起加工管道中金属颗粒或碎屑对食品污染。

b.食品储存过程中的污染。如苍蝇、昆虫的尸体和鼠、雀的毛发、粪便等对食品污染；食品包装容器和材料的污染，如大型酒池、水池、油池和回收饮料瓶中动物尸体、脱落物品、承装物品等杂物的污染。

c.食品运输过程的污染。如运输车辆、装运工具、不清洁铺垫物和遮盖物对食品的污染。

d.意外污染。如戒指、头上饰物、头发、指甲、烟头、废纸、杂物的污染及抹布、拖把头、线头等清洁卫生用品的污染。

e.掺杂掺假食品。掺杂掺假是一种人为故意向食品中加入杂物的过程，其掺杂的主要目的是非法获得更大利润。掺杂掺假所涉及的食品种类繁杂，掺杂污染物众多，如粮食中掺入的沙石、肉中注入的水、奶粉中掺入大量的糖、牛奶中加入的米汤、糖、盐等。掺杂掺假严重破坏了市场秩序，危害人体健康，有的甚至造成人员中毒和死亡，必须加强管理，严厉打击。

B.预防措施

a.加强食品生产、储存、运输、销售过程的监督管理，执行良好的生产规范。

b.通过采用先进的加工工艺设备和检验设备，如筛选、磁选和风选去石，清除有毒的杂草籽及泥沙石灰等异物，定期清洗专用池、槽，防尘、防蝇、防鼠、防虫，食品尽量采用小包装。

c.制定食品卫生标准，如《小麦粉》(GB/T 1355—2021)中规定了磁性金属物的限量。

②食品的放射性污染及其预防

食品的放射性污染是指食品吸附或吸收了外来的(人为的)放射性核素，使其放射性高于自然放射性本底。预防食品的放射性污染可从以下几方面着手：

A.加强卫生防护和食品卫生监督。食品加工厂和食品仓库应建立在从事放射性工作单位的防护监测区以外的地方；对产生放射性废物和废水的单位加强监督；对单位周围的农、牧、水产品等定期进行放射性物质监测。

B.严格执行国家卫生标准。我国1994年颁布的《食品中放射性物质限制浓度标准》(GB 14882—1994)中规定了粮食、薯类、蔬菜水果、肉鱼虾类和鲜奶等食品中人工放射性核素的限制浓度，应严格执行。

C.妥善保管食品。选择坚固、不易燃烧、表面光滑和防护性能好的包装材料包装食品；在没有掩蔽条件下堆放的食品应严密覆盖；受放射性污染的食品必须消除污染后方可食用。

2.技能操作

某医院门诊，72岁的李奶奶独自居住，平时饮食比较简单，周末家人团聚时的剩菜放进冰箱里，每餐都热这些剩菜吃。两天后，李奶奶肚子疼，上吐下泻，全身冒冷汗，随即就诊，经医生检查发现，李奶奶得了急性细菌性胃肠炎，医生需要对李奶奶进行食品污染的评估及健康教育。假如你是医生小张，该如何做？

(1)沟通评估

在对症治疗前，需要先与老人沟通，收集评估信息，见表5-1-1。

表5-1-1 对症治疗前的评估记录表

评估内容	沟通要求	具体内容	评估记录
现有症状	精练准确，主诉临床症状	食用被污染食物后相关症状	□是 □否
现病史	全面，重点突出，实事求是，语言简洁明了	食用时间，有无自行服药，症状有无改善	□是 □否
既往病史	实事求是，语言简洁明了	既往一般情况，过敏史	□是 □否

(2)操作准备

在食品污染的评估及健康教育前，需要做好必要的准备，见表5-1-2。

表5-1-2 食品污染的评估及健康教育前的物品准备

准备类型	准备记录
用物准备	□体温计 □纸 □笔

(3)操作记录

与患者沟通，将收集到的信息记录在表5-1-3中。

表5-1-3 食品污染的评估及健康教育操作记录表

操作项目	操作记录		
食品污染评估	症状/体征	症状性质	症状出现及时间
	发热	最高温度	□是 □否：___日___时
	恶心、呕吐	___次/d，性状：食物、咖啡样食物、黄绿水样 方式：喷射式、先泻后吐、先吐后泻、同时吐泻	□是 □否：___日___时
	腹胀、腹痛	腹痛部位：上腹部、脐部、下腹部、其他 腹痛性质：绞痛、阵痛、隐痛 疼痛程度：一级、二级、三级、四级	□是 □否：___日___时

续表

操作项目	操作记录		
	症状/体征	症状性质	症状出现及时间
食品污染评估	腹泻	___次/d，性状：水样、黄绿水样、黏液、不消化、软便、成形便、洗肉水色	□是 □否：___日___时
	肤色	潮红、黄疸、皮疹、皮下出血	□是 □否
	麻痹	唇、舌、手、足、脸	□是 □否
	肌肉震颤	脸、手、足、肌束	□是 □否
	瞳孔	散大、缩小、对称、不对称	□是 □否
	青紫(轻、重)	口唇、耳廓、指(趾)、皮肤	□是 □否
	肾功能损害	少尿、血尿	□是 □否
健康教育	防止食物腐败变质方法	低温防腐：一般情况下，肉类在______可存放数日，0 ℃可存放______。但鱼类如需长时间保存，则需在______为宜 高温灭菌防腐：主要有______和______两类 脱水与干燥防腐：将食品水分含量降至一定限度以下(如细菌为______以下，真菌为______以下，酵母为______以下)，微生物则不易生长繁殖，酶的活性也受抑制，从而可以防止食品腐败变质 提高渗透压防腐：盐腌法中食盐浓度为______时，可停止大部分微生物的繁殖，但不能杀灭微生物。杀灭微生物需要食盐的浓度达到______。糖渍食品是利用______糖液作为高渗溶液来抑制微生物繁殖	

(二)食品卫生管理

1.知识学习

(1)植物性食品卫生管理

食品在生产、运输、存储、销售等环节中，均可能受到生物性、化学性和物理性等有毒有害物质污染，出现卫生问题，威胁人体健康，因此需要了解各类食物及食品加工的卫生问题及要求，采取适当的措施，确保食品安全。

1)粮豆类的卫生要求

不同品种的粮豆都具有固有的色泽及气味，有异味时应慎食，霉变的粮豆不能食用，尤其是成品粮。为了保证食用安全，我国对粮豆类食品已制定了许多卫生标准。豆制品含水量高，营养成分丰富，若有微生物污染，极易繁殖引起腐败变质。而目前不少豆制品生产以手工加工为主，卫生条

微课 植物性食品卫生管理

件比较差，可能造成污染的因素包括生产器具、管道和操作人员等，只要其中有一环没有按卫生标准做好清洁工作，就会成为污染源头。另外，产品的保存方式也很重要，豆制品成品能够新鲜存放的时间很短，特别是夏季，如果豆制品成品不及时冷藏，很快就会变质。通常豆制品在销售和储藏时最好使用小包装。豆制品中使用的添加剂也要按照有关规定执行。

2)蔬菜和水果的卫生要求

①保持新鲜。为了避免腐败及亚硝酸盐含量过多，新鲜的蔬菜和水果最好不要长期保藏，采收后及时食用不但营养价值高，而且新鲜、适口。如果一定要储藏的话，应剔除有外伤的蔬菜和水果并保持其外形完整，以小包装形式进行低温保藏。

②清洗消毒。为了安全食用蔬菜，既要杀灭肠道致病菌和寄生虫卵，又要防止营养素的流失，最好的方法是先在流水中清洗，然后在沸水中进行极短时间的热烫。食用水果前也应彻底洗净，最好用沸水烫或消毒水浸泡后削皮再吃。为了防止二次污染，严禁将水果削皮切开出售。

常用的药物消毒方法有：漂白粉溶液浸泡法、高锰酸钾溶液浸泡法及其他低毒高效消毒液浸泡法，浸泡消毒后要及时用清水冲洗干净。

3)蔬菜水果卫生标准

我国食品卫生标准规定蔬菜水果中汞的含量不得超过0.01 mg/kg，六六六不得超过0.2 mg/kg，DDT不得超过0.1 mg/kg。

(2)动物性食品卫生管理

1)禽畜肉的卫生管理

禽畜肉类的主要卫生问题包括腐败变质、人畜共患传染病、死因不明畜肉、药物残留、使用违禁饲料添加剂等。在我国食品卫生标准中，对鲜猪肉、鲜羊肉、鲜牛肉、鲜兔肉及各类肉制品均定有卫生标准。

鲜猪肉卫生标准和卫生指标见表5-1-4和表5-1-5。

表5-1-4 鲜猪肉卫生标准(感官标准)

项目	新鲜鱼	次鲜鱼	变质肉(不能食用)
色泽	肌肉有光泽，红色均匀，脂肪洁白	肉色稍暗，脂肪缺乏光泽	肌肉无光泽，脂肪灰绿色
黏度	外表微干或微湿润，不黏手	外表干燥或黏手，新切面湿润	外表极度干燥，新切面发黏
弹性	指压后的凹陷立即恢复	指压后的凹陷恢复慢或不能完全恢复	指压后的凹陷不能恢复，留有明显痕迹
气味	具有新鲜猪肉的正常气味	有氨味或酸味	有臭味
肉汤	透明澄清，脂肪团聚于表面，有香味	稍有浑浊，脂肪呈小滴浮于表面，无香味	浑浊，有黄色絮状物，脂肪极少浮于表面，有臭味

表 5-1-5　鲜猪肉卫生指标(理化指标)

指标	标准	
挥发性盐基氮/(mg/100 g)	新鲜肉	<15
	次鲜肉	15~30
	变质肉	>30
汞/(mg/kg)	—	<0.05
六六六/(mg/kg)	肥瘦肉(鲜重)	<0.5
	纯肥肉(脂肪)	<4
DDT/(mg/kg)	肥瘦肉(鲜重)	<0.5
	纯肥肉(脂肪)	<2

2)水产品的卫生管理

水产品的主要卫生问题包括腐败变质、寄生虫感染、工业废水污染等。我国食品卫生标准对各类水产品食品均有规定,如黄花鱼卫生标准见表 5-1-6 和表 5-1-7。在我国水产品卫生管理办法中对供食用的水产品还规定:①黄鳍、甲鱼、乌龟、河蟹、青蟹、小蟹、各种贝类等,已死亡者均不得销售和加工。②含有自然毒素的水产品:鲨鱼、鲅鱼、旗鱼必须去除肝;鲤鱼应去除肝、卵;河豚鱼有剧毒,不得流入市场。③凡青皮红肉的鱼类,如鲹鱼、鲐鱼、金枪鱼、秋刀鱼、沙丁鱼等易分解产生大量组胺,出售时必须注意鲜度。④凡因化学物质中毒致死的水产品均不得供食用。

咸鱼和鱼松的卫生要求:咸鱼的原辅料应为良质鱼,食盐不得含嗜盐菌、沙门菌,氯化钠含量应在95%以上。盐腌场所和咸鱼体内不得含有干酪蝇和鲣节甲虫的幼虫。制作鱼松的原料鱼质量必须得到保证,经冲洗清洁并干蒸后,用溶剂抽去脂肪再进行加工,其水分含量应为12%~16%,色泽应正常、无异味。

表 5-1-6　黄花鱼卫生标准(感官指标)

部位	新鲜鱼	次鲜鱼
体表	金黄色,有光泽,鳞片完整,不易脱落	淡黄、淡苍黄或白色,光泽较差,鳞片不完整,易脱落
鱼鳃	色鲜红或紫红(小黄鱼多为暗红),无异臭或稍有腥臭,鳃丝清晰	色暗红、暗紫或带棕黄、灰红,有腥臭,但无腐败臭,鳃丝黏连
眼	眼球饱满凸出,角膜透明	眼球平坦或稍凹陷,角膜稍浑浊
肌肉	坚实,有弹性	松弛,弹性差
黏膜	呈鲜红色	呈淡红色

表 5-1-7 黄花鱼卫生标准(理化指标)

指标	标准
挥发性盐基氮/(mg/100 g)	新鲜鱼<15
	次鲜鱼<35
汞/(mg/kg)	<0.3
六六六/(mg/kg)	<2
DDT/(mg/kg)	<1

3)蛋类的卫生管理

蛋类的主要卫生问题包括微生物污染、化学性污染、吸收异味等。卫生要求包括:

①蛋类感官指标。蛋壳清洁完整,灯光透视时,整个蛋呈橘黄色至橙红色,蛋黄不见或略见阴影。打开后蛋黄凸起、完整、有韧性,蛋白澄清、透明、稀稠分明,无异味。

②理化指标。汞含量(以Hg计)小于0.03 mg/kg。

4)奶及奶制品的卫生管理

奶类食品的主要卫生问题是微生物污染和有毒有害物质污染等。

①消毒奶。消毒牛奶的卫生质量应达到《巴氏杀菌乳》(GB 19645—2010)的要求。

A.感官指标:色泽为均匀一致的乳白或微黄色,具有乳固有的滋味和气味,为无异味、无沉淀、无凝块、无黏稠物的均匀液体。

B.理化指标:脂肪含量为23.1%,蛋白质含量为22.9%,非脂固体含量为28.1%,杂质度低于2 mg/kg,酸度不超过18°T。

C.卫生检验:硝酸盐含量(以$NaNO_3$计)低于110 mg/kg;亚硝酸盐含量(以$NaNO_2$计)低于0.2 mg/kg;黄曲霉毒素B1含量低于0.5 μg/kg,菌落总数低于30 000 cfu/mL;大肠菌群MPN小于90个/100 mL;致病菌不得检出。

②奶制品

奶制品包括炼乳、奶粉、酸奶、复合奶、奶酪和含奶饮料等。各种奶制品均应符合相应的卫生标准,其卫生质量才能得以保证。如在乳和乳制品管理办法中规定,在乳汁中不得掺水或加入其他物质;乳制品使用的添加剂应符合《食品添加剂使用卫生标准》(GB 2760—2014);乳制品包装必须严密完整,乳品商标必须与内容相符,必须注明品名、厂名、生产日期、批量、保存期限及食用方法。

(3)罐头、冷饮食品卫生管理

1)罐头食品的卫生管理

罐头食品是指密封包装、经严格热杀菌、能在常温条件下长期保存的食品。罐头食品所使用的容器种类很多，常用的是马口铁罐和玻璃罐。因为罐头食品长期保存在容器内，食品与容器内壁紧密接触，故要求罐装容器严密坚固，使内容物与外界空气隔绝。容器内壁材料应不与食品起化学反应，不使食品感官性质发生改变。所有罐装容器材料不应含有对人体有毒的物质。

2)冷饮食品的卫生管理

冷饮食品包括冰棍(冰糕)、冰淇淋、汽水、人工配制的果味水和果味露、果子汁、酸梅汤、食用冰、散装低糖饮料、盐汽水、矿泉水、发酵饮料、可乐型饮料等。大多数冷饮食品的主要原料为水、糖、有机酸或各种果汁，另外加有少量的甜味剂、香料、色素等食品添加剂。因而除了少量奶、蛋、糖和天然果汁，一般考虑的重点不是其营养价值，而是其卫生质量和安全性。

2.技能操作

68岁的王爷爷独自居住，某社区营养中心的营养师小张需要对王爷爷进行食品卫生管理的检查评估。假如你是小张，该如何做？

(1)沟通评估

先与老人沟通，收集评估信息，见表5-1-8。

表5-1-8　食品卫生管理评估信息记录表

评估内容	沟通要求	具体内容	评估记录
食品被污染的了解	亲切，有耐心	食品在储存环节可能受到的污染	□是 □否
食品储存方法、时间	全面，重点突出，实事求是，语言简洁明了	咨询老人食品储存的方法及储存具体时长	□是 □否

(2)操作准备

在调查前，需要做好必要的准备，见表5-1-9。

表5-1-9　食品卫生管理检查评估前的物品准备

准备类型	准备记录
用物准备	□储存的食物(素菜、荤菜、汤) □纸 □笔

(3)操作记录

了解到王爷爷家里目前有肉、菜等食物，请结合表5-1-10中食品种类，为王爷爷家中食品的储存管理提出合理建议，并记录在表中。

表5-1-10　食品储存管理操作记录表

食品种类	食品状况	管理建议
蔬菜	叶子变黄，色泽不鲜艳	是否变质：□是 □否 处理建议：______________

续表

食品种类	食品状况	管理建议
猪肉	肉色稍暗，微微黏手，肉汤浑浊	是否变质：□是 □否 处理建议：________
黄花鱼	肥大鲜红，肌肉坚实，有弹性	是否变质：□是 □否 处理建议：________
水果罐头	今天早上买的，未封闭，放置在冰箱中	是否变质：□是 □否 处理建议：________

检查评估

操作者按照表5-1-11中的检查项目进行自我检查，并将检查结果和自我点评记录在表中。

表5-1-11 食品污染预防及管理检查记录表（操作者自查）

序号	检查项目	检查结果	自我点评
1	是否穿工作服并保持服装整洁	是□ 否□	
2	操作前是否洗净双手	是□ 否□	
3	是否在操作过程中与老年人进行有效沟通	是□ 否□	
4	是否按照标准步骤进行操作	是□ 否□	
5	是否完成操作记录	是□ 否□	

服务对象根据表5-1-12中的检查项目对操作者的服务情况进行检查，并将检查结果和结果点评记录在表中。

表5-1-12 食品污染预防及管理检查记录表（服务对象点评）

序号	检查项目	检查结果	结果点评
1	态度是否和蔼，语言是否亲切	是□ 否□	
2	是否清楚如何合理选择安全食品	是□ 否□	
3	是否正确地进行饮食健康宣教	是□ 否□	
4	是否清楚地讲解各类食品加工的卫生问题	是□ 否□	

教师根据表5-1-13中的检查项目对操作者的任务完成情况进行检查，并将检查结果和结果点评记录在表中。

表 5-1-13 食品污染预防及管理检查记录表(教师点评)

序号	检查项目	检查结果	结果点评
1	是否按时完成任务	是☐ 否☐	
2	团队协作是否顺畅	是☐ 否☐	
3	设备、用具及物品是否整理恢复	是☐ 否☐	
4	工作页填写是否准确、完整	是☐ 否☐	

任务小结

- 食品污染预防及管理
  - 食品的污染及预防
    - 生物性食品污染及其预防
      - 细菌性污染与食品腐败变质
      - 真菌与真菌毒素污染及其预防
    - 化学性食品污染及其预防
      - 农药污染及其预防
      - 有毒金属污染及其预防
      - N-亚硝基化合物污染及其预防
    - 物理性食品污染及其预防
      - 食品的杂物污染及其预防
      - 食品的放射性污染及其预防
  - 食品卫生管理
    - 植物性食品卫生管理
      - 粮豆类的卫生要求
      - 蔬菜和水果的卫生要求
    - 动物性食品卫生管理
      - 禽畜肉的卫生管理
      - 水产品的卫生管理
      - 蛋类的卫生管理
      - 奶及奶制品的卫生管理
    - 罐头、冷饮食品卫生管理
      - 罐头食品的卫生管理
      - 冷饮食品的卫生管理

任务二 食源性疾病防治

任务导入

场景:某医院门诊

人物:张爷爷、医生小张

情节:66岁的张爷爷在饭店进行生日聚餐,当天下午张爷爷等人出现了恶心、呕吐、腹泻等症状,随即到医院就诊,诊断为食物中毒。经调查,该饭店厨师在烹饪食物前后无洗手习惯,且手指上有化脓伤口,确定为金黄色葡萄球菌感染所致。医生需要对疾病进行评估并对患者进行健康教育。假如你是医生小张,该如何处理?

任务目标

- 能根据食源性疾病的种类及发生原因,结合食物过敏的常见过敏原,采取一定的防治措施,完成病情动态观察记录,并遵医嘱协助老年患者服药。
- 能根据常见食物中毒的原因及防治措施,完成食物中毒个案调查、毒物催吐并协助老年患者呕吐时变换体位、帮助老年患者如厕。
- 能根据常见急性肠道传染病的特点采取一定防治措施。

任务实施

(一)食物过敏防治

1.知识学习

食源性疾病是指随着食物摄入进入人体内的各种致病因子引起的、通常具有感染或中毒性质的一类疾病,包括食物过敏、传统的食物中毒、因食物引起的肠道传染病等。

(1)食物过敏的概念及特点

食物过敏(Food Allergy)即食物的超敏反应,是指摄入体内的食物中的某种成分,作为抗原诱导机体产生免疫应答而发生的一种变态反应性疾病。存在于食品中可以引发人体食物过敏的成分称为食物过敏原(Allergen)。

食物过敏的特点主要表现为发生快、消退也快,通常在再次接触过敏原后数秒到数分钟发生。一般情况下只引起机体生理功能紊乱,极少引起组织损伤。主要病理改变是平滑肌收缩、腺体分泌增加、毛细血管扩张。有明显的个体差异和遗传倾向。

(2)食物过敏的临床表现

食物过敏的类型包括消化道过敏,可出现恶心、呕吐、腹痛、腹泻等症状;皮肤过敏,主要表现为皮肤荨麻疹、湿疹和神经血管水肿,一般可在15~20 min或数小时后消失;严重者可出现过敏性休克,患者可出现胸闷、气急、呼吸困难、脸色苍白、肢冷脉细、血压下降等表现,重者可在短时间内死亡。

食物过敏表现如图5-2-1所示。

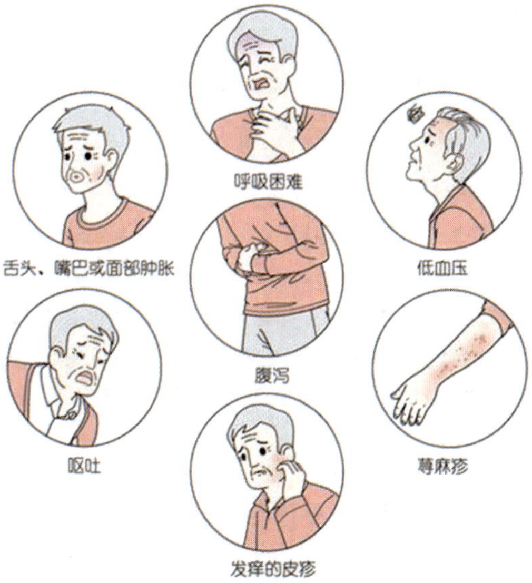

图5-2-1 食物过敏表现

(3)常见的食物过敏原

常见的容易致敏的食物有牛奶、蛋类、花生、豆类、鱼虾蟹类、坚果类、水果类和小麦、大麦、燕麦等谷物以及这些食物的制品。有些食物随着年龄增长可变得不致敏,但花生、坚果、鱼虾蟹多为终身致敏食物。转基因食品由于基因重组,产生新的蛋白质,也有可能会引起过敏。

(4)食物过敏的预防措施

查明过敏原,避免再次接触是预防食物过敏最有效的方法。在过敏原不明确的情况下需要做过敏原筛查,通常寻找过敏原最常用的方法有询问病史和进行皮肤过敏试验。询问患者及家庭成员有无过敏史，一旦确定了致敏原应严格避免再进食，从食物中排除该食物致敏原，即不会发生过敏反应。皮肤试验是临床检测过敏原最常见的方法，以皮内试验应用最为广泛。具体方法是：取可疑过敏原稀释后，取0.1 mL在受试者前臂掌侧作皮内注射，15~20 min后观察结果，若注射局部皮肤出现红晕、风团，且直径超过1 cm，则为皮试阳性，表示受试者接触该物质可发生过敏反应。

(5)食物过敏的治疗原则

大多数食物过敏发生在食用之后几分钟到一个小时，此时需要立即停止进食，如果身体出现瘙痒的现象不要用手挠，可以用冷敷降温法缓解身体潮热感，也可适当给予抗组胺类药物进行治疗。如果过敏状况严重的话一定要及时就医，避免给身体造成更大的伤害。

(6)老年患者食物过敏的处理步骤及具体内容(表5-2-1)

表5-2-1　老年患者食物过敏的处理步骤及具体内容

步骤	具体内容
协助服药	核对老年人的姓名和服药单是否相符，核对药物与服药单是否相符
	根据药量为老年人倒好温水，按照2~4片药物备100 mL水计算，药片数较多时，按照2~4片分次服用
	自理老年人：护理员将药杯递给老年人，告诉老年人先喝一小口润滑咽喉，再看着老年人将药物服下
	不能自理老年人：护理员告知老年人服药，协助老年人取半坐位，即抬高床头或在老年人背后垫靠垫支撑身体。用汤勺或吸管先喂一小口水，将药物放入老年人口中，再协助老年人饮水将药服下，保持体位30 min，协助老年人取舒适体位
整理用物	护理员将水杯放回原处，整理床单，药杯收回，浸泡消毒，清洗晾干备用
观察记录	护理员根据已知老年人服用药物的作用及不良反应，观察并询问老年人服药后情况，记录服药后表现

注意事项

○遵照医嘱协助老年人服药，不得私自加减药物或者停药。

○老年人对药品有疑问时，需要再次核对无误方能给药，并要向老年人解释说明。

○用药后发现异常，应及时报告医护人员或协助就医。

○对于吞咽困难的老年人，需要咨询护理人员或根据药物的说明书，决定是否可以将药物切割成小块或者研碎服用。

○协助精神疾患老年人服药，要求其张口，检查药物是否全部咽下。

2.技能操作

某医院门诊，70岁的李奶奶既往有青霉素过敏史，在进食海鲜后出现荨麻疹、恶心、呕吐，随即就医，医生需要对疾病进行评估、观察及治疗。假如你是医生小张，该如何处理？

(1)沟通评估

需要先与患者沟通，收集评估信息，见表5-2-2。

表5-2-2 食物过敏处理前的评估记录表

评估内容	沟通要求	具体内容	评估记录
现有症状（主诉）	精炼准确，反映疾病特点	疾病类型及相关症状，如腹泻、呕吐等	□是 □否
既往病史	实事求是，语言简洁明了	既往一般情况，有无患过其他疾病，食物和其他接触物过敏史等	□是 □否
摄入食物	全面，突出重点，实事求是，语言简洁明了	食用食物的种类、时间、场所等	□是 □否

(2)操作准备

在食物过敏处理前，需要做好必要的准备，见表5-2-3。

表5-2-3 食物过敏处理前的准备

准备类型	准备记录
环境准备	□环境整洁 □温湿度适宜 □安静 □光线明亮
医生准备	□衣着干净 □洗净双手
患者准备	□取舒适体位
用物准备	□药物 □温开水 □服药单 □血压计 □体温计

(3)操作记录

对老年患者进行病情观察，收集观察信息，记录在表5-2-4中。帮助老年患者正确服药，并将操作记录在表5-2-5中。

表5-2-4 病情信息观察记录表

观察重点	有无异常	观察时间
神志		
呼吸		
血压		
体温		
皮肤		
呕吐		
腹部体征		
排泄		
主诉		

表5-2-5 协助服药操作记录表

操作项目	操作记录
协助用药	根据药量为老年人倒好温水，按照______片药物备100 mL水计算，药片数较多时，按照______片分次服用
	□自理老年人：护理员将药杯递给老年人，告诉老年人先喝一小口润滑咽喉，再看着老年人将药物服下
	□不能自理老年人：协助老年人______，再协助老年人饮水将药服下，保持体位______min，协助老年人取舒适体位
整理记录	整理床单 □是 □否 药杯收回，浸泡消毒，清洗晾干 □是 □否 记录服药后表现 □是 □否

（二）食物中毒防治

1.知识学习

（1）概述

食物中毒（Food Poisoning）是指摄入含有生物性、化学性有毒有害物质的食物或把有毒有害物质当作食物摄入后所出现的非传染性的急性、亚急性疾病。

食物中毒是食源性疾病中最常见的疾病，但既不包括因暴饮暴食而引起的急性胃肠炎、食源性肠道传染病（如细菌性痢疾）和寄生虫病（如猪囊尾蚴病），也不包括因一次大量或长期少量多次摄入某些有毒、有害物质而引起的以慢性损害为主要特征（如致畸、致癌、致突变）的疾病。在我国引起食物中毒的各类食物中，动物性食物更为常见，占50%以上，其中肉及肉制品引起的食物中毒居首位。

食物中毒发生的原因各不相同，但发病具有以下共同特点：①潜伏期短，来势凶猛，且具有暴发性，一般在24~48 h出现大量患者同时发病。②患者在相近的时间内均吃过同样的食物，发病范围与有毒食物供应范围相一致。③食物中毒者一般具有相同或相似的症状，如恶心、呕吐、腹痛、腹泻等。④人与人之间一般不直接传染。

（2）食物中毒的常见原因

食物中毒按发病原因可以分为细菌性食物中毒、真菌及其毒素食物中毒、有毒动植物中毒和化学性食物中毒。

1）细菌性食物中毒

细菌性食物中毒（Bacterial Food Poisoning）是指因摄入被致病性细菌或其毒素污染的食物而引起的中毒，是食物中毒中最常见的一类。由活菌引起的食物中毒为感染型，由毒素引起的食物中毒为毒素型。

细菌性食物中毒的发病原因主要有食物被致病菌污染、储藏方式不当及烹调加工方式不当等。细菌性食物中毒全年皆可发生，尤其在夏秋季高发。细菌性食物中毒发病率高，但病死率因致病菌的不同而有较大的差异。一般病程短、恢复快、预后良好，对于抵抗力弱的人群，如老年人、儿童、病人和身体衰弱者，发病症状常较为严重。

细菌性食物中毒主要有沙门氏菌食物中毒、副溶血性弧菌食物中毒、葡萄球菌肠毒素食物中毒、肉毒梭菌食物中毒、致病性大肠杆菌食物中毒等。

①沙门氏菌

沙门氏菌属(Salmonella)是肠杆菌科的一个重要菌属，也是细菌性食物中毒中最常见的致病菌。发病率较高，占总食物中毒的40%~60%。沙门氏菌中毒多见于动物性食物，尤其是畜肉类及其制品，其次为禽肉、蛋类、乳类及其制品。被污染的食物一般没有感官性状的改变，很容易被忽视。中毒原因大多是食前未加热处理或加热不彻底；加工食物用具、容器或食物储存场所生熟不分，造成交叉污染等。中毒后潜伏期短，一般为4~48 h。沙门氏菌食物中毒有多种临床表现，以胃肠炎型最为常见。开始表现为头痛、恶心、食欲缺乏，随后出现呕吐、腹泻、腹痛。腹泻每日可达数次至十余次，主要为水样便，少数带有黏液或血。患者体温升高，可达38~40 ℃。轻者3~4 d症状消失，重者可引起痉挛、脱水，甚至休克，如不及时抢救可导致死亡。

②副溶血性弧菌

副溶血性弧菌(Kbrio Parahemolyticus)主要存在于近岸海水、海底沉积物和鱼、贝类等海产品中，因而副溶血性弧菌食物中毒在沿海地区最为常见。中毒食物种类主要是海产食物，其次为盐渍食物，如咸菜、腌制的畜禽类食物等。中毒后的潜伏期为2~40 h，一般为14~20 h。主要症状为上腹部阵发性绞痛、恶心、呕吐、腹泻，粪便多为水样、血水样、黏液或脓血便，体温为38~39.5 ℃，严重时可出现脱水、意识障碍等。病程3~4 d，一般预后良好。

③葡萄球菌

金黄色葡萄球菌是最常见的化脓性球菌，可引起伤口化脓性感染，由于代谢过程中可以产生肠毒素，故能引起食物中毒。肠毒素耐热性较强，一般的烹调方式难以将其杀死，故易引起集体食物中毒。引起葡萄球菌中毒的食品主要是肉类制品、剩米饭、糯米凉糕、熏鱼、乳类和冷冻乳制品等。人和动物的化脓性感染部位常成为污染源。该病潜伏期短，发病急骤，一般为2~5 h。主要表现为恶心、呕吐、中上腹部疼痛、腹泻等，以呕吐最为显著。剧烈吐泻可导致虚脱、肌痉挛及严重失水。体温大多正常或偏高。病程较短，一般在数小时至2 d迅速恢复。

④肉毒梭菌

肉毒梭菌(Clostridium Botulinum)是一种厌氧型细菌，肉毒梭菌食物中毒是由肉毒梭菌产生的肉毒毒素(Botulinus Toxin)所引起。肉毒毒素毒性较强，病死率较高，是细菌性食物中毒中最严重的一种。

肉毒梭菌广泛分布于土壤和海洋中，引起中毒的食物以家庭自制的发酵食物如豆酱、豆豉、臭豆腐等为主，其次是罐头食品、腊肉和熟肉等。土壤是重要的污染源，食品在加工、贮藏过程中被肉毒梭菌污染，并产生毒素。若污染的食品没有经过加热处理或未充分加热，就会引起食物中毒。

肉毒梭菌食物中毒症状以运动神经麻痹的症状为主，胃肠道症状较少。中毒后潜伏期数小时至15 d。早期可出现乏力、头晕、头痛、食欲不振等症状，后出现视力模糊、眼睑下垂、复视等神经麻痹症状。重症患者可出现咀嚼与吞咽困难、声音嘶哑、语言障碍，严重时出现呼吸麻痹，常因呼吸衰竭而死亡。

⑤致病性大肠杆菌

埃希氏菌属(Escherichia)俗称大肠杆菌属，通常不致病。当人体的抵抗力降低或食入被大量的致病性大肠埃希氏菌活菌污染的食品时，便会发生食物中毒。

目前已知的致病性大肠埃希氏菌包括5种类型：肠产毒性大肠埃希氏菌(Enterotoxigenic Escherichia Coli，ETEC)是导致婴幼儿和旅游者腹泻的常见病原菌，主要引起腹泻且临床表现较重。肠侵袭性大肠埃希氏菌(Enteroinvasive Escherichia Coli，EIEC)主要感染儿童和成人，导致小肠炎症、溃疡和腹泻。肠致病性大肠埃希氏菌(Enteropathogenic Escherichia Coli，EPEC)是引起流行性婴儿腹泻的常见病原菌，发病特点很像细菌性痢疾，因此容易误诊。肠出血性大肠埃希氏菌(Enterohemorrhagic Escherichia Coli，EHEC)主要引起出血性结肠炎，剧烈的腹痛和便血，严重者出现溶血性尿毒症。肠黏附(集聚)型大肠埃希氏菌(Enteroaggregative Escherichia Coli，EAEC)常引起婴儿持续性腹泻、脱水，偶有血便。

2)真菌及其毒素食物中毒

真菌(Fungus)及其毒素食物中毒是指食用被真菌及其毒素污染的食物而引起的食物中毒，发病率较高，死亡率因菌种及其毒素种类而异，发病的季节性及地区性均较明显。一般烹调方法加热处理不能破坏食品中的真菌毒素。常见的真菌食物中毒种类有赤霉病麦中毒、霉变甘蔗中毒等。

①赤霉病麦

赤霉病是一种世界性病害，主要由镰刀菌(Fusarium)污染麦类、玉米等谷物引起。致病物质主要是镰刀菌毒素，该毒素对热稳定，一般的烹调方法不能将其破坏，摄入的量越多，发病率越高，病情也越严重。中毒后潜伏期一般为10~30 min，也可长至2~4 h，主要症状有恶心、呕吐、腹痛、腹泻、头昏、头痛、嗜睡、流涎、乏力，少数病人有发烧、畏寒等。症状一般在1 d左右自行消失，缓慢者持续一周左右，预后良好。个别重症患者呼吸、脉搏、体温及血压波动、四肢酸软、步态不稳、形似醉酒，故有的地方称之为“醉谷病”。一般病人无须治疗可自愈，对呕吐严重者应补液。

②霉变甘蔗

霉变甘蔗中毒是指食用了因保存不当而霉变的甘蔗引起的食物中毒。甘蔗在不良的条件下长期储存，导致微生物大量繁殖就会引起甘蔗霉变。霉变甘蔗的质地较软，瓤部的色泽比正常甘蔗深，一般呈浅棕色，闻之有霉味，其中含有大量的有毒真菌及其毒素，这些毒素食用后对神经系统和消化系统造成较大损害。

霉变甘蔗中毒常发生于我国北方地区的初春季节，潜伏期短，最短仅十几分钟，轻度中毒者的潜伏期较长，重度中毒者多在2 h内发病。中毒症状最初表现为一时性消化道功能紊乱，如恶心、呕吐、腹痛、腹泻、黑便，随后出现头昏、头痛和复视等神经系统症状。重者可发生阵发性抽搐，抽搐时四肢强直，屈曲内旋，手呈鸡爪状，眼球向上，偏侧凝视，瞳孔散大，继而进入昏迷状态。病人可死于呼吸衰竭，幸存者则留下严重的神经系统后遗症，导致终身残疾。

3)有毒动植物中毒

有毒动植物中毒主要指误食有毒动植物或摄入因加工、烹调不当未除去有毒成分的动植物食物而引起的中毒。常见的有毒动物有河豚、有毒贝类等，常见的有毒植物有毒蕈、菜豆、未成熟和发芽的土豆等。

①河豚鱼中毒

我国河豚鱼中毒主要发生在沿海地区，以春季高发。河豚肉鲜美，但含有有毒成分河豚毒素，其卵巢、肝脏和肠中的含量最高，皮肤有少量毒素。虽然新鲜肌肉可视为无毒，但如鱼死后较久，内脏毒素溶入体液中能逐渐渗入肌肉内，仍不可忽视。个别品种在肌肉内也有弱毒。引起中毒的河豚鱼有鲜鱼、内脏、冷冻的河豚鱼和河豚鱼干。河豚鱼中毒发病急剧，潜伏期一般为10 min至3 h，首先感觉手指、口唇、舌尖麻木或有刺痛感，然后出现胃肠道症状，如恶心、呕吐、腹泻等。重者瞳孔及角膜反射消失，四肢肌肉麻痹，甚至全身瘫痪，常因呼吸麻痹、循环衰竭而死亡。

②有毒贝类中毒

贝类味道鲜美，是人们喜爱的海鲜食物，但织纹螺等含有毒性物质，容易引发食物中毒。贝类食物中毒在全世界均有发生，有明显的地区性和季节性，以夏季沿海地区多见，这主要与水域中藻类大量繁殖有关。有毒藻类产生的毒素被贝类富集，当人们食用贝肉后，毒素迅速释放并产生毒性作用。中毒特点为神经麻痹，潜伏期短，仅数分钟至20 min。开始为唇、牙龈和舌头周围刺痛，随后有规律地出现指尖和脚趾的麻木，最后麻木发展到手臂、腿部和颈部，病人可以做随意运动，但相当困难。病人可伴有头痛、头晕、恶心和呕吐，最后出现呼吸困难，重症者常在2~24 h因呼吸麻痹而死亡。

③毒蕈中毒

蕈类通常称为蘑菇，我国有可食用蕈300多种，毒蕈(Toxic

Mushroom)近100种,毒蕈中毒为国内食物中毒致死的主要原因。一种毒蕈可以同时含有几种毒素,而一种毒素也可存在于数种毒蕈之中。毒蕈中毒的临床表现复杂多样,一般分为以下几种类型:

胃肠型:发病快,潜伏期短,一般为0.5~6 h,主要症状为剧烈恶心、呕吐、腹泻、腹痛,及时治疗可迅速恢复,预后良好。神经精神型:潜伏期一般为1~6 h,胃肠反应较小,主要表现为神经精神症状,轻者出现流涎、流泪、大量出汗、脉搏缓慢、瞳孔缩小等症状,重者可出现精神错乱、澹妄、幻觉、呼吸抑制等症状。溶血型:潜伏期多为6~12 h,除了有胃肠炎表现,主要出现黄疸、血尿、肝脾肿大等溶血症状,病死率低。肝损害型:潜伏期一般为10~24 h,病程可分为潜伏期、胃肠炎期、假愈期、内脏损害期及恢复期,症状严重,可损害人体的肝、肾、心脏和神经系统,病情凶险,病死率高。

④菜豆中毒

菜豆种类较多,如豆角、扁豆、四季豆、刀豆等。菜豆中毒一年四季均可发生,但多发生于秋季。菜豆中毒的原因一般是由于加热不彻底,由其所含的皂素和植物血凝素引起。中毒后潜伏期为数十分钟至几小时。临床表现为胃肠炎症状,如恶心、呕吐、腹痛、腹泻,以呕吐为主,并伴有头晕、头痛、出冷汗,有的患者有四肢麻木的症状,胃部有烧灼感,预后良好,病程一般为数小时或1~2 d。

⑤未成熟或发芽土豆中毒

土豆是一种常见的蔬菜,然而食用未成熟的土豆,或发芽、腐烂了的土豆,却可引起食物中毒,致病物质主要是土豆中含有的龙葵素毒素。正常情况下龙葵素含量极少,一般不会使人中毒。但如果土豆尚未成熟,或出现发芽、变绿、腐烂的现象,龙葵素含量就会明显增多,尤其集中分布在发芽、变绿和溃烂的地方。龙葵素毒性较强,中毒数分钟至数小时后,患者就会感到舌、咽麻痒、发干,胃部灼痛、恶心、呕吐、腹痛、腹泻,并伴有头晕、耳鸣、瞳孔散大等症状,严重的可因呼吸中枢麻痹而死亡。

⑥含氰苷类植物中毒

氰苷类化合物存在于多种植物中,特别是木薯的块根、苦杏仁、苦桃仁等果仁中含量比较高。中毒后会出现口中苦涩、流涎、头晕、头痛、恶心、呕吐、心悸、四肢无力等症状。较重者会出现胸闷、呼吸困难、呼吸时可嗅到苦杏仁味等症状。严重者可出现意识不清、呼吸微弱、昏迷、四肢冰冷、常发生尖叫,随后意识丧失、瞳孔散大、对光反射消失、牙关紧闭、全身阵发性痉挛,最后因呼吸麻痹或心跳停止而死亡。此外,还可引起多发性神经炎。

⑦鲜黄花菜中毒

黄花菜中含有秋水仙碱,若采用凉拌的方式食用鲜黄花菜就会导致秋水仙碱中毒。鲜黄花菜中毒潜伏期短,多在食用后0.5~4 h发病。主要症状有恶心、呕吐、腹痛、腹泻、头昏、头痛、口渴喉干。严重者可出现抽搐、虚脱,最后因呼吸抑制而死亡。病程较短,轻者1~2 d即可痊愈。

4)化学性食物中毒

化学性食物中毒,指误食有毒化学物质或食入被其污染的食物而引起的中毒,病死率较高,如农药、重金属和其他有毒化学物质引起的食物中毒。其特点是潜伏期短,发病快,一般中毒程度严重,病程时间相对较长。有毒化学物质是导致家庭食物中毒的重要原因之一,以下介绍亚硝酸盐引起的食物中毒。

亚硝酸盐引起食物中毒的原因较多,多数是由于误将亚硝酸盐当作食盐食用而引起食物中毒。此外,亚硝酸盐作为一种食品添加剂,在肉类食品加工中被广泛应用,因而食用含亚硝酸盐过量的肉类食品也可引起食物中毒。蔬菜储存过久、腐烂、刚腌制不久或煮熟后放置过久等,均可引起亚硝酸盐含量增加,大量食用可导致食物中毒。饮用含硝酸盐较多的井水也可引起中毒。

亚硝酸盐中毒发病急速,潜伏期短,一般为1~3 h,中毒的主要特点是由于组织缺氧引起的紫绀现象,如口唇、指尖及全身皮肤青紫,也称为“肠源性青紫病”。患者可出现头晕、头疼、乏力、心跳加速、嗜睡、呼吸困难等症状,并伴有恶心、呕吐、腹痛、腹泻,严重者出现昏迷、惊厥、大小便失禁,可因呼吸衰竭而死亡。

(3)食物中毒的防治原则

1)细菌性食物中毒的防治原则

①预防措施

预防细菌性食物中毒主要从防止食物污染、控制细菌生长、杀灭污染细菌三个环节入手。首先,应加强食品卫生质量检查和监督管理,严格遵守牲畜宰前、宰中和宰后的卫生要求,防止污染;食品加工、储存和销售过程要严格遵守卫生制度,做好食具、容器和工具的消毒工作,避免生熟交叉污染;食品加工人员、养老机构人员和炊事员应认真执行就业前体检和录用后定期体检的制度,养成良好的个人卫生习惯。其次,对于剩余食物或新购进的熟食应采取低温保存,一般将食物放置在冰箱中或阴暗通风处,以控制细菌的繁殖和毒素的形成。再次,食品在食用前加热充分,以杀灭病原体和破坏毒素,防止细菌性食物中毒。

②治疗原则

根据症状表现将患者进行分类,轻症者在原单位集中治疗,重症者送往医院或卫生机构治疗;同时,及时收集资料,进行流行病学调查及病原学的检验工作,以明确病因。对于患者常用催吐、洗胃、导泻的方法迅速排出毒物,同时治疗腹痛、腹泻,纠正酸中毒和电解质紊乱,抢救呼吸衰竭。细菌性食物中毒通常无须使用抗菌药物,可以经对症疗法治愈。

2)真菌及其毒素食物中毒的防治原则

预防真菌及其毒素食物中毒的关键在于防止麦类、玉米等谷物受到真菌及其毒素的污染。可采取的预防措施有:加强粮食的卫生管理、加强田间和储藏期间的防霉措施、去除或减少粮食中的病粒或毒素。一般病

微课 有毒动植物中毒的防治

人无须治疗，可自愈，对呕吐严重者应补液。

3)有毒动植物中毒的防治原则

①河豚鱼中毒的防治

河豚鱼含有河豚毒素，加工不当会导致食用者中毒死亡。预防河豚鱼中毒应首先加强宣传教育，让广大居民能辨认河豚鱼并认识到野生河豚有毒，不要轻易食用。对于人工养殖的河豚鱼也必须经过主管部门批准才能销售，供应河豚鱼的饭店应有专门制作的厨师。河豚毒素中毒尚无特效解毒药，一般以排出毒物和对症处理为主，如催吐、洗胃、导泻，及时清除未吸收毒素；大量补液及利尿，促进毒素排泄等。

②有毒贝类中毒的防治

为了防止贝类食物中毒，在海藻大量繁殖期及出现赤潮时，应禁止采集、出售和食用贝类。另外，贝类的毒素主要积聚于内脏，食用时注意去除，可降低中毒的可能性。

③毒蕈中毒的防治

毒蕈与可食用蕈很难鉴别，预防毒蕈中毒最根本的方法是不要采摘自己不认识的蘑菇食用；不要轻信一些不可靠的鉴别毒蘑菇的方法等。对于毒蕈中毒的患者应及时催吐、洗胃、导泻、灌肠，以便迅速排出毒物。同时根据不同症状和毒素情况采取不同的治疗方案。

④菜豆中毒的防治

菜豆在烹调过程中未充分加热，内含的毒素未被破坏，即可引起食物中毒。菜豆中毒多发生在集体食堂，主要原因是锅小加工量大，翻炒不均，受热不匀，不易把菜豆烧熟焖熟。预防菜豆中毒，只需将菜豆煮熟煮透至失去原有的绿色即可。另外，还要注意不买、不吃老菜豆，把含毒素较多部位摘掉(如菜豆两头和豆荚)。对于发生菜豆中毒的患者应采用对症处理进行治疗。

⑤未成熟或发芽土豆中毒的防治

土豆的日常储存应置于干燥阴凉处，食用前挖去芽眼、变绿和溃烂的部分，削皮，可使龙葵素的含量大大减少；烹调时加入一些醋，龙葵素在醋酸的作用下可以发生分解，同时醋还有一定的解毒作用。另外，将土豆彻底煮熟煮透，也能解除龙葵素的毒性。对于食用发芽土豆中毒的患者，应及时催吐、洗胃。

⑥含氰苷类植物中毒的防治

预防此类中毒的措施主要是加强宣传教育，不吃各种苦味果仁和木薯。若食用上述果仁，必须用清水充分浸泡，再用锅蒸煮，使氢氰酸挥发掉。食用木薯前必须将木薯去皮，加水浸泡3 d以上，再用锅蒸煮，熟后再置清水中浸泡40 h。对于食用含氰苷类植物中毒的患者，应及时催吐、进行解毒治疗、对症治疗。

⑦鲜黄花菜中毒的防治

鲜黄花菜须用水浸泡或用开水烫后，弃水炒煮，方可食用。加热要彻底，使其熟透再食，则不会引起中毒，但食量仍不宜过多。干制黄花菜的毒性物质被破坏，可放心食用。对于鲜黄花菜中毒的患者，及时洗胃、对症处理。

4）化学性食物中毒的防治原则

①预防措施

以亚硝酸盐中毒为例，其预防措施主要有：避免误食亚硝酸盐；肉制品中硝酸盐和亚硝酸盐的含量要严格按照国家卫生标准，不得超标；保持蔬菜新鲜；腌菜时所加盐的含量应达到12%以上，至少需腌制15 d以上再食用；尽量不用苦井水（含硝酸盐较多的井水）煮饭，不得不用时，应避免长时间保温后的水用来煮饭菜。

②治疗原则

对于亚硝酸盐中毒的患者应尽快采用催吐、洗胃和导泻的办法排出毒物，及时应用特效解毒剂如亚甲蓝（美蓝）对症治疗。

（4）食物中毒处理

1）催吐法

神志清醒的口服毒物的患者，只要胃内尚有毒物，都可进行催吐。催吐是排出胃内毒物的最好办法，并可加强洗胃的效果，见表5-2-6。

表5-2-6 催吐法

步骤	具体要求
工作准备	环境准备：环境整洁，温湿度适宜，必要时使用屏风进行遮挡
	护理员准备：服装整洁，洗净双手，必要时佩戴口罩
	物品准备：水杯及漱口水、毛巾、痰盂、一次性护理垫等
操作方法	用硬羽毛、压舌板、匙柄、筷子、手指等搅触咽弓和咽后壁使患者呕吐。此法简单易行奏效迅速，亦能在家庭中应用。如因食物过稠不能吐出、吐净，可嘱患者先喝适当的温清水或盐水，然后再促使其呕吐，如此反复行之，直至吐出的液体变清为止
	将20 g食盐溶于200 mL温水中口服，再口服浓度为1:2 000的高锰酸钾溶液100~300 mL，可刺激胃黏膜引起呕吐
	将0.3~0.5 g硫酸铜或硫酸锌溶于150~250 mL温水中口服，若15~30 min不发生呕吐，可再服一次。还可将0.5 mL碘酊加入500 mL水中口服
	阿朴吗啡可用于不能口服催吐药物的中毒者，成人皮下注射3~5 mg，可引起呕吐

2）协助老年人呕吐时变换体位

协助老年人呕吐时变换体位，可增加老年人的舒适感，促进呕吐物的排出，减少并发症发生，有利于疾病的观察、处理。操作步骤见表5-2-7。

注意事项

- 口服催吐药物后，仍不发生呕吐时，可用硬羽毛、压舌板或手指刺激咽部，促使呕吐。
- 当呕吐发生时，病人头部应放低，危重患者可将头转向一侧，以防呕吐物吸入气管，发生窒息或引起肺炎。
- 腐蚀性毒物及惊厥尚未控制的中毒者不宜催吐。严重心脏病、动脉瘤、食道静脉曲张患者不宜催吐。

表5-2-7 协助老年人呕吐时变换体位

步骤	具体要求
工作准备	环境准备:环境整洁,温湿度适宜,必要时使用屏风进行遮挡
	护理员准备:服装整洁,洗净双手,必要时佩戴口罩
	物品准备:水杯及漱口水、毛巾、痰盂、一次性护理垫等
沟通	得知老年人发生呕吐,护理员立即来到老年人身边,用关怀的语气安慰老年人不要紧张
	将痰盂置于老年人面前地上盛接呕吐物,同时协助不能自理的老年人变换体位
摆放体位	既往身体状况良好、能自理的老年人:叮嘱其取坐位,身体稍前倾,双手扶稳椅背、桌子或床沿等支撑物,护理员在旁边看护
	体弱、病重者:护理员协助老年人取侧卧位或仰卧位,头偏向一侧,口角边垫一次性护理垫
漱口	呕吐停止后,护理员立即取水杯协助老年人漱口,用毛巾擦净口角水痕,不能自己漱口的老年人应对其进行口腔擦拭
清理	护理员撤去一次性护理垫,整理老年人床单,及时清理老年人呕吐物,必要时遵医嘱留取(呕吐物)标本,如有被服污染及时更换,开窗通风
记录	护理员洗净双手,对老年人呕吐情况进行记录。记录内容包括呕吐时间、呕吐物的性质、量及颜色等

注意事项

○发现呕吐物颜色呈红色、黄绿色、咖啡色等,应保留呕吐物,通知医护人员查看。

○老年人呕吐协助变换体位时应避免动作过大,造成老年人身体伤害。

○呕吐后及时协助老年人漱口,消除口腔异味。

3)帮助老年人如厕

老年人自理能力下降,机体功能减弱或疾病等原因均可导致老年人排泄功能障碍。护理员根据老年人身体状况,协助其采取适宜的排泄体位、方法,可减轻排泄时的不便和痛苦,操作步骤见表5-2-8。

表5-2-8 帮助老年人如厕

步骤	具体要求
工作准备	环境准备:环境整洁,温湿度适宜
	护理员准备:服装整洁,洗净双手
	物品准备:卫生间有坐便器、手扶设施、卫生纸,必要时床旁边备厕椅
沟通	询问老年人是否需要排便
协助如厕	护理员使用轮椅推行或搀扶老年人进入卫生间,协助其转身面对护理员,双手扶住坐便器的扶手
	护理员一手搂抱老年人腋下或腰部,另一手协助老年人或老年人自己脱下裤子

续表

步骤	具体要求
协助如厕	双手环抱老年人腋下，协助老年人缓慢坐于坐便器上，双手扶稳扶手进行排便
	老年人自己借助卫生间扶手支撑身体或护理员协助老年人起身，老年人自己或者护理员协助穿好裤子
	按压坐便器开关冲水。能采取坐位但是行走不便的老年人，护理员可协助其在床旁使用坐便椅排便，方法同上
整理	护理员使用轮椅推行或搀扶老年人回房间休息，卫生间开窗通风或开抽风设备，清除异味后将其关闭
	协助老年人使用坐便椅排便后，倾倒污物，清洗消毒便盆，晾干备用
注意事项	房间靠近卫生间，方便老年人如厕
	卫生间设有坐便器并安装扶手，方便老年人坐下和站起
	卫生间卫生用品放在老年人伸手可以拿取的位置
	保持卫生间地面整洁，无水渍，以免老年人滑倒
	帮助卧床老年人使用便盆

2.技能操作

66岁的张爷爷在饭店进行生日聚餐，当天下午张爷爷等人出现了恶心、呕吐、腹泻等症状，随即到医院就诊，诊断为食物中毒。经调查，该饭店厨师在烹饪食物前后无洗手习惯，且手指上有化脓伤口，确定为金黄色葡萄球菌感染所致。医生需要对疾病进行评估及处理。假如你是医生小张，该如何处理？

(1)沟通评估

在记录动态病情前，需要先与患者沟通，收集评估信息。

(2)操作准备

在食物中毒处理前，需要做好必要的准备，见表5-2-9。

表5-2-9 食物中毒处理前的物品准备

准备类型	准备记录
环境准备	□环境整洁 □温湿度适宜 □安静 □光线明亮 □屏风
用物准备	□药物 □温开水 □服药单 □个案调查表 □水杯 □毛巾 □痰盂 □一次性护理垫

(3)操作记录

1)食物中毒个案调查

对老年人进行沟通调查,初步确定可能的发病原因,及时采取防控和救治措施,并将调查内容记录在表5-2-10中。

表5-2-10 食物中毒个案调查记录表

<table>
<tr><th colspan="6">一、基本情况</th></tr>
<tr><td>单位名称</td><td></td><td colspan="2">单位电话</td><td colspan="2"></td></tr>
<tr><td>单位地址</td><td></td><td colspan="2">邮政编码</td><td colspan="2"></td></tr>
<tr><td>患者姓名</td><td></td><td>年龄</td><td></td><td>性别</td><td></td></tr>
<tr><td>家属姓名</td><td></td><td colspan="2">联系电话</td><td colspan="2"></td></tr>
<tr><td>现住址</td><td></td><td colspan="2">户口所在地</td><td colspan="2"></td></tr>
<tr><td>调查地点</td><td></td><td colspan="2">调查时间</td><td colspan="2"></td></tr>
<tr><th colspan="6">二、发病情况</th></tr>
<tr><td>发生时间</td><td colspan="5"></td></tr>
<tr><td>首发症状</td><td colspan="5"></td></tr>
<tr><td>就诊时间</td><td></td><td colspan="2">就诊医院</td><td colspan="2"></td></tr>
<tr><td>就诊时记录</td><td colspan="5"></td></tr>
<tr><td rowspan="3">发病治疗经过</td><td>用药情况
(药品名称及剂量)</td><td colspan="4"></td></tr>
<tr><td>自行用药
(药品名称及剂量)</td><td colspan="4"></td></tr>
<tr><td>未治疗</td><td colspan="4"></td></tr>
<tr><th colspan="6">三、临床表现</th></tr>
<tr><td>症状/体征</td><td colspan="3">症状性质</td><td colspan="2">症状出现时间</td></tr>
<tr><td>发热</td><td colspan="3">最高温度____</td><td colspan="2"></td></tr>
<tr><td>恶心、呕吐</td><td colspan="3">____次/d,性状:食物、咖啡样食物、黄绿水样
方式:喷射状、先泻后吐、先吐后泻、同时吐泻</td><td colspan="2"></td></tr>
<tr><td>腹胀、腹痛</td><td colspan="3">腹痛部位:上腹部、脐部、下腹部、其他
腹痛性质:绞痛、阵痛、隐痛
疼痛程度:一级、二级、三级、四级</td><td colspan="2"></td></tr>
<tr><td>腹泻</td><td colspan="3">____次/d,性状:水样、黄绿水样、米泔水样、黏液脓血、软便、成形便、洗肉水样</td><td colspan="2"></td></tr>
<tr><td>肤色</td><td colspan="3">潮红、黄疸、皮疹、皮下出血</td><td colspan="2"></td></tr>
<tr><td>麻痹</td><td colspan="3">唇、舌、手、足、脸</td><td colspan="2"></td></tr>
<tr><td>肌肉震颤</td><td colspan="3">脸、手、足、肌束</td><td colspan="2"></td></tr>
</table>

续表

三、临床表现									
瞳孔	散大、缩小、对称、不对称								
青紫(轻重)	口唇、耳廓、指/趾、皮肤								
肾功能损害	少尿、血尿								
四、发病前72 h内摄入的食品调查									
进食情况	当天(　月　日)			昨天(　月　日)			前天(　月　日)		
	早餐	午餐	晚餐	早餐	午餐	晚餐	早餐	午餐	晚餐
具体食物									

2)催吐法

将催吐的过程记录在表5-2-11中。

表5-2-11　催吐操作记录表

项目	具体要求
操作方法	用硬羽毛、压舌板、匙柄、筷子、手指等搅触________使患者呕吐。因食物过稠不能吐出、吐净,可嘱患者先喝适当的________,然后再促使其呕吐
	将________g食盐溶于200 mL温水中口服,再口服________mL浓度为1:2 000的高锰酸钾溶液,可刺激胃黏膜引起呕吐
	将________g硫酸铜或硫酸锌溶于150~250 mL温水中口服,若________min不发生呕吐,可再服一次
	阿朴吗啡可用于不能口服催吐药物的中毒者,成人皮下注射________mg,可引起呕吐

3)协助老年人呕吐时变换体位

协助老年人呕吐时变换体位,并记录在表5-2-12中。

表5-2-12　协助变换体位操作记录表

步骤	具体要求
摆放体位	既往身体状况良好、能自理的老年人:叮嘱其取________,身体稍前倾,双手扶稳椅背、桌子或床沿等支撑物,护理员在旁边看护
	体弱、病重者:护理员协助老年人取________
漱口、整理、记录	呕吐停止后,护理员立即取水杯协助老年人漱口,整理老年人床单。记录内容包括呕吐时间、呕吐物的性质、量及颜色等

(三)急性肠道传染病防治

1.知识学习

(1)概述

肠道传染病是指细菌或病毒经口侵入肠道,引起以消化道症状为主的传染性疾病,包括细菌性痢疾、伤寒、副伤寒、霍乱、病毒感染性腹泻等。各种病原体可由粪便排出,经粪–口途径传播。患者感染后往往有恶心、呕吐、腹痛、腹泻、食欲不振、发热、头痛、肢体酸痛、无力等症状(图5-2-2),腹泻可表现为水样便、米泔水样便或黏液脓血便。

老年人由于营养状况差、免疫力低下,容易感染发病且病情重,若治疗不及时,会迅速出现脱水,进一步引起肠穿孔、腹膜炎、急性肾衰竭、外周循环衰竭等严重并发症,甚至在1~2周内因毒血症或并发症而死亡。

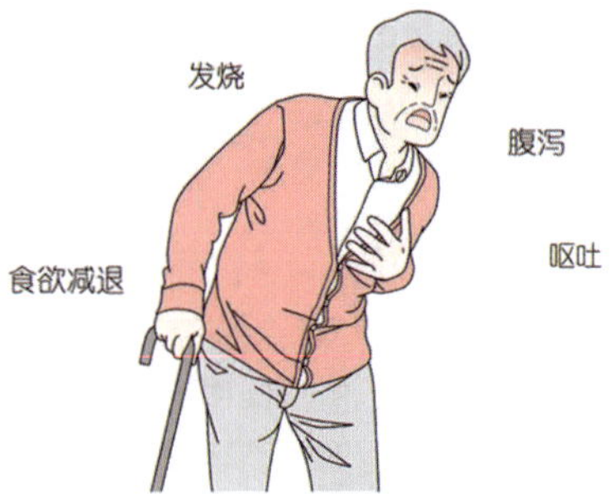

图5-2-2 肠道传染病症状

(2)常见急性肠道传染病

1)细菌性痢疾

引起细菌性痢疾的病原菌为志贺氏菌,俗称痢疾杆菌。自1898年发现至今,全世界病例数已超过两亿。在我国,细菌性痢疾常见的病原菌主要为福氏志贺氏菌,其次为宋内志贺氏菌。常见的志贺氏菌感染的临床表现有三种类型:

①急性菌痢:发病急,常有发热、腹痛、腹泻、黏液脓血便、里急后重等典型症状,若及时治疗,则预后良好。严重者可致脱水、酸中毒、血压下降、周围循环障碍等,传染性强。

②慢性菌痢:急性菌痢治疗不彻底,或者机体抵抗力差、营养不良、伴有其他慢性病时,易转为慢性,病程多在2个月以上,迁延不愈,反复发作。主要表现为腹部不适、腹泻次数不定,以黏液便为主,部分患者可成为带菌者。

③中毒性菌痢:以儿童多见,消化道症状不典型,以全身中毒症状为主。由于内毒素迅速吸收入血,出现高热现象,并造成机体微循环障碍,导致DIC、多器官功能衰竭等,死亡率高。

有些人感染志贺氏菌后可成为带菌者,是菌痢重要传染源,不宜从事饮食行业、炊事和保育工作。

2)伤寒、副伤寒

伤寒的病原菌是伤寒沙门氏菌,副伤寒的病原菌主要有甲型副伤寒沙门氏菌、肖氏沙门氏菌、希氏沙门氏菌。伤寒和副伤寒的致病机制和临床症状基本相似,只是副伤寒的病情较轻、病程较短。典型临床表现为持续性发热、相对缓脉、神经系统与消化系统中毒症状、肝脾大、玫瑰疹及白细胞减少等。若无并发症,第3~4周后病情开始好转。部分患者细菌存留胆囊,成为无症状带菌者,可不断随粪便排菌,成为重要的传染源。

3)霍乱

霍乱是由霍乱弧菌引起的一种烈性肠道传染病。典型病例一般在进食被细菌污染的食物后2~3 d出现剧烈腹泻和呕吐,由此造成机体严重脱水、酸碱平衡紊乱、电解质紊乱、外周循环障碍等,严重者可因肾功能衰竭或休克而死亡。主要临床症状为腹泻、腹痛、米泔水样便、呕吐等。病愈后有些患者可短期带菌,一般不超过2周。少数病例带菌可长达数月或数年之久,病菌主要存在于胆囊中。霍乱是国际检疫传染病,在我国传染病防治法中列为甲类,须强制管理。

(3)急性肠道传染病的治疗

若患者出现呕吐、腹泻等症状,应尽早到医院就诊。合理用药,减少菌株耐药性,必要时联合用药,对于某些病症可进行对症治疗。夏秋季是肠道传染病的高发季节,应注意特别防范。

(4)急性肠道传染病的预防措施

对于急性肠道传染病的预防应做到以下三个方面:①控制传染源,对于患者早发现、早隔离、早治疗;②切断传播途径,养老机构等集体单位容易由于水或食物的污染,造成肠道传染病的暴发性流行,因而应加强饮水、饮食、餐具的卫生监督管理及食堂员工的健康管理,做好环境卫生清洁和消毒工作,从业人员应严格按照七步洗手法,做好手部消毒工作;③保护易感人群,对于有疫苗的传染病应接种疫苗进行特异性预防,同时老年人平时应养成“喝开水、吃熟食、勤洗手”的良好个人卫生习惯,以预防肠道传染病。

1)餐具消毒

对餐具进行消毒处理,可有效预防传染性疾病,餐具消毒操作流程见表5-2-13。

表5-2-13 餐具消毒

步骤	具体要求	要点说明与注意事项
评估	评估餐具的污染程度	
	评估餐具的数量和类型	
工作准备	环境整洁,物品放置合理,取用方便	
	护理员准备:衣帽整洁,洗手,戴口罩	
	物品准备:根据餐具数量准备合适大小的煮锅、火源、水	

续表

步骤	具体要求	要点说明与注意事项
清洁	将水杯、碗、盘子、筷子等餐具彻底清洗，可用洗洁精去污	清洁是消毒的首要环节
消毒	将物品全部浸没在水中，物品不宜放置过多，一般不超过煮锅容量的3/4	所有物品全部浸没于水中，水面高于物品3 cm保证消毒效果
	大小相同的碗、盘不能重叠。橡胶类物品用纱布包好，待水沸后放入，3~5 min取出。玻璃类物品用纱布包裹，应在冷水或温水时放入	煮沸10~15 min
取出	将餐具取出，晾干备用	
整理	将煮锅刷洗干净	
注意事项	不同性质物品煮沸时间要求不同。消毒时间从水沸开始计时，如果中途添加物品，则在第二次水沸后重新计时。高原地区由于气压低，沸点也低，应延长消毒时间，海拔每增高300 m，须延长消毒时间2 min	

2）七步洗手法

七步洗手法是照护人员进行操作前的洗手方法，在生活中也鼓励老年人按照此方法清洁自己的双手，有助于清除手部污物和细菌，预防接触感染，减少传染病的传播。七步洗手法指的是洗手掌、洗手背侧指缝、洗手掌侧指缝、洗指背、洗拇指、洗指尖、洗手腕和手臂，可总结为内、外、夹、弓、大、立、腕七个字（图5-2-3）。具体操作步骤见表5-2-14。

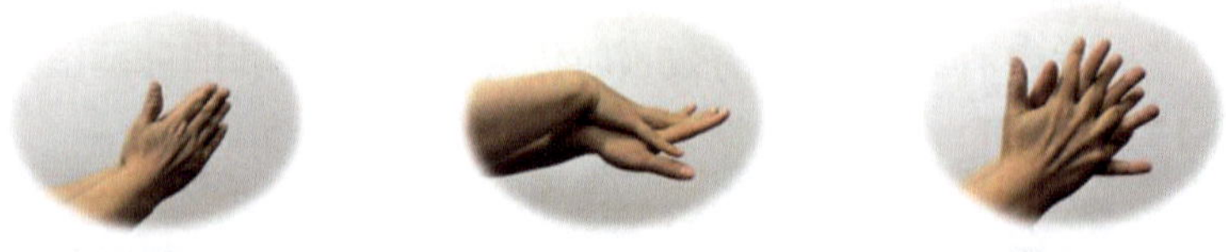

（a）第一步（内） （b）第二步（外） （c）第三步（夹）

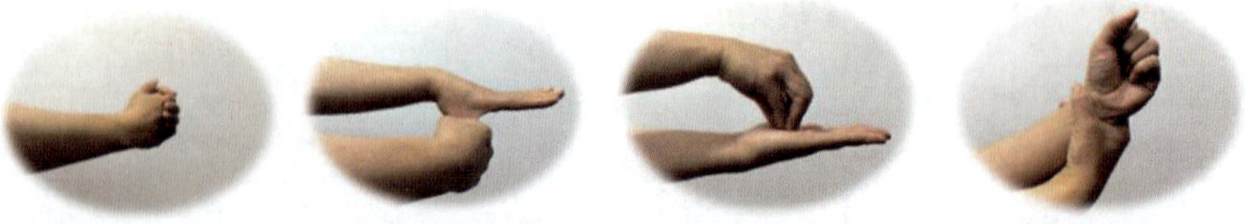

（d）第四步（弓） （e）第五步（大） （f）第六步（立） （g）第七步（腕）

图5-2-3 七步洗手法

表5-2-14　七步洗手法

步骤	具体要求
工作准备	环境准备:环境整洁,温湿度适宜
	护理员准备:服装整洁,必要时佩戴口罩
	物品准备:流动水、洗手液
操作步骤	内:洗手掌,流水湿润双手,涂抹洗手液,掌心相对手指并拢,并相互揉搓
	外:洗背侧指缝,手心对手背沿指缝相互揉搓,双手交换进行
	夹:洗掌侧的指缝,掌心相对,双手交叉沿指缝相互揉搓
	弓:洗指背,弯曲各手指关节,半握拳把指背放在另一手掌心旋转揉搓,双手交换进行
	大:洗拇指,一手握另一手大拇指旋转揉搓,双手交换进行
	立:洗指尖,弯曲各手指关节,把指尖合拢在另一手掌心旋转揉搓,双手交换进行
	腕:洗手腕、手臂,揉搓手腕、手臂,双手交换进行
注意事项	洗手全过程要认真揉搓,每一步坚持15 s以上
	洗手前要注意先摘下手上的饰物再彻底清洁,特别要注意彻底清洗戴戒指、手表和其他装饰品的部位
	洗手的时候应该在流动的干净水下进行,稍微用力搓洗,洗干净手后用一次性纸巾或是用已经消毒的毛巾擦手

2.技能操作

某社区卫生中心,对于即将进入急性肠道传染病的季节性高发期,社区医生准备给老年人进行预防急性肠道传染病的健康教育。假如你是医生小张,该如何处理?

(1)沟通评估

在急性肠道传染病预防教育前,需要先与老年人沟通,评估知识了解情况。

(2)操作准备

在急性肠道传染病预防的健康教育前,需要做好必要的准备,见表5-2-15。

表5-2-15　急性肠道传染病预防健康教育前的准备

准备类型	准备记录
环境准备	□环境整洁 □温湿度适宜 □安静 □光线明亮
用物准备	□流动水 □洗手液 □煮锅

(3)操作记录

对老年人进行急性肠道传染病健康教育,并记录在表5-2-16中。

表5-2-16 急性肠道传染病健康教育操作记录表

操作项目	操作记录
餐具消毒	物品不宜放置过多,一般不超过煮锅容量的_______。所有物品全部浸没于水中。水面高于物品_______cm保证消毒效果。大小相同的碗、盘不能重叠。橡胶类物品用纱布包好,待水沸后放入,_______min取出。玻璃类物品用_______包裹,应在冷水或温水时放入
七步洗手法	洗手全过程要认真揉搓,每一步坚持_______s以上 洗手步骤为:____________________________

检查评估

操作者根据表5-2-17中的检查项目进行自我检查,并将检查结果和自我点评记录在表中。

表5-2-17 食源性疾病防治检查记录表(操作者自查)

序号	检查项目	检查结果	自我点评
1	是否穿工作服并保持服装整洁	是□ 否□	
2	操作前是否洗净双手	是□ 否□	
3	是否在操作前对老年人疾病情况进行评估	是□ 否□	
4	是否在操作过程中与老年人进行有效沟通	是□ 否□	
5	是否按照标准步骤进行操作	是□ 否□	
6	是否完成操作记录	是□ 否□	

服务对象根据表5-2-18中的检查项目对操作者的服务情况进行检查,并将检查结果和结果点评记录在表中。

表5-2-18 食源性疾病防治检查记录表(服务对象点评)

序号	检查项目	检查结果	结果点评
1	态度是否和蔼,语言是否亲切	是□ 否□	
2	是否清楚说明食源性疾病预防的重要性	是□ 否□	
3	是否清楚说明食源性疾病的基本知识、表现、防治原则	是□ 否□	
4	操作过程中是否询问老年人有无其他特殊需求	是□ 否□	

教师根据表5-2-19中的检查项目对操作者的任务完成情况进行检查,并将检查结果和结果点评记录在表中。

表 5-2-19　食源性疾病防治检查记录表(教师点评)

序号	检查项目	检查结果	结果点评
1	是否按时完成任务	是□ 否□	
2	团队协作是否顺畅	是□ 否□	
3	设备、用具及物品是否整理恢复	是□ 否□	
4	工作页填写是否准确、完整	是□ 否□	

任务小结

- 食源性疾病防治
  - 食物过敏防治
    - 食物过敏的概念及特点
    - 食物过敏的临床表现
      - 消化道过敏
      - 皮肤过敏
      - 过敏性休克
    - 常见的食物过敏原 — 鱼、虾、蛋、奶、水果等
    - 食物过敏的预防措施 — 查明过敏原,避免再接触
    - 食物过敏的治疗原则
  - 食物中毒防治
    - 食物中毒的概念及特点
    - 食物中毒的常见原因
      - 细菌性食物中毒
      - 真菌及其毒素食物中毒
      - 有毒动植物中毒
      - 化学性食物中毒
    - 食物中毒的防治原则
  - 急性肠道传染病防治
    - 急性肠道传染病的概念及特点
    - 常见急性肠道传染病
      - 细菌性痢疾
      - 伤寒、副伤寒
      - 霍乱
    - 急性肠道传染病的治疗
    - 急性肠道传染病的预防措施
      - 控制传染源
      - 切断传播途径
      - 保护易感人群

情境六
老年人常见疾病的临床营养管理

情境介绍

本情境包括住院患者营养风险筛查与评价、常见医院膳食两项任务。

住院患者营养风险筛查与评价任务包括营养风险概念、营养风险筛查方法等内容；常见医院膳食任务包括常规膳食的选择、适用范围、配膳原则及治疗膳食的选择、适用范围、配膳原则等内容。

情境目标

- 能够根据营养风险评价的主要内容、实验室检查、人体测量指标的判定及常见综合评价量表的使用，完成住院患者的营养风险筛查与评价。
- 能够根据治疗膳食的适用范围、配膳原则等，结合老年人身体状况，为需要调整营养素摄入量的老年人完成适宜治疗膳食的选择。

任务一 住院患者营养风险筛查与评价

任务二 常见医院膳食

任务一 住院患者营养风险筛查与评价

任务导入

场景：某医院住院部

人物：护理员小王、张奶奶

情节：某医院住院部，60岁的张奶奶因胃出血住院，既往有溃疡病史。近年来食欲差，进食量较少。查体：身高160 cm，目前体重42 kg，近半年体重下降5 kg，肌肉、脂肪重度消耗，无水肿。护理员小王需要对老人进行营养风险筛查和营养评价。假如你是小王，该如何做？

任务目标

- 能够根据营养风险的筛查方法，结合住院患者健康状况，选择适宜的方法完成营养风险的筛查。
- 能够根据营养评价的方法，结合实验室检查、人体测量指标的判定及常见综合评价量表的使用，完成住院患者的营养评价。

任务实施

(一)住院患者营养风险筛查

1.知识学习

(1)概述

2002年营养学专家提出营养风险(Nutritional Risk)的概念，是基于机体本身的营养状态，结合因临床疾病的代谢性、应激等因素造成营养功能障碍的风险共同定义的。欧洲营养不良风险查方法NRS 2002的目的是筛查住院患者是否存在营养不良及监测营养不良发展的风险。该方法基于128个临床随机对照研究，从四个方面来评定住院患者是否处于营养风险及程度如何，是否需要进行营养支持及预后如何，能够动态地评估患者有无营养风险。四个方面包括：①原发疾病对营养状态影响的严重程度；②近期内（1~3个月）体重的变化；③近1周饮食摄入量的变化；④体质指数（身高、体重）。通过床旁问诊和简便人体测量即可评定。同时，将年龄作为营养风险因素之一，70岁以上判定营养风险程度为1分。

（2）营养风险筛查方法

第一步：首次营养监测（表6-1-1）

表6-1-1 首次营养监测

筛查项目	是	否
1.是否BMI<20.5（18.5）?		
2.过去3个月是否有体重下降?		
3.过去1周内是否有摄食减少?		
4.是否有严重疾病?（如ICU治疗）		

如果以上任一问题回答“是”，则直接进入第二步营养监测。

如果所有的问题回答“否”，应每周重复调查1次。比如患者计划接受腹部大手术治疗，可以进行预防性的营养支持计划，能够减少发生营养风险的概率。

第二步：最终筛查

NRS 2002总评分计算方法（表6-1-2）为三项评分相加，即疾病严重程度评分+营养状态受损评分+年龄评分。NRS对于疾病严重程度的定义为：

1分：慢性疾病患者因出现并发症而住院治疗。患者虚弱但不需要卧床。蛋白质需要量略有增加，但可以通过口服和补充剂来弥补。

2分：患者需要卧床，如腹部大手术后，蛋白质需要量相应增加，但大多数人仍可以通过人工营养得到恢复。

3分：患者在加强病房中靠机械通气支持，蛋白质需要量增加且不能被人工营养支持所弥补，但是通过人工营养可以使蛋白质分解和氮丢失明显减少。

表6-1-2 NRS 2002总评分计算方法

营养状态受损评分		
没有	0分	正常营养状态
轻度	1分	3个月内体重丢失>5%或食物摄入量比正常需要量低25%~50%
中度	2分	一般情况差、2个月内体重丢失>5%或食物摄入量比正常需要量低50%~75%
重度	3分	BMI<18.5且一般情况差、1个月内体重丢失>5%（或3个月体重下降15%）或前1周食物摄入比正常需要量低75%~100%

微课 住院患者营养风险筛查方法

续表

疾病的严重程度评分		
没有	0分	正常营养需要量
轻度	1分	需要量轻度提高：髋关节骨折、慢性疾病有急性并发症者（肝硬化*、COPD*、血液透析、糖尿病、一般肿瘤患者）
中度	2分	需要量中度增加：腹部大手术、脑卒中*、重度肺炎、血液恶性肿瘤
重度	3分	需要量明显增加：颅脑损伤*、骨髓移植、APACHE评分>10的ICU患者
年龄	超过70岁者总分加1，即年龄调整后总分值	
总分≥3分：患者处于营养风险，开始制订营养治疗计划 总分<3分：每周进行营养风险筛查		

注：*表示经过循证医学验证的疾病。

温馨提示

○ NRS 2002本身只属于筛查工具，不能判定患者是否存在营养不良及程度。

应用：对于下列所有NRS评分≥3分的患者应制订营养支持计划，包括：①严重营养状态受损（≥3分）；②严重疾病（≥3分）；③中度营养状态受损+轻度疾病（2分+1分）；④轻度营养状态受损+中度疾病（1分+2分）。

2.技能操作

某医院住院部，60岁的张奶奶因胃出血住院，既往有溃疡病史。近年来食欲差，进食量较少。查体：身高160 cm，目前体重42 kg，近半年体重下降5 kg，肌肉、脂肪重度消耗，无水肿。实验室检查：血红蛋白86 g/L，白蛋白29 g/L，尿素7.2 mmol/L，肌酐33 pmol/L，钠123 mmol/L，钾3.5 mmol/L。护理员小王需要应用NRS 2002对患者进行营养风险筛查。假如你是小王，该如何做？

（1）沟通评估

在进行营养风险筛查前，需要先与患者沟通，收集评估信息，见表6-1-3。

表6-1-3 营养风险筛查前的评估记录表

评估内容	沟通要求	具体内容	评估记录
饮食史	了解患者饮食情况	患者日常食物摄入情况	□是 □否
营养状况	测量身高、体重、腰围、臀围等	计算BMI，判断有无营养不良等	□是 □否
运动情况	了解每日运动量	常见身体活动强度	□是 □否
其他	生活方式、其他疾病情况	有无不良生活方式，如吸烟、饮酒、生活不规律等	□是 □否

(2)操作准备

在营养风险筛查前,需要做好必要的准备,见表6-1-4。

表6-1-4　营养风险筛查前的物品准备

准备类型	准备记录
用物准备	□电子称　□NRS 2002初步筛查表　□身高体重秤　□软尺　□纸　□笔

(3)操作记录

根据患者目前营养状况及饮食情况等进行营养风险筛查,并记录在表6-1-5中。

表6-1-5　营养风险筛查操作记录表

操作步骤	操作记录	
初步筛查	是否BMI<20.5(18.5)?	□是　□否
	过去3个月是否有体重下降?	□是　□否
	过去1周内是否有摄食减少?	□是　□否
	是否有严重疾病?	□是　□否
最终筛查	疾病严重程度	□0分　□1分　□2分　□3分
	营养状态受损状况	□0分　□1分　□2分　□3分
	年龄	□0分　□1分　□2分　□3分
评分结果	NRS 2002总评分:________	
结果判定	NRS 2002总评分<________分,每周进行一次营养风险筛查	

(二)住院患者营养评价

1.知识学习

(1)概述

营养评价(Nutritional Assessment)是通过膳食调查、人体测量、临床检查、实验室检查和多项综合营养评价方法等手段,判定人体营养状况,确定营养不良的类型及程度,估计营养不良后果的危险性,并监测营养治疗的疗效。其中既有主观检查,也有客观检查,但没有任何单一的检查指标能够准确地反映患者的整体营养状况,且疾病的发生、发展与营养状况的改变相互影响、互相作用。

从临床医学角度,营养状况评价的意义在于通过对患者进行营养调查,初步判断患者的营养状况,从而为确定营养治疗方案提供依据。由于住院患者的营养状况与其临床治疗和营养治疗密切相关,因此动态监测、评价其营养状况也是及时调整整体治疗方案的基础。

温馨提示

○临床上一般根据患者的疾病情况,结合营养调查结果进行患者的营养情况评价,以判断患者营养不良的程度。

(2)膳食调查

住院患者中某些病种或疾病营养治疗的某些阶段，需要膳食调查。此调查所得到的数据信息可用于个体化分析，对患者进行营养素需要量的确立和整体营养的评估。调查内容有饮食习惯(包括地域特点、餐次、食物禁忌、软烂、口味、烹制方法)、饮食结构、食物频率、膳食摄入量(包括每日三餐及加餐的食物品种和摄入量)及计算出每天能量和所需要各种营养素的摄入量，以及各种营养素之间的相互比例关系等。通常采用记录法、回忆法和化学分析法(除外昏迷、智力障碍者)。

1)记录法：认真及时记录每日每次吃的食物种类和摄入量，可采用称重法和记账法。

2)回忆法：对调查当日之前的一段时间内所吃的食物及摄入量进行记录。

3)化学分析法：分析调查对象每日所摄入食物，在实验室进行化学分析，测定所需要观察的各种营养素及能量。一般选用双份饭菜法，化学分析法常用于临床营养治疗的研究工作。

(3)人体测量

人体测量数据可以较好地反映营养状况，通过人体测量可对患者营养状态进行一定程度的评价。人体测量的内容主要包括身高(长)、体重、BMI、围度、皮褶厚度、握力等。

1)身高(长)测量

身高(三岁以下儿童需要测量身长)增长与种族、遗传、营养、内分泌、运动和疾病等因素有关，一般急性或短期疾病与营养波动不会明显影响身高。身高测量通常应用于正常人群营养状况评价。临床住院患者，可以通过身高的测量，间接计算体表面积，从而估算基础代谢率。身高测量的方法包括直接测量法和间接测量法。

间接测量法适用于不能站立者，如临床上危重症患者(昏迷、类风湿关节炎等)。可采用下列三种方式：①上臂距：上臂向外侧伸出与身体呈90°，测量一侧至另一侧最长指间距离。因上臂距与成熟期身高有关，年龄对上臂影响较少，可作为个体身高变化的评价指标；②身体各部累积长度：用软尺测定腿、足跟、骨盆、脊柱和头颅的长度，各部分长度之和为身高估计值；③膝高：屈膝90°，测量从足跟底至膝部大腿表面的距离，用下述公式计算出身高。

国外参考公式如下：

男性身高(cm)=64.19−[0.04×年龄(岁)]÷[2.02×膝高(cm)]

女性身高(cm)=84.88−[0.24×年龄(岁)]÷[1.83×膝高(cm)]

国内参考公式如下：

男性身高(cm)=62.59−[0.01×年龄(岁)]÷[2.09×膝高(cm)]

女性身高(cm)=69.28−[0.02×年龄(岁)]÷[1.50×膝高(cm)]

2)体重

体重是营养评价中最简单、直接和常用的指标。尽管测量中影响因素较多,但体重的测量值仍是反映机体营养状况的直接参数。体重在青少年期可反映生长发育情况和营养状况;在疾病情况下可反映机体合成代谢与分解代谢的状态。体重可受机体水分多少的影响,应排除水肿、腹水等影响因素。肥胖或水肿患者体重值常不能反映真实体重和营养状况。为减少测量误差,应注意时间、衣着、姿势等方面的一致,对住院患者应选择晨起空腹、排空大小便、着固定衣裤测定。体重的评定指标有以下几项:

①标准体重(也称理想体重)

我国常用标准体重公式为:

Broca 改良公式:标准体重(kg)=身高(cm)-105

平田公式:标准体重(kg)=[身高(cm)-100]×0.9

②体重比

体重比为实际体重与标准体重比:主要反映肌蛋白消耗的情况。

实际体重与标准体重比(%)=(实际体重-标准体重)÷同身高标准体重×100%

评价标准:体重比为±10%则营养正常;10%~20%为过重;大于20%为肥胖;-20%~-10%为消瘦;小于20%为严重消瘦。

实际体重与平时体重比:可提示能量营养状况的改变。

实际体重与平时体重比(%)=实际体重÷平时体重×100%

评价标准:体重比测量值为85%~95%则轻度能量营养不良;75%~85%为中度能量营养不良;小于75%为严重能量营养不良。

③体重改变

体重改变可反映能量与蛋白质代谢情况,提示是否存在蛋白质-能量营养不良。每日体重改变大于0.5 kg,提示体内水分改变,患者出现水肿、腹水等,引起细胞外液相对增加,利尿剂的使用会造成体重丧失的假象,上述变化均非真正的体重改变。患者出现巨大肿瘤或器官肥大等,可掩盖脂肪组织和肌肉组织的丢失。不同疾病的个体体内脂肪和蛋白质消耗比例不同,因而体重丢失相同者,有的可能是蛋白质消耗少,有的为蛋白质消耗多(特别是内脏蛋白质),从维持生命和修复功能而言,蛋白质的变化比体重改变更重要,所以营养不良类型不同的患者,相同体重的丢失对预后可产生不同影响。

由于身高与体重的个体差异较大,故采用体重改变作为评价指标更合理。体重改变的公式为:

$$\text{体重改变}(\%)=\frac{\text{平时体重}(kg)-\text{实际体重}(kg)}{\text{平时体重}(kg)}\times 100\%$$

评价时应将体重变化的幅度与速度结合起来考虑。

体重改变的评价标准见表6-1-6。

表6-1-6 体重改变的评价标准

时间	中度体重丧失/%	重度体重丧失/%
1周	1~2	>2
1个月	5	>5
3个月	7.5	>7.5
6个月	10	>10

3)BMI

BMI是目前最常用的衡量人体胖瘦程度以及是否健康的标准,是反映蛋白质-能量营养不良以及肥胖症的可靠指标。临床上BMI的改变常提示疾病的预后,男性BMI小于10、女性BMI小于12者很少能够存活,BMI小于20可能高度提示临床转归不佳和死亡。BMI的计算公式为:

$$BMI=\frac{体重(kg)}{[身高(m)]^2}$$

评价标准:BMI的评价标准有多种,除世界各国广泛采用的WHO成人标准外,还有针对亚太地区人群的亚洲成人标准,以及我国国内发布的标准。其中第二种标准很少有人采用,因此在此不做介绍。

①WHO成人BMI评定标准见表6-1-7。

表6-1-7 WHO发布的成人BMI评定标准

等级	BMI值	等级	BMI值
营养不良	<18.5	一级肥胖	30.0~34.9
正常	18.5~24.9	二级肥胖	35.0~39.9
肥胖前状态	25.0~29.9	三级肥胖	≥40.0

②国内标准:2002年,国际生命科学学会中国办事处中国肥胖问题工作组提出了18岁及以上中国成人BMI标准,即BMI等于18.5~23.9时为正常,小于18.5则为消瘦,具体标准见表6-1-8。

表6-1-8 我国成人BMI评定标准

等级	BMI值	等级	BMI值
重度蛋白质-能量营养不良	<16.0	正常	18.5~23.9
中度蛋白质-能量营养不良	16.0~16.9	超重	≥24.0
轻度蛋白质-能量营养不良	17.0~18.4	肥胖	≥28.0

18岁以下青少年BMI的参考值为:

11~13岁:BMI小于15.0时存在蛋白质-能量营养不良,BMI小于13.0为重度营养不良。14~17岁:BMI小于16.5时存在蛋白质-能量营养不良,BMI小于14.5为重度营养不良。

4)围度

围度测量包括上臂围、胸围、腰围、臀围等。

①上臂围(Mid-Arm Circumference,MAC)

上臂围可反映营养状况,且与体重密切相关。通过测定上臂紧张围与上臂松弛围,计算二者的差值,可反映肌肉的发育状况,一般差值越大说明肌肉发育状况越好。上臂围可反映肌蛋白贮存和消耗程度,是快速、简便的评价指标,也能反映能量代谢的情况。我国男性上臂围平均为27.5 cm,女性为25.8 cm 。(美国男性为29.3 cm,女性为28.5 cm;日本男性为27.4 cm,女性为25.8 cm。)

评价标准:上臂围测量值大于正常值的90%为营养正常;80%~90%为轻度营养不良;60%~80%为中度营养不良;小于60%为严重营养不良。

②上臂肌围(Mid-Arm Muscle Circumference,MAMC)

上臂肌围是反映肌蛋白含量变化的良好指标,也反映体内蛋白储存的情况,如上臂肌围和血清蛋白含量密切相关,在血清蛋白低于28 g/L的患者中,87%的患者上臂肌围会缩小。上臂肌围可作为患者营养状况好转或恶化的指标。上臂肌围的计算公式为:

$$MAMC(cm)=MAC(cm)-\pi \times TSF(cm)$$

我国男性上臂肌围平均为24.8 cm,女性为23.2 cm。(美国男性为25.3 cm,女性为23.2 cm;日本男性为24.8 cm,女性为21.0 cm。)

评价标准:测量值大于正常值的90%为营养正常;80%~90%为轻度肌蛋白消耗;60%~80%为中度肌蛋白消耗;小于60%为严重肌蛋白消耗。

③上臂肌面积(Mid-Arm Muscle Area,MAMA)

上臂肌面积可以反映患者在某一段时间内肌蛋白的变化。需注意蛋白质-能量营养不良患者的上臂肌面积有可能在正常范围内。上臂肌面积的计算公式如下:

$$男性:MAMA(cm^2)=\frac{(MAC-\pi \times TSF)^2-10}{4\pi}$$

$$女性:MAMA(cm^2)=\frac{(MAC-\pi \times TSF)^2-6.5}{4\pi}$$

评价标准:上臂肌面积的正常参考值为44.9 cm^2及以上,小于此值揭示蛋白质和(或)能量营养不良。

④胸围(Bust Circumference)

胸围是胸廓的最大围度,可以表示胸廓大小和肌肉发育状况,是评价人体宽度和厚度的代表性指标,在一定程度上反映身体形态和呼吸器官的发育状况,也是评价幼儿生长发育水平的重要指标。随着年龄的增长,幼儿胸廓的横径迅速增长,1岁左右胸围与头围大致相等,12~21个月胸围超过头围。胸围赶上头围的时间与幼儿营养状况有密切的关系。

⑤腰围(Waist Circumference,WC)

腰围在一定程度上反映腹部皮下脂肪厚度和营养状态,是间接反映人体脂肪分布状态的指标。成人腰围可反映腹部脂肪分布情况，在肥胖儿童和青少年中，表现向心性肥胖的较少，男孩和女孩在成长和性成熟阶段可出现不同的脂肪堆积形式，其腰围是否能作为向心性肥胖的评价指标尚未得到证实。国际糖尿病联盟提出用腰围作为诊断代谢综合征的危险因子，并提供了不同地域人群的不同标准。

⑥臀围（Hipline）

臀围的大小可以反映人的体型特点。

⑦腰臀比（Waist to Hip Ratio，WHR）

腰臀比是反映身体脂肪分布的指标，WHO通常用腰臀比来衡量人体是肥胖还是健康，保持臀围和腰围的适当比例关系，对成年人体质和健康有着重要意义。该比值与心血管发病率有密切关系。腰臀比的计算公式为：

腰臀比=腰围（cm）÷臀围（cm）

标准的腰臀比为男性小于0.8，女性小于0.7。

评价标准：根据美国运动医学学会推荐的标准，男性WHR大于0.95、女性WHR大于0.86具有心血管疾病危险性。我国建议将男性WHR大于0.9、女性WHR大于0.8称为中心性（或内脏型、腹内型）肥胖。

5）皮褶厚度

皮褶厚度的测量包括肱三头肌、肱二头肌、肩胛下角、髂前上部、髋部和腹部皮褶厚度。

皮褶厚度可以反映人体皮下脂肪的含量，它与全身脂肪含量具有一定的线性关系，通过测量不同部位皮褶厚度来推算全身的脂肪含量，也反映人体皮下脂肪的分布情况。临床常用皮褶厚度估计脂肪消耗情况，评价能量缺乏与肥胖程度。由于使用的皮褶厚度计不同，测量误差较大，一般要求在同一部位测定三次，取平均值。

温馨提示

○皮褶厚度测量受测量误差、肌肉量和年龄影响，不能单一作为评价疾病预后的指标。但用于大规模人群调查时是较为理想的评价指标。

三头肌皮褶厚度测量如图6-1-1所示。

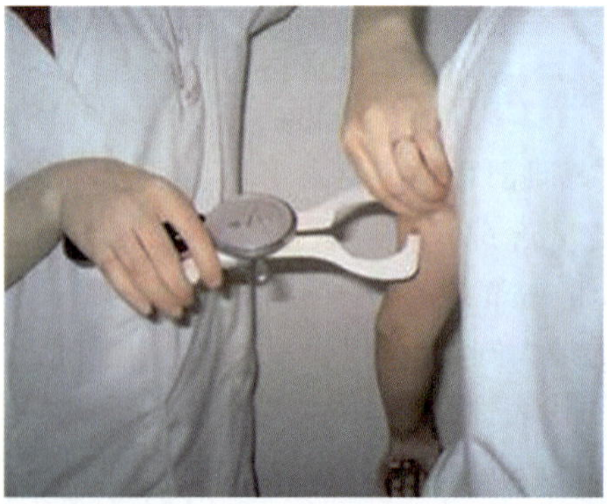

图6-1-1 三头肌皮褶厚度测量

三头肌皮褶厚度是最常用的评价脂肪贮备及消耗的良好指标。美国男性三头肌皮褶平均厚度为12.5 mm，女性为16.5 mm；日本男性为8.3 mm，女性为15.3 mm。我国男性、女性三头肌皮褶厚度平均值见表6-1-9。

表6-1-9　我国男性、女性三头肌皮褶厚度平均值　mm

年龄	男性/女性								
	10~19	20~29	30~39	40~49	50~59	60~69	70~79	80~89	90及以上
10	5.5/7.0	6.5/8.6	7.7/9.7	8.8/10.8	10.0/12.0	11.7/14.0	13.7/16.0	15.1/18.0	19.0/21.5
11	6.5/7.5	7.4/8.6	8.3/9.7	9.1/10.8	10.0/12.0	12.0/14.4	14.0/16.6	16.0/18.8	21.0/24.5
12	6.0/7.5	7.6/9.6	8.7/10.7	9.8/11.8	11.0/13.0	13.3/15.0	15.6/17.0	17.8/19.0	22.5/22.5
13	5.5/8.0	6.6/9.7	7.7/11.1	8.8/12.6	10.0/14.0	12.3/16.6	14.6/19.1	16.8/21.0	21.5/26.5
14	5.5/9.0	6.6/10.7	7.7/12.1	8.8/13.6	10.0/15.0	12.0/17.0	14.0/19.0	16.0/21.0	20.5/25.0
15	5.0/9.5	6.4/11.7	7.3/13.1	8.1/14.6	9.0/16.0	11.8/18.3	14.7/20.6	17.6/22.8	22.5/27.0
16	4.5/9.0	5.6/10.7	6.7/12.1	7.8/13.6	9.0/15.0	12.1/17.3	15.3/19.6	18.4/21.8	23.5/25.0
17	4.5/10.5	5.4/12.6	6.3/13.7	7.1/14.8	8.0/16.0	9.7/18.8	11.4/21.7	13.1/24.6	17.0/28.5
21	4.5/10.5	5.7/12.7	7.1/14.1	8.6/15.6	10.0/17.0	12.3/19.3	14.6/21.6	16.8/23.8	21.5/28.0
30	5.0/10.5	6.7/13.0	8.1/15.0	9.6/17.0	11.0/19.0	13.8/21.8	16.7/24.7	19.6/27.6	24.5/31.5
40	5.0/12.0	6.8/15.1	8.6/17.4	10.3/19.7	12.0/22.0	14.8/24.8	17.7/27.7	20.6/30.6	25.0/35.5

评价标准：三头肌皮褶厚度实测值占正常值的90%以上为正常；80%~90%为轻度营养不良；60%~80%为中度营养不良；低于60%为重度营养不良。若厚度小于5 mm，表示无脂肪可测，体脂肪消耗殆尽。如果测得数值超过标准值120%以上，则为肥胖。

6）握力

握力是反映肌肉总体力量的一个指标。握力评价的是受试者肌肉静力的最大力量状况，主要反映前臂和手部肌肉的力量，也可反映患者上肢肌力情况，间接体现机体营养状况的变化，适用于患者肌力和营养状态变化的评价。连续监测可以评估患者骨骼肌肌力恢复情况。

（4）临床检查

临床检查指通过病史采集和体格检查来发现患者是否存在营养不良。

1)病史采集

①膳食史,包括有无厌食、食物禁忌、吸收不良、消化障碍及能量与营养素摄入量等。

②已存在的病理与营养素影响因子,包括传染病、内分泌疾病、慢性疾病(如肝硬化、肺病及肾功能衰竭等)。

③用药史及治疗手段,包括代谢药物、类固醇、免疫抑制剂、放疗与化疗、利尿剂、泻药等。

④对食物的过敏及不耐受性等。

2)体格检查

体格检查的重点在于发现下述情况并判定其程度:①肌肉萎缩;②肝大;③水肿或腹水;④皮肤改变;⑤毛发脱落;⑥维生素缺乏体征;⑦必需脂肪酸缺乏体征;⑧常量和微量元素缺乏体征;⑨恶病质等。WHO建议特别注意下列13个方面,即头发、面色、眼、唇、舌、齿、龈、面(水肿)、皮肤、指甲、心血管系统、消化系统和神经系统。

(5)实验室检查

实验室检查可提供客观的营养评价结果,并且可确定存在哪一种营养素的缺乏或过量,以指导临床营养治疗。

1)血浆蛋白

血浆蛋白水平可反映机体蛋白质营养状况。常用的指标包括白蛋白、前白蛋白、转铁蛋白、纤维素结合蛋白和视黄醇结合蛋白。

①白蛋白(Albumin,ALB)

在应激状态下,血清白蛋白的水平降低,如这种低水平维持一周以上,表示有急性营养缺乏。血清白蛋白低于3.0 g/100 mL,临床上常出现蛋白质营养不良。在术后或感染中,维持内脏蛋白的水平对患者的存活是非常重要的。白蛋白水平能有效预测手术风险程度,它只反映疾病的严重程度,而不是营养不良的程度。当然,能量与蛋白质摄入不足,不利于急性期患者血清白蛋白水平恢复。白蛋白的合成受很多因素的影响,在甲状腺功能减退、血浆皮质醇水平过高、出现肝实质性病变及生理上的应激状态下,白蛋白的合成速率下降。白蛋白的半衰期为18~20 d。

评价标准:白蛋白测量值35~50 g/L为正常;28~34 g/L为轻度不足;21~27 g/L为中度不足;低于21 g/L为重度不足。

②前白蛋白(Prealbumin,PA)

前白蛋白可与甲状腺素结合球蛋白及视黄醇结合蛋白结合,转运甲状腺素及维生素A,故又名甲状腺素结合前白蛋白。前白蛋白是一种主要由肝脏合成的糖蛋白,参与机体维生素A和甲状腺素的转运及调节,具有增强免疫活性和潜在的抗肿瘤效应。前白蛋白较高的转化速率使得它能及时地反映营养状况和能量状况,在临床上常作为评价蛋白质-能量营养不良和反映近期膳食摄入状况的敏感指标。

评价标准:前白蛋白测量值0.2~0.4 g/L为正常;0.16~0.20 g/L为轻度不

足;0.10~0.15 g/L为中度不足;低于0.10 g/L为重度不足。

③转铁蛋白(Transferrin,TFN)

转铁蛋白为血清中结合并转运铁的β球蛋白。在高蛋白摄入后,转铁蛋白的血浆浓度上升较快。转铁蛋白能反映营养治疗后营养状态与免疫功能的恢复情况,该蛋白的改变(增加或减少)较其他参数(血清白蛋白、体重、三头肌皮褶厚度)要快。血清转铁蛋白可反映缺铁性贫血等多种疾病,如增多见于缺铁性贫血、急性肝炎、急性炎症、口服避孕药、妊娠后期;减少见于肾病综合征、肝硬化、恶性肿瘤、溶血性贫血、营养不良。

评价标准:转铁蛋白测量值2.0~4.0 g/L为正常;1.5~2.0 g/L为轻度不足;1.0~1.5 g/L为中度不足;低于1.0 g/L为重度不足。

④视黄醇结合蛋白(Retinol Binding Protein,RBP)

视黄醇结合蛋白是一种低分子量的亲脂载体蛋白,其功能是从肝脏转运维生素A至上皮组织,并能特异性地与视网膜上皮细胞结合,为视网膜提供维生素A。视黄醇结合蛋白可特异地反映机体的营养状态,是一项诊断早期营养不良的敏感指标。视黄醇结合蛋白与血清总胆红素、白蛋白、凝血酶原时间相关,故较前白蛋白有更高的敏感性,在肝脏、肾脏疾病的早期诊断和疗效观察中有重要临床意义。视黄醇结合蛋白的正常值为40~70 mg/L。

⑤纤维结合蛋白(Fibronectin,FN)

血浆纤维结合蛋白含量在饥饿时降低,恢复营养支持后逐渐升高。纤维结合蛋白含量持续降低多见于比较严重的疾病,如多器官功能衰竭、严重营养不良、广泛创伤及烧伤、手术、脓毒血症、严重感染、重症肝炎、失代偿期肝硬化、肝癌转移等。作为肝功能评价指标,升高多见于急性肝炎、早期和代偿性肝硬化等。

几种血浆蛋白的基本特征总结如下(表6-1-10)。

表6-1-10　血浆蛋白的基本特征

血浆蛋白	分子量(D)	合成部位	血清正常值范围/($g\cdot L^{-1}$)	生物半衰期
白蛋白	66 460	肝细胞	45(35~50)	18~20 d
转铁蛋白	79 550	肝细胞	3.3(2.6~4.3)	8~9 d
前白蛋白	54 980	肝细胞	0.3(0.2~0.4)	2~3 d
视黄醇结合蛋白	20 960	肝细胞	0.372 ± 0.007 3	12 h
纤维结合蛋白	440 000	肝细胞及其他组织	1.82 ± 0.16	4~24 h

2)血浆氨基酸谱

在重度蛋白质-能量营养不良时,血浆总氨基酸值明显下降。不同种类的氨基酸浓度下降并不一致。一般来说,必需氨基酸(Essential Amino Acid,EAA)下降较非必需氨基酸(Non-Essential Amino Acid,NEAA)更为明显。在EAA中,缬氨酸、亮氨酸、异亮氨酸和甲硫氨酸的下降最多,赖氨酸与苯丙氨酸下降相对较少。在 NEAA 中，大多数浓度不变，酪氨酸和精氨酸出现明显下降，个别氨基酸（如胱氨酸等）浓度还可升高。氨基酸谱随着不同疾病导致的营养代谢的改变而改变。

3）免疫功能

细胞免疫功能在人体抗感染中起重要作用。蛋白质–能量营养不良常伴有细胞免疫功能损害，这将增加患者术后的感染率和死亡率。通常采用总淋巴细胞计数和皮肤迟发性超敏反应来评定细胞免疫功能。

①总淋巴细胞数（Total Lymphocyte Count，TLC）

总淋巴细胞数是评定细胞免疫功能的简易方法。但一些原发性疾病，如心功能衰竭、尿毒症、霍奇金病等，均可使总淋巴细胞数降低，且总淋巴细胞数与预后相关性较差，因此总淋巴细胞数并非是营养评定指数的可靠指标。临床上应结合其他指标作为参考评价。总淋巴细胞数的计算公式为：

总淋巴细胞数= 白细胞总数 ÷ 淋巴结细胞

评价标准：总淋巴细胞数测量值（2.5~3.0）$\times 10^9$/L 为正常；（1.5~1.8）$\times 10^9$/L 为轻度营养不良；（0.9~1.5）$\times 10^9$/L 为中度营养不良；低于 0.9×10^9/L 为重度营养不良。

②皮肤迟发性超敏反应（Skin Delayed Hypersensitivity，SDH）

自从发现营养不良的患者有皮肤迟发性超敏反应异常，并可于接受营养治疗后恢复，皮肤迟发性超敏反应即作为营养状况，特别是细胞免疫功能判定的重要指标。常用抗原包括链激酶/链道酶（Streptokinase–Streptodomase，SK–SD）、流行性腮腺炎病毒素（Mumps）、白色念珠菌提取液（Candida）、植物血凝素（PHA）和结核菌素。将抗原于前臂皮内注射，待 24~48 h 后测量接种处硬结直径。

评价标准：硬结直径大于 5 mm 为正常；直径小于 5 mm 时，表示细胞免疫功能不良，至少有重度蛋白质营养不良。

4）维生素、微量元素

维生素、微量元素是维持人体正常代谢和生理功能不可缺少的营养素。三大营养素成分的正常代谢及某些生化反应和生理功能的进行均需有维生素和微量元素的参与。处于应激状态（如手术、烧伤、败血症等）的危重患者，对维生素和微量元素的需要量显著增加。多种地方病及疑难病的发生发展均与维生素和微量元素失衡有关。因此维生素和微量元素在临床医疗救治及营养评价中受到越来越多的关注。

5）氮平衡（NB）

氮平衡可反映摄入氮能否满足人体需要及体内蛋白质合成与分解代谢情况，有助于营养治疗效果判断，是评价蛋白质营养状况的常用指标。每日摄入的氮经体内利用后的剩余部分及体内代谢产生的氮，90% 从尿中排出，其中主要排出形式是尿素，其余的尿酸、肌酸酐、氨基酸和氨等称为非尿素氮，每天丢失 2 g 左右，每天粪便氮丢失量为 12 mg/kg，汗及毛发等氮丢失量为5 mg/kg。氮平衡的计算公式为：

B=I-(U+F+S)

其中：B为氮平衡，I为摄入氮，U为尿氮，F为粪氮，S为皮肤等氮损失。

一般认为成人每日经肾脏排出非尿素氮约2 g，粪氮丢失约1 g，皮肤丢失氮约0.5 g，故上式可写作：

氮平衡(g/d)= 蛋白质摄入量(g/d)÷6.25-尿素氮(g/d)+3.5(g/d)

创伤和某些严重疾病发生时，尿中尿素氮和非尿素氮的排出量明显改变，此时应测尿总氮排出量，再计算氮平衡。此时的氮平衡计算公式为：

氮平衡(g/d)= 蛋白质摄入量(g/d)÷6.25- 尿总氮(g/d)+1.5(g/d)

当患者出现消化吸收功能紊乱时应分别检测尿总氮和粪氮，再计算氮平衡。此时的氮平衡计算公式为：

氮平衡(g/d)= 蛋白质摄入量(g/d)÷6.25-尿总氮(g/d)- 粪肥氮(g/d)

评价标准：氮平衡为摄入氮和排出氮相等，提示人体代谢平衡；正氮平衡为摄入氮多于排出氮，适于生长期儿童；负氮平衡为摄入氮少于排出氮，通常提示饥饿或消耗性疾病。

6)肌酐身高指数

肌酐是肌肉组织中肌酸的代谢产物，因此肌酐的排出水平与肌肉组织(Muscle Mass)密切相关。常用指标是肌酐/身高指数(CHI)，即尿肌酐(UCr)含量与其身高标准体重UCr的比值。

CHI是表示瘦体组织空虚程度的灵敏指标，其优点为：①成人体内肌酸和磷酸肌酸的总含量较为恒定，每日经尿排出的肌酐量基本一致；②运动和膳食的变化对UCr含量的影响甚微，故在评定24 h UCr时不必限制膳食蛋白质；③经K40计数测定，成人24 h UCr排出量与瘦体组织量一致；④在肝病等引起水肿情况而严重影体重测定时，CHI不受影响，检测价值最大。CHI的计算公式为：

$$\text{CHI}=\frac{\text{UCr排出量(mmol/24 h)}}{\text{相同性别身高标准体重UCr(mmol/24 h)}}\times 100\%$$

男性正常值为1 000~1 800 mg/d，女性为700~1 000 mg/d。

评价标准：CHI大于90%为正常；80%~90%表示瘦体组织轻度缺乏；60%~80%表示中度缺乏；小于60%表示重度缺乏。

身高相对应的标准肌酐值见表6-1-11。

表6-1-11　身高相对应的标准肌酐值

男性			女性		
身高/cm	体重/kg	Ucr/(mmol·L^{-1})	身高/cm	体重/kg	Ucr/(mmol·L^{-1})
157.3	56.6	11.4	147.0	46.1	7.3
160.0	57.6	11.7	149.9	47.3	7.5
162.6	59.1	12.0	152.4	48.9	7.7
165.1	60.3	12.3	154.9	50.0	8.0

续表

男性			女性		
身高/cm	体重/kg	Ucr/(mmol·L^{-1})	身高/cm	体重/kg	Ucr/(mmol·L^{-1})
167.6	62.0	12.6	159.5	51.4	8.2
170.2	63.8	13.0	160.0	52.7	8.4
172.7	65.8	13.4	162.6	54.3	8.6
175.3	67.6	13.7	165.1	55.9	8.9
177.8	69.4	14.1	167.6	58.0	9.2
180.3	71.4	14.5	170.2	59.8	9.5
182.9	73.5	14.9	172.7	61.6	9.7
185.4	75.6	15.4	175.3	63.4	10.1
188.6	77.6	15.8	177.8	65.2	10.4
190.5	79.6	16.2	180.3	67.0	10.7
193.0	82.2	16.7	182.9	68.9	11.0

7)3-甲基组氨酸(3-Methylhistidine,3-MH)

组氨酸参加肌肉蛋白的代谢后,甲基化形成3-MH。尿中3-MH的含量可作为肌肉蛋白分解释放的标志及评定营养代谢的参数,严重营养不良者的尿中3-MH的排泄量降低,营养改善后,可恢复正常。肌肉中含有的多种甲基化氨基酸,可能参与DNA合成和染色质活动的调节,而3-MH是其主要代表,它是骨骼肌分解代谢的产物,具有几乎完全以原形排出且周转(分解和重新合成)快的特点。男性尿3-MH正常值为5.2 ± 1.2 μmol/(kg·d),女性为4.0 ± 1.3 μmol/(kg·d)。

(6)综合评价

目前,多数学者主张采用综合性营养评定方法,以提高营养评价的灵敏性和特异性。

1)预后营养指数(Prognostic Nutritional Index,PNI)

PNI是指4种营养状态评定参数与外科患者预后的相关性分析。PNI是评价术后并发症的发生率与死亡率的综合指标,PNI的计算公式为:

$$PNI(\%)=158-16.6\times ALB(g\%)-0.78\times TSF(mm)-0.20\times TFN(mg\%)-5.80\times DCH$$

其中:ALB为血清白蛋白,TSF为三头肌皮褶厚度,TFN为血清转铁蛋白,DCH表示迟发性超敏皮肤反应试验(硬结直径大于5 mm者,DCH等于2;小于5 mm者,DCH等于1;无反应者,DCH等于0)。

评定标准:PNI小于30%,表示术后发生并发症及死亡的可能性均很小;30%~40%,表示存在轻度手术危险性;40%~50%,表示存在中度手术危险性；超过50%，表示发生术后并发症及死亡的可能性均较大。

2）营养危险指数（Nutritional Risk Index，NRI）

NRI是对外科患者术前3种营养评定参数的结果计算的术后营养危险指数。NRI的计算公式为：

NRI=10.7 × ALB+0.003 9 × TLC+0.11 × Zn−0.044 × Age

其中：ALB表示血清白蛋白，TLC表示淋巴细胞计数，Zn表示血清锌水平，Age表示年龄。

评定标准：NRI大于60，表示危险性低；NRI为55及以下，表示存在高危险性。

3）营养评定指数（Nutritional Assessment Index，NAI）

NAI是对食管癌患者进行营养状况评定的综合指数。NAI的计算公式为：

NAI=2.64 × AMC+0.60 × PA+3.76 × RBP+0.017 × PPD−53.80

其中：AMC表示上臂肌围（cm），PA表示血清前白蛋白（mg%），PPD表示用纯化蛋白质衍生物进行延迟超敏皮肤实验（硬结直径大于5 mm者，PPD等于2；小于5 mm者，PPD等于1；无反应者，PPD等于0）。

评定标准：NAI大于60，表示营养状况良好；NAI为40~60表示营养状况中等；NAI小于40，表示营养不良。

4）腹部创伤指数（Abdomen Trauma Index，ATI）

ATI评估腹部术后并发症发生率的特异性比PNI更高。

ATI的计算是将接受手术的器官分为5种危险因素，又将损伤的严重性分为5级，两者相乘为某器官的得分，所有得分之和为ATI（表6-1-12）。

表6-1-12 ATI的计分与计算公式

危险因素	器官	损伤分级	损伤严重性
1	膀胱、小血管、骨骼	—	最轻
2	小肠、胃、子宫	2	轻度
3	脾、肾、肝外胆管	3	中度
4	肝、大肠、大血管	4	重度
5	十二指肠、胰	5	最重
器官1	危险因素 × 损伤分级=计分1	—	—
器官2	危险因素 × 损伤分级=计分2	—	—
器官n	危险因素 × 损伤分级=计分n	—	—
ATI总分=计分1+计分2+…+计分n			

评定标准：ATI大于25，表示术后并发症的发生率较高。

5)住院患者预后指数(Hospital Prognostic Index,HPI)

HPI对死亡率的预测可达71%,灵敏度达74%,特异性达66%,但目前还未在临床普遍应用。HPI的计算公式为:

$$HPI=0.92\times ALB(g/L)-1.00\times DCH-1.44\times SEP+0.98\times DX-1.09$$

其中:DCH值在有1种或多种阳性反应时取1,所有均呈阳性时取2;SEP为败血症,有取1,无取2;DX为癌症诊断,有取1,无取2。

评定标准:HPI=1,表示有75%的生存概率;HPI=0,表示有50%的生存概率;HPI=-2,表示仅有10%的生存概率。

6)主观全面评定(Subjective Global Assessment,SGA)

SGA亦称全面临床评定(Global Clinical Assessment,GCA),其特点是以详细的病史与临床检查为基础,省略人体测量和生化检查。其理论基础是,身体组成的改变与饮食结构的改变、消化吸收功能的改变、肌肉的消耗、身体功能及活动能力的改变等相关联。在重度营养不良时,SGA与人体组成评定方法(Body Composition Assessment)有较好的相关性。

SGA的主要内容及评定标准见表6-1-13。

表6-1-13 SGA的主要内容及评定标准

指标	A级	B级	C级
1.近期(2周)体重改变	无/升高	减少<5%	减少>5%
2.饮食结构改变	无	减少	不进食/低能量流食
3.胃肠道症状(持续2周)	无/食欲不减	轻微恶心、呕吐	严重恶心、呕吐
4.活动能力改变	无/减退	能下床走动	卧床
5.应激反应	无/低度	中度	高度
6.肌肉消耗	无	轻度	重度
7.三头肌皮褶厚度	正常	轻度减少	重度减少
8.踝部水肿	无	轻度	重度
上述8项中,至少5项属于C级或B级者,可分别被定为重度或中度营养不良			

7)微型营养评定(Mini Nutritional Assessment,MNA) 微型营养评定的评价内容包括:①人体测量(Anthropometry),包括身高、体重;②整体评定(Global Assessment),包括生活方式、医疗及疾病状况(如消化功能状况等);③膳食问卷(Dietary Questionnaire),包括食欲、食物数量、餐次、营养素摄入量、有否摄食障碍等;④主观评定(Subjective Assessment),指对健康及营养状况的自我监测。

评定标准:MNA大于24,表示营养状况良好;MNA为17~24,表示存在发生营养不良的危险;MNA小于17,表示营养不良。该方法与传统的人体营养评定方法及人体组成评定方法有良好的线性相关性。

(7)营养不良

营养不良如图6-1-2所示。

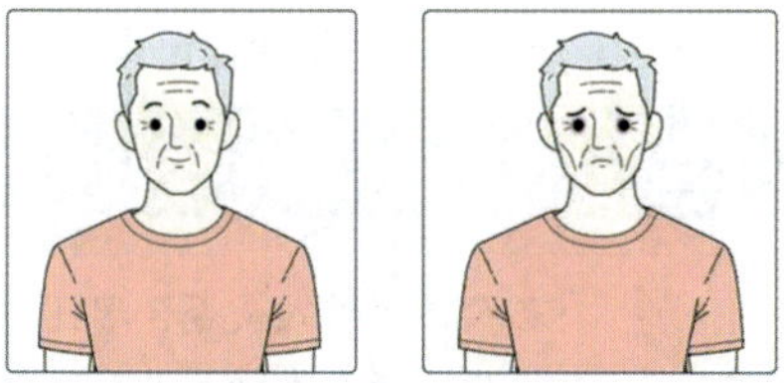

图6-1-2　营养不良

营养不良性消瘦和恶性营养不良的主要特征见表6-1-14。

表6-1-14　营养不良性消瘦和恶性营养不良的主要特征

特征	营养不良性消瘦	恶性营养不良
好发年龄	6～18个月	12～48个月
皮肤病变	不常见	常见
血清白蛋白/血清酶	接近正常	极度降低
脂肪酶	正常	极度降低
淀粉酶	正常	降低
脂酶/血清类脂质	略降低	降低
甘油三酯	正常	正常
胆固醇	正常	降低
非酯化脂肪酸	增加	增加

2.技能操作

某医院住院部，60岁的张奶奶因胃出血住院，既往有溃疡病史。近年来食欲差，进食量较少。查体：身高160 cm，目前体重42 kg，近半年体重下降5 kg；肌肉、脂肪重度消耗，无水肿。实验室检查：血红蛋白86 g/L，白蛋白29 g/L，尿素7.2 mmol/L，肌酐33 μmol/L，钠123 mmol/L，钾3.5 mmol/L。护理员小王需要对患者进行营养评价。假如你是小王，该如何做？

(1)沟通评估

在进行住院患者营养评价前，需要先与患者沟通，收集评估信息。

(2)操作准备

在营养评价前，需要做好必要的准备，见表6-1-15。

表6-1-15　营养评价前的物品准备

准备类型	准备记录
用物准备	□电子称　□膳食调查问卷　□中国居民膳食营养素参考摄入量 □身高体重秤　□软尺　□纸　□笔

(3)操作记录

根据患者目前营养状况及饮食情况等进行营养评价,并记录在表6-1-16中。

表6-1-16 营养评价操作记录表

操作项目		操作记录
营养评价	膳食调查	老人膳食模式是否合理:□是 □否 能量和营养素摄入量是否合理:□是 □否 三大供能营养素所提供的能量占总能量的构成比:__________
	人体测量指标	体质指数:__________ 三头肌皮褶厚度:__________ 上臂围:__________ 腰臀比:__________
	临床检查	是否有消化系统疾病:□是 □否
	实验室检查	是否有营养素缺乏:□是 □否
综合评价	预后营养指数:__________ 营养危险指数:__________ 营养评定指数:__________	

检查评估

操作者按照表6-1-17中的检查项目进行自我检查,并将检查结果和自我点评记录在表中。

表6-1-17 住院患者营养风险筛查与评价检查记录表(操作者自查)

序号	检查项目	检查结果	自我点评
1	是否穿工作服并保持服装整洁	是□ 否□	
2	操作前是否洗净双手	是□ 否□	
3	是否在操作前对患者进行营养评估	是□ 否□	
4	是否在操作过程中与患者进行有效沟通	是□ 否□	
5	是否按照标准步骤进行操作	是□ 否□	
6	是否完成操作记录	是□ 否□	

服务对象根据表6-1-18中的检查项目对操作者的服务情况进行检查，并将检查结果和结果点评记录在表中。

表6-1-18　住院患者营养风险筛查与评价检查记录表（服务对象点评）

序号	检查项目	检查结果	结果点评
1	态度是否和蔼，语言是否亲切	是□ 否□	
2	是否清楚说明营养风险筛查和营养评估的重要性	是□ 否□	
3	是否清楚说明基本营养调查及评价内容	是□ 否□	
4	操作过程中是否询问患者有无其他特殊需求	是□ 否□	

教师根据表6-1-19中的检查项目对操作者的任务完成情况进行检查，并将检查结果和结果点评记录在表中。

表6-1-19　住院患者营养风险筛查与评价检查记录表（教师点评）

序号	检查项目	检查结果	结果点评
1	是否按时完成任务	是□ 否□	
2	团队协作是否顺畅	是□ 否□	
3	设备、用具及物品是否整理恢复	是□ 否□	
4	工作页填写是否准确、完整	是□ 否□	

任务小结

- 住院患者营养风险筛查与评价
  - 住院患者营养风险筛查
    - 概述
    - 筛查方法
  - 住院患者营养评价
    - 概述
    - 膳食调查 — 记录法、回忆法、化学分析法
    - 人体测量
    - 临床检查 — 病史采集、体格检查
    - 实验室检查
    - 综合评价
      - 预后营养指数
      - 营养危险指数
      - 营养评定指数
      - 腹部创伤指数
      - 住院患者预后指数
      - 主观全面评定
      - 微型营养评定
    - 营养不良

任务二　常见医院膳食

任务导入

场景：某医院住院部

人物：护理员小李、王爷爷、张奶奶

情节：某医院住院部，66岁的王爷爷因冠心病住院，既往有高脂血症。查体：身高160 cm，目前体重70 kg，无水肿。60岁的张奶奶因急性胃肠炎住院，正在打点滴治疗。护理员小王需要根据老人情况给予其适宜的营养膳食。假如你是小王，该如何做？

任务目标

- 能够根据常规膳食的概念、适用范围、配膳原则等，结合老年人健康及营养状况，为老年人选择适宜的常规膳食。
- 能够根据治疗膳食的概念、适用范围、配膳原则等，为需要调整营养素摄入量的老年人选择适宜的治疗膳食。

任务实施

（一）常规膳食

1.知识学习

（1）普通膳食

普通膳食也称普食，与健康人群平时所用的膳食相同，能量及各种营养素必须供应充足，膳食结构应符合平衡膳食的原则。在医院里，一般食用普食的人数最多，是应用范围最广的医院膳食，占住院患者膳食的50%~65%。

1）适用范围

普食主要适用于在治疗上无特殊膳食要求又不需要任何膳食限制、

消化功能正常、体温正常或接近正常、无咀嚼功能障碍的患者及疾病恢复期的患者。

2)配膳原则

①膳食构成

膳食构成与正常人饮食基本相同。各种营养素要齐全，数量要充足，比例要恰当。在计划食谱时要注意食物品种多样化，烹调方法要合理，做到色、香、味、形俱全，以增进患者食欲。

②体积要求

食物应保持适当体积，使患者有饱腹感。

③能量分配要求

应将能量适当地分配于三餐中。一般能量分配比例为早餐25%~30%、午餐40%、晚餐30%~35%。如有患者需要加餐可将三餐分为四餐或五餐，其中多余餐次的能量由主餐供给。

④能量与营养素要求

能量：根据BEE、SDAF、体力活动与疾病消耗计算每日所需能量。住院患者活动较少，每日供给量一般为9.61~10.88 MJ(2 200~2 600 kcal)，应用时可根据个体差异(如年龄、身高等)适当调整。

蛋白质：应占总能量的12%~14%，每日供给量为70~90 g，其中动物蛋白质应达到总蛋白质供给量的30%，包括动物蛋白质和豆类蛋白质在内的优质蛋白质应占总蛋白质供给量的40%以上。

脂肪：全天脂肪供给量应占总能量的20%~25%，不宜超过30%。全天膳食脂肪总量应控制在60~70 g(包括主、副食及烹调用油)。

碳水化合物：应占总能量的55%~65%，每日供给量为350~450 g。

维生素：维生素的供给量可参考DRIs。

矿物质：全天膳食中钙的摄入量为800 mg，磷的摄入量为钙的1.0~1.5倍。患者吃普食时，钾、钠、镁等一般不应缺乏，供给量可参照DRIs。

水：每日水的供给量应根据患者个体情况及病情而定，每天需水2 100~4 000 mL，保证水分出入量平衡。

膳食纤维：如无消化系统疾病，膳食纤维供给量可同健康人。

普通膳食(示例)如图6-2-1所示。

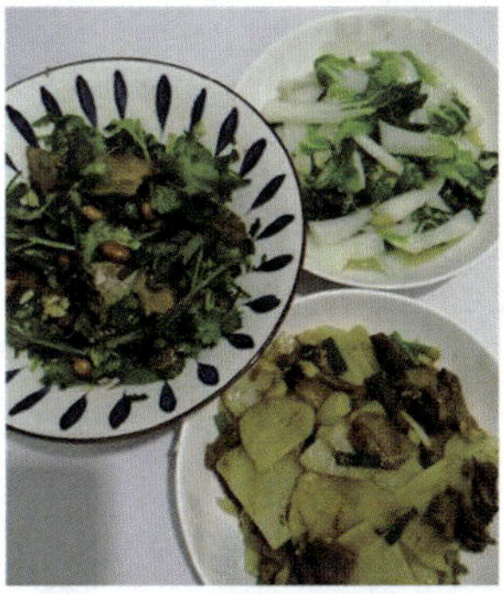

图6-2-1 普通膳食(示例)

注意事项

忌(少)用食物:

○不宜使用有强烈辛辣刺激的调味品,如辣椒、大蒜、芥末、胡椒、咖喱等。

○尽量少用不宜消化的食物、过分坚硬的食物及易产气的食物,如油炸食物、动物油脂、干豆类等。

3)宜用食物

各种食物均可食用,与正常人饮食基本相同。

4)食谱举例(表6-2-1、表6-2-2)

表6-2-1 普食参考食谱1

餐次	具体食物	
早餐	牛乳200 mL,花卷125 g,煮鸡蛋1个,凉拌黄瓜干豆腐丝(黄瓜100 g,干豆腐45 g)	
加餐	苹果125 g	
午餐	米饭(大米150 g),红烧鱼(鲤鱼90 g),烧菠菜(菠菜200 g,猪瘦肉45 g)	
加餐	橘子75 g	
晚餐	米饭(大米150 g),香菇烧油菜(油菜200 g,香菇15 g),青椒炒肉(青椒100 g,猪瘦肉45 g)	
能量及各营养素		
能量10.1 MJ(2 409 kcal)	蛋白质110.5 g(18%)	脂肪53.8 g(20%)
碳水化合物370.5 g(62%)	动物蛋白质40.5 g(37%)	大豆蛋白质17.3 g(16%)
视黄醇当量1 105.4 μg	维生素B_1 1.9 mg	维生素B_2 1.1 mg
维生素C 204 mg	钾2 412.0 mg	钠1 979.0 mg
钙800.4 mg	铁17.2 mg	锌12.2 mg

注:全日烹调用盐6 g,味精1 g,油25 mL。

表6-2-2 普食参考食谱2

餐次	具体食物	
早餐	牛乳200 mL,面包75 g,煮鸡蛋1个,凉拌莴笋海带丝(莴笋100 g,海带30 g)	
加餐	苹果125 g	
午餐	米饭(大米150 g),酸菜鱼(草鱼90 g,酸菜20 g),蒜苔肉丝(蒜苔150 g,猪瘦肉45 g)	
加餐	橘子75 g	
晚餐	米饭(大米150 g),碎肉茄子(茄子150 g,猪肉50 g),香菇炖鸡(香菇20 g,鸡肉50 g)	
能量及各营养素		
能量9.41 MJ(2 240 kcal)	蛋白质93.5 g(16.7%)	脂肪57.6 g(23%)
碳水化合物336.7 g(60%)	动物蛋白质55.5 g(59.4%)	大豆蛋白质37 g(40.6%)
视黄醇当量562 μg	维生素B_1 1.48 mg	维生素B_2 1.25 mg
维生素C 44 mg	钾2 362.8 mg	钠2 985.4 mg
钙604.5 mg	铁21.24 mg	锌13.38 mg

注:全日烹调用盐6 g,味精1 g,油25 mL。

(2)软食

软食是比普食更容易消化的饮食，特点是质地软、少渣、易咀嚼，是由半流质膳食向普食过渡或是从普食向半流质膳食过渡的中间膳食，如图6-2-2所示。

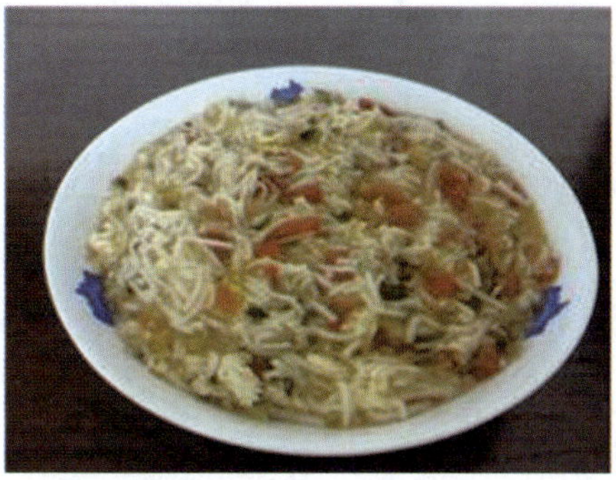

图6-2-2　软食(示例)

1)适用范围

软食适用于轻度发热、消化道有疾病、牙齿咀嚼不便而不能进食大块食物的患者，以及老人和3~4岁儿童。也可用于肛门、结肠及直肠术后恢复期患者，以及痢疾、急性肠炎等恢复期患者等。

2)配膳原则

①膳食结构

软食应符合平衡膳食的原则，各类营养素应该满足患者的需求。通常软食每日提供的总能量为9.21~10.04 MJ(2 200~2 400 kcal)，蛋白质为70~80 g，主食不限量。其他营养素按正常需要量供给。

②食物要求

软食应细软、易咀嚼、易消化，限制含膳食纤维和动物肌纤维多的食物，应切碎、煮烂后食用。

③维生素和矿物质要求

软食中的蔬菜及肉类均需切碎、煮烂，易导致维生素和矿物质丧失，应多补充菜汁、果汁等，以保证足够的维生素和矿物质摄入。

3)宜用食物

①主食类：米饭、面条的制作应比普食更加软烂。馒头、包子、饺子、馄饨等亦可食用，但做馅用的蔬菜应选择含粗纤维少的。

②副食类：肉类应选择细、嫩的瘦肉，如瘦的猪肉、羊肉等，多选用鸡肉、鱼肉、虾肉等，可以切成小块后焖烂。如果做肉丝应选用鸡脯肉、里脊肉等，也可以制成肉丸、肉饼。对幼儿和眼科患者最好不用整块、刺多的鱼。蛋类除了油煎、炸，其他烹调方法均可选用，如炒鸡蛋、蒸蛋羹、煮蛋等。蔬菜类应选用嫩菜叶，切成小段后进行烹调，可多用含粗纤维少的蔬菜和水果，如南瓜、冬瓜、菜花、土豆、胡萝卜、香蕉、橘子、苹果、梨、桃等。蔬菜可煮烂或制成菜泥；水果可去皮生食，或制成水果羹。豆制品如豆腐、豆浆、粉皮、粉丝、豆腐乳等，可以食用。

注意事项

忌(少)用食物：

- ○不宜食用煎炸食品、过于油腻的食品，如煎鸡蛋。
- ○不宜食用凉拌菜、含粗纤维多的蔬菜，如芹菜、韭菜、豆芽菜、竹笋、榨菜、生萝卜、葱头、辣椒、青豆、荸荠等。
- ○不宜用硬果类食物如花生仁、核桃、杏仁、榛子等，但制成花生酱、杏仁酪、核桃酪后可食用。
- ○不宜用整粒的豆类、糙米、硬米饭。
- ○忌用刺激性的调味品，如辣椒粉、芥末、胡椒粉、咖喱等。

4)食谱举例(表6-2-3、表6-2-4)

表6-2-3 软食参考食谱1

餐次	具体食物	
早餐	大米粥拌肉松(大米50 g,肉松15 g),煮鸡蛋1个,面包50 g	
加餐	煮苹果水150 mL	
午餐	软米饭(大米150 g),炖鱼(鲳鱼100 g),烧碎油菜叶(油菜叶150 g,瘦猪肉25 g)	
加餐	番茄汁150 mL	
晚餐	软米饭(大米150 g),炒猪肝(猪肝100 g),炒塌菜(塌菜150 g,瘦猪肉25 g)	
加餐	牛奶100 mL	
能量及各营养素		
能量10.0 MJ(2 400 kcal)	蛋白质87.2 g(15%)	脂肪67.1 g(25%)
碳水化合物359.0 g(60%)	视黄醇当量3 404.2 μg	维生素 B_1 1.2 mg
维生素 B_2 2.9 mg	维生素C 235.4 mg	钾1 997.0 mg
钠2 654.7 mg	钙815.5 mg	铁36.6 mg
锌13.1 mg	—	—

注:全日烹调用盐6 g,味精1 g,油30 mL。

表6-2-4 软食参考食谱2

餐次	具体食物	
早餐	香菇鸡丝粥(大米50 g,鸡肉丝20 g,香菇30 g),煮鸡蛋1个,馒头50 g	
加餐	煮梨水150 mL	
午餐	软米饭(大米150 g),鱼肉丸子(草鱼100 g,冬瓜50 g),焖萝卜丝(萝卜200 g,瘦猪肉25 g)	
加餐	黄瓜汁150 mL	
晚餐	软米饭(大米150 g),碎肉豆腐(碎肉30 g,豆腐100 g),鱼香茄子(茄子150 g,瘦猪肉50 g)	
加餐	酸牛奶100 mL	
能量及各营养素		
能量9.8 MJ(2 337.7 kcal)	蛋白质86.9 g(15%)	脂肪74.8 g(28.8%)
碳水化合物328.5 g(56.2%)	视黄醇当量3 404.2 μg	维生素 B_1 1.09 mg
维生素 B_2 2.9 mg	维生素C 235.4 mg	钾2 128 mg
钠3 063 mg	钙559 mg	铁19.98 mg
锌14.22 mg	—	—

注:全日烹调用盐6 g,味精1 g,油30 mL。

(3)半流质膳食

半流质膳食是介于软食与流质膳食之间,外观呈半流体状态,比软食更易于咀嚼和消化的膳食。故宜采用限量、多餐次的进餐形式。

1)适用范围

半流质膳食适用于发热、身体虚弱、有腹泻、消化不良等消化道疾病的患者、口腔疾病患者、耳鼻喉术后患者及身体虚弱者。

2)配膳原则

①能量要求

能量供给应适宜,全天供给的总能量一般为6.28~7.53 MJ(1 500~1 800 kcal),术后早期或虚弱、高烧的患者不宜给予过高的能量。

②食物性状

食物性状呈半流体状态,易咀嚼吞咽,膳食纤维含量较少,易消化吸收。

③餐次要求

半流质膳食含水量较多,因此应增加餐次,以保证在减轻消化道负担的同时,满足患者能量及营养素的需求。通常每隔2~3 h一餐,每日5~6餐。主食定量,一般全天不超过300 g,注意品种多样化以增进患者食欲。

另外,对伤寒、痢疾等不能给予含膳食纤维多及胀气的食物的患者,应配制少渣半流质膳食,此时需严格限制含膳食纤维多的蔬菜、水果。

3)宜用食物

①主食:可食大米粥、小米粥、挂面、面条、面片、馄饨、面包、蛋糕、饼干、小笼包子、小花卷、藕粉等。

②副食:肉类可选用瘦猪肉,也可制成肉泥、肉丸等。鸡肉可制成鸡肉丝、鸡肉泥,还可选用虾仁、软烧鱼块、鱼丸、碎肝片等。蛋类除了煎、炸,各种烹调方法均可以选用,如蒸鸡蛋、煮鸡蛋、炒鸡蛋等。乳类及其制品(如牛奶、奶酪等)都可选用。豆类宜制成豆浆、豆腐、豆腐干、腐乳等食用。水果及蔬菜宜制成果汁、菜汁等再食用,也可选用少量的碎嫩菜叶加入汤面或粥中。

4)食谱举例(表6-2-5、表6-2-6)

表6-2-5　半流质膳食参考食谱1

餐次	具体食物
早餐	粥(大米50 g),煮鸡蛋50 g,红腐乳15 g
加餐	牛乳200 mL(白糖15 g)
午餐	馄饨(面粉100 g,瘦猪肉90 g)
加餐	牛乳200 mL(白糖15 g)
晚餐	热汤面(挂面100 g,鸡脯肉40 g,碎青菜叶100 g)
加餐	豆浆250 mL,饼干10 g

微课 半流质膳食

注意事项

忌(少)用食物:

- 不宜用蒸米饭、蒸饺、煎饼等硬而不易消化的食物。
- 不宜用豆类、大量肉类、大块蔬菜以及油炸食品,如熏鱼、炸丸子等。
- 忌用浓烈、刺激性调味品。

续表

能量及各营养素	
能量7.4 MJ(1 766 kcal)	蛋白质77.9 g(17.6%)
脂肪52.9 g(26.9%)	碳水化合物245.5 g(55.6%)

表6-2-6　半流质膳食参考食谱2

餐次	具体食物
早餐	大米粥(大米75 g),蒸鸡蛋50 g,面包15 g
加餐	牛乳200 mL(白糖15 g),饼干10 g
午餐	热汤面(挂面100 g,鸡肉40 g,碎小白菜叶100 g)
加餐	牛乳200 mL(白糖15 g),饼干10 g
晚餐	小米烂肉粥(小米100 g,猪肉60 g,生菜叶100 g)
加餐	酸牛奶250 mL,饼干10 g
能量及各营养素	
能量8.58 MJ(2 046 kcal)	蛋白质72.2 g(14%)
脂肪57.6 g(25.4%)	碳水化合物309.8 g(60.6%)

(4)流质膳食

流质膳食是极易消化、含渣很少、呈流体状态或在口腔内能融化为液体的膳食,如图6-2-3所示。流质膳食是不平衡膳食,不宜长期食用。医院常用的流质膳食一般分五种,即普通流质、浓流质、清流质、冷流质和不胀气流质(忌甜流质)膳食。与其他几类膳食不同,流质膳食是一种不平衡膳食,只能短期食用,长期食用会导致营养不良。

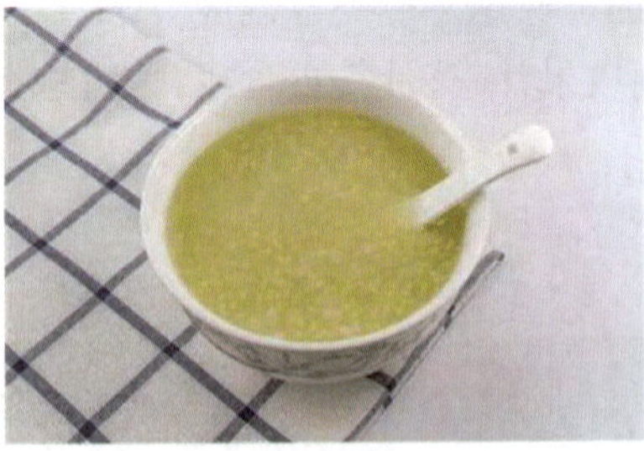

图6-2-3　流质膳食(示例)

1)适用范围

流质膳食适用于高热患者、急性传染病患者、肠道手术前及术后患者、极度衰弱者、无力咀嚼者。清流质和不胀气流质膳食可用于由肠外营养向全流质或半流质膳食过渡。清流质膳食也可用于急性腹泻和严重衰弱患者恢复肠内营养的最初阶段。浓流质膳食适用于口腔、面部、颈部术后。冷流质膳食可用于喉咽部术后的最初1~2 d。

2)配膳原则

①膳食结构

流质膳食属于不平衡膳食,其含有的营养素不均衡,能量供给不足,平均每日仅3.35 MJ(800 kcal)左右,最多能达到6.69 MJ(1 600 kcal)。其中浓流质膳食能量最高,清流质膳食最低,常作为过渡期膳食短期应用。有时为了增加膳食中的能量,在病情允许的情况下,可给予少量芝麻油、奶油、黄油和花生油等易消化的食物。

②膳食性状

流质膳食所选用的食物为流体状态或进入口腔后即溶化成液体,易吞咽,易消化,咸、甜应适宜。

③餐次要求

每餐液体量以200~250 mL为宜,少食多餐,每日6~7餐。

3)宜用食物

①流质膳食,可选用各种肉汤、蛋花汤、蒸蛋羹、牛乳、牛乳冲鸡蛋、米汤、奶酪、杏仁豆腐、酸奶、藕粉、蔬菜汁、水果汁、豆浆、豆腐脑或绿豆汤等。如果患者需要高能量膳食,应选用浓缩食品,如奶粉、鸡蓉汤等,或进行特别制备。

②清流质膳食,是一种不含产气食物及残渣最少,较流质膳食更为清淡的液体食物,可选用过滤猪肉汤、过滤牛肉汤、过滤米汤、排骨汤、过滤蔬菜汤、过滤果汁、果汁胶冻、稀藕粉、淡茶等。

③浓流质膳食,宜选用无渣且较浓稠的食物,其多以吸管吸吮,如较稠的藕粉、鸡蛋薄面糊、牛乳冲麦乳精、牛乳、可可乳等。

④冷流质膳食,一般选用冷牛乳、冷米汤、冷豆浆、冷蛋羹、冷藕粉、冰淇淋、冰砖、冰棍、甜果汁、冷的果汁胶冻等。

⑤不胀气流质膳食,应忌用蔗糖、牛乳、豆浆等产气食物,其他同流质。

4)食谱举例(表6-2-7至表6-2-12)

表6-2-7 普通流质参考食谱1

餐次	具体食物
第一次	牛乳加糖(牛乳200 mL,白糖25 g)
第二次	冲米粉加糖(大米粉15 g,白糖25 g)
第三次	蒸蛋羹(鸡蛋50 g,豆油5 g,盐1 g)
第四次	豆浆加糖(豆浆250 mL,白糖25 g)
第五次	猪肝泥(猪肝30 g,豆油5 g,盐1 g)
第六次	冲藕粉(藕粉15 g,白糖25 g)
能量及各营养素	
能量3.58 MJ(855.4 kcal)	蛋白质23.9 g(11.1%)
脂肪24.9 g(26.1%)	碳水化合物134.6 g(62.8%)

注意事项

○忌(少)用食物:一切非流质的固体食物、含膳食纤维多的食物及过于油腻、厚味的食物均不宜选用。

表6-2-8　普通流质膳食参考食谱2

餐次	具体食物
第一次	浓米汤加糖(浓米汤150 mL,红糖30 g)
第二次	牛奶加糖(牛奶200 mL,白糖20 g)
第三次	蒸蛋羹(鸡蛋100 g,芝麻油5 g,盐1 g)
第四次	藕粉加糖(藕粉50 g,白糖25 g)
第五次	肉泥豆腐脑(肉泥30 g,豆腐脑150 g,花生油5 g,盐2 g)
第六次	冲藕粉(藕粉50 g,白糖20 g)

能量及各营养素	
能量4.75 MJ(1 136 kcal)	蛋白质28.7 g(10%)
脂肪28.2 g(22.4%)	碳水化合物191.9 g(67.6%)

表6-2-9　清流质膳食参考食谱1

餐次	具体食物
第一次	冲米粉(米粉10 g,白糖10 g)
第二次	青菜汁(菜汁200 g,盐1 g)
第三次	冲藕粉(藕粉10 g,白糖10 g)
第四次	青菜汁(菜汁200 g,盐1 g)
第五次	鸡蛋白水(鸡蛋白20 g,白糖10 g)
第六次	冲米粉(米粉10 g,盐1 g)

能量及各营养素	
能量1.11 MJ(264.9 kcal)	蛋白质6.8 g(10.3%)
脂肪0.5 g(1.7%)	碳水化合物58.4 g(88.2%)

表6-2-10　清流质膳食参考食谱2

餐次	具体食物
第一次	米汤(米汤150 mL,红糖10 g)
第二次	萝卜汁(萝卜200 g,盐1 g)
第三次	冲米粉(米粉15 g,白糖10 g)
第四次	苹果汁(苹果200 g,盐1 g)
第五次	稀藕粉(藕粉20 g,白糖10 g)

续表

餐次	具体食物
第六次	杏仁露(杏仁露100 mL,鸡蛋白50 g,盐1 g)
能量及各营养素	
能量1.12 MJ(269.3 kcal)	蛋白质6.81 g(10.2%)
脂肪1.15 g(3.8%)	碳水化合物57.9 g(86%)

表6-2-11　浓流质膳食参考食谱1

餐次	具体食物
第一次	鸡蛋薄面糊(面粉15 g,鸡蛋50 g,豆油5 g,盐1 g)
第二次	牛乳冲藕粉(牛乳200 mL,藕粉25 g,白糖15 g)
第三次	猪肝糊(猪肝25 g,面粉10 g,盐1 g)
第四次	牛乳冲麦乳精(牛乳200 mL,麦乳精30 g,白糖15 g)
第五次	鸡蛋薄面糊(面粉15 g,鸡蛋50 g,豆油5 g,盐1 g)
第六次	冲藕粉(藕粉25 g,白糖20 g)
能量及各营养素	
能量4.81 MJ(1 149.9 kcal)	蛋白质36.4 g(12.7%)
脂肪38.1 g(29.8%)	碳水化合物166.2 g(57.8%)

表6-2-12　浓流质膳食参考食谱2

餐次	具体食物
第一次	酸牛乳(250 mL)
第二次	鸡蛋薄面糊(面粉15 g,鸡蛋50 g,花生油3 g,盐1 g)
第三次	鸡肝泥(鸡肝25 g,面粉25 g,盐1 g)
第四次	豆浆冲麦乳精(豆浆200 mL,麦乳精30 g,白糖10 g)
第五次	浓藕粉(藕粉30 g,面粉20 g)
第六次	牛乳冲藕粉(牛乳200 mL,藕粉30 g,白糖15 g)
能量及各营养素	
能量4.42 MJ(1 053.2 kcal)	蛋白质33.6 g(12.8%)
脂肪26.3 g(22.5%)	碳水化合物170.6 g(64.7%)

2.技能操作

某医院住院部，60岁的张奶奶因急性肠胃炎住院。查体：身高158 cm，目前体重48 kg，既往无高血脂，吞咽困难。护理员需要根据患者情况给予其适宜的营养膳食。假如你是护理员小王，该如何做？

(1)沟通评估

在进行常规膳食选择前，需要先与患者沟通，收集评估信息。

(2)操作准备

在进行常规膳食选择前，需要做好必要的准备，见表6-2-13。

表6-2-13 常规膳食选择前的物品准备

准备类型	准备记录
用物准备	□中国居民膳食营养素参考摄入量 □身高体重秤 □纸 □笔

(3)操作记录

根据患者目前营养状况及饮食情况等选择常规膳食，并记录在表6-2-14中。

表6-2-14 常规膳食选择操作记录表

患者	姓名：张奶奶 住院缘由：________	
常规膳食选择	膳食调查	根据患者情况，选择膳食种类：________
	配膳原则	膳食总能量：________kcal 膳食性质：□固体状态 □流体状态 餐次要求：每餐______~______mL，每日______餐
	食物选择	□蒸蛋羹 □米汤 □牛乳 □豆浆 □奶粉 □藕粉 □奶酪 □排骨汤 其他：________

(二)治疗膳食

1.知识学习

治疗膳食也称成分调整膳食(Modified Diet)。在调整某种营养素摄入量时，要考虑各营养素间的平衡关系，切忌平衡失调。另外，膳食的制备应符合患者的消化、吸收和耐受能力，并照顾患者的饮食习惯，注意食物的色、香、味、形和品种的多样化。

治疗膳食的种类很多，现将临床常用的类型归纳如下：

(1)高能量膳食

1)适用对象

高能量膳食适用于代谢亢进者，如甲状腺功能亢进症、癌症、严重烧伤和创伤、高热、消瘦或体重不足者、营养不良、吸收不良综合征者；体力消耗增加者，如运动员、重体力劳动者等。

2)配膳原则

①增加主食量

高能量膳食主要通过增加主食量、调整膳食内容来增加能量供给。增加摄入量应循序渐进,少量多餐,避免造成胃肠功能紊乱。除了3次正餐,可分别在上午、下午或晚上加2~3餐点心,视病情和患者的喜好选择点心的品种。

②根据病情调整供给量

患者的病情不同对能量的需要量也不同。如成年烧伤患者每日约需 16.80 MJ(患者的4 000 kcal)能量,远高于正常人的RNI。一般患者以每日增加1.25 MJ(300 kcal) 左右为宜。

③平衡膳食

为保证能量充足,膳食应有足量的碳水化合物、蛋白质及适量的脂肪,同时也需要相应增加矿物质和维生素的供给,尤其是提高与能量代谢密切相关的B族维生素的供给量。由于膳食中蛋白质的供给量增加,易出现负钙平衡,故应及时补充钙。为防止血清脂肪含量升高,在设计膳食内容时应尽可能降低饱和脂肪酸、胆固醇和精制糖的摄入量。

3)宜用食物

各类食物均可食用,加餐以面包、馒头、蛋糕、牛乳、藕粉、马蹄粉等含能量高的碳水化合物类食物为佳。

无特殊禁忌,只需注意选择高能量食物代替一部分低能量食物。

(2)低能量膳食

1)适用对象

低能量膳食适用于需减轻体重的患者,如单纯性肥胖;需减少机体代谢负担而控制病情的患者,如糖尿病、高血压、高脂血症、冠心病等。

2)配膳原则

低能量膳食的配膳原则是限制能量供给,其他营养素应满足机体的需要。 能量供给要适当地逐步减少,以利于机体动用脂肪、消耗储存的体脂,并减少不良反应。

①减少膳食总能量

根据医嘱,计算总能量后配制膳食,成年患者每日能量摄入量比平日减少2.09~4.18 MJ(500~1 000 kcal),减少量根据患者情况而定,但每日总能量摄入量不应低于4.18 MJ(1 000 kcal),以防体脂动员过快,引起酮症酸中毒。

②蛋白质应充足

由于限制总能量,膳食中蛋白质供能的比例应相应提高,至少占总能量的15%~20%,保证蛋白质供给量不少于1 g/(kg·d), 而且优质蛋白质应占50%以上。

③碳水化合物和脂肪供给量应减少

减少总能量的同时又要保证蛋白质的摄入量,就必须相应减少膳食

注意事项

○采用低能量膳食的患者,活动量不宜减少,否则难以达到预期效果。减肥的患者应同时增加运动量,并注意饮食与心理平衡,防止出现神经性厌食症。由于主食量的减少易引起膳食其他营养素不足,故应注意及时补充,必要时可服用维生素和矿物质制剂。低能量膳食不适用于妊娠肥胖者。

○忌(少)用食物:肥腻的食物和甜食,如肥肉、动物油脂(如猪油、牛油、奶油等)、花生、糖果、甜点心、白糖、红糖、蜂蜜等。烹调方法忌用油煎、油炸等多油的做法。

中碳水化合物和脂肪的供给量。碳水化合物占总能量的50%~60%,应尽量减少精制糖的供给。膳食脂肪一般应占总能量的20%~30%,胆固醇的摄入量应控制在300 mg/d以下。

④食盐适当减少

患者体重减轻后可能会出现水钠潴留,所以应适当减少食盐的摄入量,一般不超过5 g/d。

⑤矿物质和维生素充足

由于进食量减少,易出现矿物质和维生素供给不足,必要时可使用制剂进行补充。

⑥膳食纤维适当增加

可多采用富含膳食纤维的蔬菜和低糖的水果,必要时可选用琼脂类食品,以增加患者的饱腹感。

3)宜用食物

宜多选择粗粮、豆制品、蔬菜和低糖的水果等,尤其是叶菜类。烹调方法宜用蒸、煮、拌、炖等无油的做法。各种菜肴应清淡可口。

4)每日参考的食物摄入量(表6-2-15、表6-2-16)

表6-2-15 低能量膳食每日食物参考摄入量1

食物种类	用量/g	蛋白质/g	脂肪/g	碳水化合物/g	能量/kcal
谷类	200.0	15.4	1.2	153.6	686.8
叶菜类	800.0	14.4	4.0	21.6	180.0
精瘦肉类	80.0	16.2	3.4	1.1	99.8
鱼类	50.0	8.3	2.6	—	56.6
脱脂奶	250.0	8.3	1.0	25.0	142.2
植物油	10.0	—	10.0	—	90.0
合计	—	62.6	22.2	201.3	1 255.4
占总能量百分比	—	20.0	15.9	64.1	100.0

表6-2-16 低能量膳食每日食物参考摄入量2

食物种类	用量/g	蛋白质/g	脂肪/g	碳水化合物/g	能量/kcal
谷类	200.0	14.8	1.6	154.4	692.0
叶菜类	500.0	7.5	1.5	12.0	85.0
精瘦肉类	75.0	15.2	4.7	1.1	107.3
鱼类	50.0	8.3	2.6	—	56.6
脱脂奶	250.0	8.3	1.0	25.0	142.2

续表

食物种类	用量/g	蛋白质/g	脂肪/g	碳水化合物/g	能量/kcal
植物油	15.0	—	15.0	—	135.0
合计	—	54.1	26.4	192.5	1 218.1
占总能量百分比	—	17.5	19.5	63.0	100.0

(3)高蛋白质膳食

高蛋白质膳食(High Protein Diet)是指蛋白质含量高于正常人的膳食。因疾病(感染、创伤或其他原因)导致机体蛋白质消耗增加,或机体处于康复期需要更多的蛋白质用于组织的再生、修复时,需在原有膳食的基础上额外增加蛋白质的供给量。为了使蛋白质更好地被机体利用,通常需要同时适当增加能量的摄入量,以防止蛋白质的分解供能。高蛋白质膳食(示例)如图6-2-4所示。

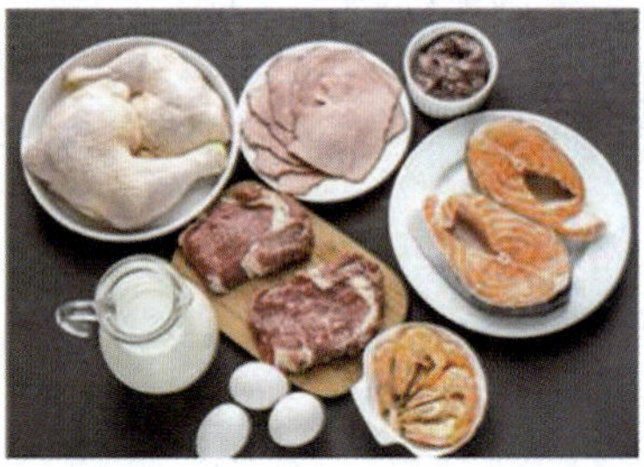

图6-2-4　高蛋白质膳食(示例)

1)适用对象

高蛋白质膳食适用于明显消瘦、营养不良、烧伤、创伤、手术前后、肾病综合征、慢性消耗性疾病、结核病、恶性肿瘤、贫血、溃疡性结肠炎患者等,或其他消化系统炎症恢复期的患者。此外,孕妇、哺乳期妇女和生长发育期儿童也需要高蛋白膳食。

2)配膳原则

高蛋白质膳食一般不需要单独制作,在原来膳食的基础上添加富含蛋白质的食物即可。如在午餐和晚餐中增加一个全荤菜(如炒猪肝、炒牛肉),或者在正餐外加餐,以增加高蛋白质食物的摄入量。

①能量

每日供给能量约12.54 MJ(3 000 kcal)。

②蛋白质

每日供给量为1.5~2.0 g/kg。

③碳水化合物和脂肪

碳水化合物宜适当增加,以保证蛋白质的充分利用,每日400~500 g为宜。脂肪适量,以防血脂升高,一般每日60~80 g。

④矿物质

高蛋白质膳食会增加尿钙排出,长期摄入,易出现负钙平衡。故膳食中应增加钙的供给量，如选用富含钙的乳类和豆类食品。

⑤维生素

长期食用高蛋白质膳食，维生素A的需要量也随之增加，且营养不良者一般肝脏中维生素A贮存量也会下降，故应及时补充。与能量代谢关系密切的B族维生素供给量应充足，贫血患者还应注意补充富含维生素C、维生素K、维生素B_{12}、叶酸、铁、铜等的食物。

⑥增加摄入量应循序渐进，根据病情及时调整

视病情需要，也可与其他治疗膳食联合食用，如高能量高蛋白质膳食。推荐的膳食中的热氮比为0.42~0.84 MJ（100~200 kcal）:1 g，平均为0.63 MJ（150 kcal）:1 g，以利于减少蛋白质分解供能而消耗，防止负氮平衡。

3）宜用食物

可多选用蛋白质含量高的食物，如瘦肉、鱼类、动物内脏、蛋类、乳类、豆类及富含碳水化合物的食物，如谷类、薯类等，并选择新鲜蔬菜和水果。

4）每日参考的食物摄入量（表6-2-17、表6-2-18）。

表6-2-17　高蛋白质膳食每日参考摄入量1

食物种类	用量/g	蛋白质/g	脂肪/g	碳水化合物/g	能量/kcal
谷类	450.0	37.5	3.0	384.0	1 713.0
瘦肉类	150.0	39.4	7.4	2.1	232.6
鱼类	50.0	8.3	2.6	—	56.6
鸡蛋	80.0	19.0	8.9	1.0	160.1
牛乳	500.0	14.0	16.0	18.0	220.0
豆腐干	100.0	15.0	3.6	16.0	156.2
蔬菜类	350.0	6.0	2.0	11.9	85.2
水果	100.0	0.5	0.2	10.5	47.0
烹调油	25.0	—	25.0	—	225.0
总计	—	139.7	68.7	432.6	2 895.7
占总能量百分比	—	19.0	21.3	59.7	100.0

表6-2-18　高蛋白质膳食每日参考摄入量2

食物种类	用量/g	蛋白质/g	脂肪/g	碳水化合物/g	能量/kcal
谷类	450.0	33.3	3.6	347.4	1 557.0
瘦肉类	150.0	30.5	9.3	2.3	214.5
鱼类	50.0	8.3	2.6	—	56.5
鸡蛋	100.0	13.3	8.8	2.8	144.0
牛乳	500.0	15.0	16.0	17.0	270.0
豆腐干	100.0	16.2	3.6	10.7	140.0

注意事项

○肝性脑病或肝性脑病前期、急/慢性肾功能不全、急性肾炎、尿毒症患者不宜采用。

续表

食物种类	用量/g	蛋白质/g	脂肪/g	碳水化合物/g	能量/kcal
蔬菜类	400.0	6.9	2.3	12.3	72.0
水果	150.0	1.2	0.3	15.8	67.5
烹调油	25.0	—	25.0	—	224.8
总计	—	124.7	71.5	408.3	2 746.3
占总能量百分比	—	18.2	23.3	58.5	100.0

(4)低蛋白质膳食

蛋白质和氨基酸在肝脏分解产生的含氮代谢产物需经肾脏排出体外。肝、肾等代谢器官功能下降时，会出现排泄障碍，代谢废物在体内堆积会损害机体，应限制膳食中蛋白质的含量，采用低蛋白质膳食。

1)适用对象

低蛋白质膳食适用于急性肾炎、急/慢性肾功能不全、慢性肾功能衰竭、尿毒症、肝性脑病或肝性脑病前期患者。

2)配膳原则

①蛋白质

蛋白质摄入量一般不超过40 g/d，应尽量选择富含优质蛋白质的食物，如蛋、乳、瘦肉等。限制蛋白质供给量应根据病情随时调整。病情好转后需逐渐增加摄入量，否则不利于疾病康复，这对生长发育期的患儿尤为重要。

②能量

能量供给充足才能节省蛋白质的消耗，减少机体组织的分解。可采用含蛋白质较低的食物作为主食，如马铃薯、甜薯、芋头等代替部分主食以减少非优质蛋白质的摄入。能量供给量根据病情决定。经口摄食不足时可通过静脉补充。

③矿物质和维生素

供给充足的蔬菜和水果，以满足机体对矿物质和维生素的需要。另外，矿物质的供给应根据病种和病情进行调整，有水肿的患者，膳食除了要限制蛋白质，还应限制钠的供给。

④合适的烹调方法

使用低蛋白质膳食的患者往往食欲较差；另外，由于患者病情和患病心理的影响，使患者食欲普遍较差，故应注意烹调的色、香、味、形和食物的多样化，以促进食欲。

3)宜用食物

宜食用蔬菜类、水果类、食用糖、植物油等食物。谷类食物含蛋白质6%~11%，且为非优质蛋白质，根据蛋白质的摄入量标准应适当限量食用。

注意事项

○正在进行血液或腹膜透析的患者不需要严格限制蛋白质摄入量。

注意事项

○忌(少)用食物：含蛋白质丰富的食物，如豆类、干果类、蛋类、乳类、肉类等。但为了适当供给优质蛋白质，可在蛋白质限量的范围内，适当选用蛋、乳、瘦肉、鱼类。

注意事项

○忌(少)用食物:①加入碱或酵母制成的馒头、面包和其他面制品;②酒酿及其制品,如啤酒、葡萄酒;③干奶酪及其制品;④用发酵法酿制的酱油、黄酱、面酱、豆瓣酱、豆豉和各种腐乳、臭豆腐;⑤盐腌、熏制的各种肉菜和海产品(如虾皮、虾米、咸鱼、鱼干等);⑥腐败变质的各种动物性食物及其熟制品;⑦富含蛋白质的各种不新鲜食品,如放置已久的肉类、肉罐头、市售肉汁、香肠。此外,香蕉、鳄梨、无花果、葡萄干、梅子、蚕豆等也宜少用。

(5)限酪胺、多巴胺膳食

限制膳食中酪胺、多巴胺的摄入量的膳食称为限酪胺、多巴胺膳食。单胺类物质(如酪胺、多巴胺、5-羟色胺)能使血管收缩,血压升高。在正常情况下,这类物质被肝脏内的单胺氧化酶(Monoamine Oxidase,MAO)分解后排出体外,不会引起血压的急剧升高。但因治疗需要服用呋喃唑酮、苯乙肼、苯丙胺、哌苯甲醇等抑制单胺氧化酶的药物时,单胺氧化酶活性明显下降,此时,若摄入富含酪胺、多巴胺的食物,单胺类物质较易进入血液循环,使血管收缩,血压升高,可发生剧烈头痛、恶心、呕吐、心率过速和抽搐等高血压危象。严重者可出现致命的内出血(如脑出血)。因此,必须限制膳食中酪胺、多巴胺的摄入量。

1)适用对象

限酪胺、多巴胺膳食适用于因治疗需要使用单胺氧化酶抑制剂的患者。

2)配膳原则

体内的单胺氧化酶在停服抑制剂2周后才逐渐恢复活性。故患者在服药期和停药的2周内均应避免富含单胺类食物的摄入,以免产生不良作用。食物发酵或存放时间过长,都易受微生物的作用,使其中的蛋白质分解,氨基酸脱羧产生单胺类物质,如酪氨酸变成酪胺,色氨酸变成5-羟色胺。因此,应尽量避免选择这些食物。

3)宜用食物

可选择各种新鲜食物、非发酵食品、咖啡和茶等。

(6)限碳水化合物膳食

限制膳食中碳水化合物含量的膳食称为限碳水化合物膳食(Carbohydrate Restricted Diet)。胃大部分切除时切除幽门括约肌,使胃容量减少,大量食物过快地排入空肠上段,又未经胃肠液混合稀释而呈高渗性,大量细胞外液进入肠腔,引起循环血容量骤然减低,出现倾倒综合征(Dumping Syndrome)。典型症状多在术后进食半流质膳食时出现,特别是进食甜的流质膳食,如进食加糖牛乳10~20 min后发生。表现为上腹胀满、恶心、呕吐、腹绞痛、肠鸣音亢进、腹泻、头晕、心悸、乏力等。

1)适用对象

限碳水化合物膳食适用于胃全切或部分切除的患者、血清甘油三酯升高的患者、因膳食中糖过多致胰岛素分泌过量引起的肥胖症患者、儿童糖尿病患者及成年期发作性糖尿病患者。

2)配膳原则

在出现症状的早期,如及时调整膳食内容,病情较易控制。

①调整膳食构成

膳食应低碳水化合物、高蛋白质、适量脂肪。碳水化合物以多糖为主,忌用富含精制糖的甜食,如甜点心、甜饮料、糖果、巧克力等。

②膳食应由稀到稠,少食多餐

术后应有一个逐渐适应的过程,术后初期只能进食无精制糖、低碳水化合物的流质膳食，进餐时及进餐后20~30 min内应平卧，以减慢食物进入肠道的速度。适应数日后，若无症状发生，膳食可过渡为以固态食物为主，少食多餐，循序渐进，细嚼慢咽，三次主餐避免液体类食物，餐后30~60 min后再饮水。每次进餐时及进餐后仍需平躺20~30 min，以减轻症状。

③根据病情及时调整膳食

由于手术创伤、机体分解代谢增加，应补充优质蛋白质和足够能量以促进机体组织的修复。根据患者康复情况逐渐增加膳食中碳水化合物含量。但合并心血管疾病、高脂血症、肾病或尿毒症的患者，其膳食中的蛋白质、脂肪含量和食物的选择应慎重。术后应注意避免含高胆固醇、高饱和脂肪的食物，以避免出现高脂血症。

3）宜用食物

宜食用蛋类、畜肉和禽类、不加糖的乳制品、新鲜蔬菜和水果、适量不加糖的谷类食物、各种油脂类、坚果和花生酱等。

注意事项

○此种膳食的蛋白质含量较高，合并肾功能不全者应注意调整膳食蛋白质的含量和质量。另外限碳水化合物膳食一般含脂肪（不饱和脂肪）和胆固醇也较高，合并高脂血症的患者应调整脂肪的含量。

（7）限脂肪膳食

限脂肪膳食（Fat Restricted Diet）即减少膳食中脂肪的供给量，又称低脂膳食或少油膳食。

1）适用对象

Ⅰ型高脂蛋白血症患者在摄入含脂肪膳食后一定时间内，血脂（如乳糜微粒和三酰甘油）清除能力降低，患者的血浆样品冷藏过夜后，血样上部出现一层明显的油状物。摄入高脂膳食后会出现腹痛，皮下脂肪明显增多，多见于胆囊、胆道、胰腺疾病患者，如急慢性胰腺炎、胆囊炎、胆结石患者；脂肪消化吸收不良，表现为脂肪泻（脂肪痢）的患者，如肠黏膜疾患，胃切除和短肠综合征等所致的脂肪泻患者；肥胖症患者。

注意事项

○忌（少）用食物：各种加糖的甜食、果汁、饮料、酒类、蜂蜜、果酱、果冻等。

2）配膳原则

①减少膳食中脂肪的含量

根据我国实际情况，建议将脂肪限量程度分为以下三种：

严格限制脂肪膳食：膳食中脂肪供能占总能量的10%以下，脂肪总量（包括食物所含脂肪和烹调油）每日不超过20 g，必要时采用完全不含脂肪的纯碳水化合物膳食。

中度限制脂肪膳食：膳食中脂肪供能占总能量的20%以下，饮食中各种类型的脂肪总量每日不超过40 g。

轻度限制脂肪膳食：膳食中脂肪供能不超过总能量的25%，脂肪总量每日50 g以下。

②其他营养素

其他营养素供给应均衡。可适当增加豆类、豆制品、新鲜蔬菜和水果的摄入量。由于限制脂肪易导致多种营养素的缺乏，包括必需脂肪酸、脂溶性维生素，以及易与脂肪酸共价结合随粪便排出的矿物质，如钙、铁、铜、锌、镁等。因此，应注意在膳食中及时补充这些营养素。

③选择合适的烹调方法

为了达到限制脂肪的膳食要求，除了选择含脂肪少的食物，还应减少烹调用油量。不用油煎、炸或爆炒食物，可选择蒸、煮、炖、煲、熬、烩、烘等。

3)宜用食物

宜用谷类、瘦肉类、禽类、鱼类、脱脂乳制品、蛋类、豆类、薯类等。

(8)低饱和脂肪、低胆固醇膳食

将膳食中的脂肪(饱和脂肪酸)和胆固醇均限制在较低水平的膳食称为低饱和脂肪、低胆固醇膳食。目的是降低血清胆固醇、甘油三酯和低密度脂蛋白的水平。

1)适用对象

低饱和脂肪、低胆固醇膳食适用于高胆固醇血症、高甘油三酯血症、高脂血症、高血压、动脉粥样硬化、冠心病、肥胖症、胆结石患者。

2)配膳原则

①控制总能量

膳食应控制总能量，使之达到或维持理想体重。但成年人每日能量供给量最低不应少于4 184 kJ(1 000 kcal)，这是较长时间能坚持的最低水平，否则有害健康。碳水化合物应占总能量的60%~70%，并以复合碳水化合物为主(如淀粉、非淀粉多糖、低聚糖等)，少用精制糖，因为精制糖会升高血脂(尤其是甘油三酯)。

②限制脂肪摄入量并调整脂肪酸的构成

限制脂肪总量，脂肪供能应占总能量的20%~25%，一般不超过50 g/d。减少膳食中饱和脂肪酸的含量，使其不超过膳食总能量的10%。减少选用富含饱和脂肪酸的动物性食品，尤其忌用猪油、牛油、肥肉、奶油等。单不饱和脂肪酸，如橄榄油和菜油，能降低TC和LDL，但不影响HDL，且含不饱和双键少，对氧化作用的敏感性远低于多不饱和脂肪酸，应占总能量的10%。多不饱和脂肪酸占总能量的10%左右。

③限制膳食中胆固醇含量

胆固醇摄入量控制在300 mg/d以下。食物中的胆固醇全部来源于动物性食物，因此，在限制胆固醇时应注意保证优质蛋白质的供给，可选择一些生物价值高的植物性蛋白质代替部分动物性蛋白质。

④充足的维生素、矿物质和膳食纤维

适当选用些粗粮、杂粮、新鲜蔬菜和水果，以满足维生素、矿物质和膳食纤维的供给量。同时可给予适量的脱脂乳和豆制品以供给足量的钙。因膳食中多不饱和脂肪酸增加，故应增加维生素E、C、胡萝卜素和硒等抗氧化营养素的供给。高血压患者食盐的用量应减少。

3)宜用食物

宜食用谷类、薯类、脱脂乳制品、蛋类(蛋白不限，蛋黄每周限3个)、瘦畜肉类、豆类、各种蔬菜和水果、植物油(在限量之内使用)、硬果(在限

注意事项

○脂溶性维生素的吸收和转运有赖于脂肪的参与，严格限制膳食脂肪可造成脂溶性维生素缺乏。因此，必要时可补充能溶于水的脂溶性维生素制剂。

注意事项

○忌(少)用食物：含脂肪高的食物，如肥肉、肥瘦肉、全脂乳及其制品、花生、芝麻、松子、核桃、蛋黄、油酥点心及各种油煎炸的食品等。脂肪含量大于20 g/100 g的食物忌用，脂肪含量为15~20 g/100 g的食物少用。

注意事项

○在确定高脂血症的患者选用此种膳食之前，需对患者进行葡萄糖耐量检查，以排除由于膳食中碳水化合物引起疾病的可能性。

量之内使用)、鱼油等。

(9)中链甘油三酯膳食

中链甘油三酯(Medium-Chain Triglyceride,MCT)膳食系指以MCT代替部分LCT的膳食。目前临床使用的MCT多为油的形式,在烹调食物时放入。与LCT相比,MCT有以下特点:①分子量较小,相对能溶于水,在生物体内溶解度高,脂肪酶对其的作用效率更大,易于吸收;②大部分能以三酰甘油的形式吸收,故在胰脂酶和胆盐缺乏时,对其吸收影响不大,不会刺激胰液分泌;③在肠黏膜上皮细胞内不明显地结合到乳糜微粒中,也不易与蛋白质结合,可直接经门静脉进入肝脏;④在肝内不合成脂类,故不易形成脂肪肝;⑤不需肉碱存在,可很快通过线粒体膜,迅速而有效地被氧化供能;⑥轻度降低胆固醇吸收,并减慢肝内合成。

1)适用对象

消化、吸收与运输普通脂肪(长链甘油三酯)有障碍的患者,如胃大部分或全部切除、大部分肠切除、胆道闭锁、阻塞性黄疸、胰腺炎、胆盐和胰脂酶缺乏、肠源性脂肪代谢障碍、局限性肠炎伴脂肪痢、Whipple和Crohn病、乳糜胸、乳糜尿、乳糜性腹水、高乳糜微粒血症、Ⅰ型高脂蛋白血症患者。

2)配膳原则

①用MCT代替部分长链甘油三酯供能

膳食中的脂肪不宜全部由MCT供给,只能取代部分长链甘油三酯。长期使用MCT易缺乏必需脂肪酸。一般由MCT提供的能量占脂肪能量的65%,占膳食总能量的20%,其余的35%由长链甘油三酯供给。

②少量多餐

由于MCT水解速度快,若一次大量摄入,会使肠腔内液体呈高渗状态。此外,其分解的游离脂肪酸过多时,也会刺激肠道,引起腹胀、腹绞痛、恶心、腹泻等胃肠道症状。因此,进食时要慢、采用少量多餐的办法,或用MCT制备的食物作加餐,以避免症状出现。但采用此种膳食一般很少出现上述症状。

③适量供给双糖

MCT氧化较快,其生酮性远大于长链甘油三酯,蔗糖等双糖能降低其生酮作用。

④确保患者能真正摄入MCT

MCT可作调味汁、色拉油等用作蔬菜、点心等的配料,也可用作烹调油用于烹调肉、鱼、禽、蔬菜等食物,但应将MCT吸入食物中,才能保证患者摄入。

3)宜用食物

宜食用含脂肪较少的食物,如未加油脂制成的谷类、点心、豆类、豆制品、蔬菜、水果、脱脂乳类和蛋清等;精瘦肉类、鸡、虾、鱼等可限量食用,每日用量不超过150 g;蛋黄每周少于3个;烹调油在规定用量范围内,部分用MCT代替。

注意事项

○忌(少)用食物:油脂类制作的主食、全脂乳及其制品、蛋黄、烤鸭、烧鹅、鱼子、咸猪肉、肥肉、动物的内脏和脑组织、动物性油脂(除了海洋生物油脂)、香肠等。

注意事项

○对于糖尿病、酮中毒、酸中毒等患者,由于肝外组织利用酮体的能力往往已经饱和,使用MCT不仅浪费能源,而且会加剧酸中毒,故不宜使用。大部分MCT在肝内代谢,所以肝硬化患者也不宜食用。

注意事项

○忌(少)用食物:含饱和脂肪高的食物,如肥肉、鹅、鸭、全脂乳类、奶油、市售油脂糕点和油煎炸的食品等。

(10)限钠(盐)膳食

限钠膳食(Sodium Restricted Diet)指限制膳食中钠的含量,以减轻由于水、电解质代谢紊乱而出现的水钠潴留。钠是细胞外的主要阳离子,参与调节机体水、电解质平衡、酸碱平衡、渗透压和神经肌肉的兴奋性。肝、肾、心等病变或使用某些药物(如肾上腺皮质激素)会引起机体水钠平衡失调,出现水钠潴留或丢失过多。限钠摄入是纠正水钠潴留的一项重要治疗措施。食盐是钠的主要来源,每克食盐含钠400 mg,故限钠实际上是以限制食盐为主。

钠的正常需要量仍未确定,健康人安全的最低摄入量为500 mg/d 。临床上限钠膳食一般分为三种:

低盐膳食:全日供钠2 g左右。每日烹调用盐限制在2~4 g或酱油10~20 mL。忌用一切咸食,如咸蛋、咸肉、咸鱼、酱菜、面酱、腊肠等。

无盐膳食:全日供钠1 g左右。烹调时不加食盐或酱油,可用糖醋等调味。忌用一切咸食(同低盐膳食)。

低钠膳食:全日供钠不超过500 mg。除了无盐膳食的要求,还应忌用含钠高的食物,如油菜、芹菜等含钠100 mg/100 g以上的蔬菜及松花蛋、豆腐干、猪肾等。

1)适用对象

限钠(盐)膳食适用于心功能不全、急慢性肾炎、肝硬化腹水、高血压、水肿、先兆子痫等患者。

2)配膳原则

①根据病情变化及时调整钠盐限量

肝硬化腹水患者可先食用无盐或低钠膳食,然后逐渐改为低盐膳食,待腹水消失后,可恢复正常饮食。对有高血压或水肿的肾小球肾炎、肾病综合征、妊娠子痫的患者,使用利尿剂时用低盐膳食,不使用利尿剂而水肿严重者,用无盐或低钠膳食。不伴高血压、水肿或排尿钠增多者不宜限制钠摄入量。最好是根据24 h尿钠排出量、血钠和血压等指标确定是否需限钠及限钠程度。

②根据食量合理选择食物

有时为了增加患者食欲或改善营养状况,对食量少者可适当放宽食物选择范围。

③改变烹调方法以减少膳食含钠量并增进食欲

食盐是最重要的调味剂,限钠(盐)膳食比较乏味。因此,应合理烹调以提高患者食欲。一些含钠高的食物,如芹菜、菜心、豆腐干等,可用水煮或浸泡去汤等方法减少其含钠量,用酵母代替食碱或发酵粉制作馒头也可减少其含钠量,这样节省下来的钠量可用食盐或酱油补充调味。此外,也可采用番茄汁、芝麻酱、糖醋等调味。烹调时注意色、香、味、形,尽量提高食欲。

注意事项

○对某些年纪大、贮钠能力迟缓、心肌梗死、回肠切除术后、黏液性水肿和重型甲状腺功能低下合并腹泻的患者,限钠应慎重,最好是根据血钠、血压和尿钠排出量等临床指标来确定是否限钠以及限制程度。

注意事项

○忌(少)用食物:各种盐或酱油制作或腌制的食品、盐制调味品。

3)宜用食物

宜食用不加盐或酱油制作的谷类、畜肉、禽类、鱼类、豆类、乳类(低钠膳食不宜过多);蔬菜和水果(低钠膳食不宜用含钠量大于100 mg/100 g的蔬果)。

(11)少渣膳食

少渣膳食亦称低纤维膳食(Fiber Restricted Diet),是一种膳食纤维(植物性食物)和结缔组织(动物性食物)含量极少,易于消化的膳食。目的是尽量减少膳食纤维对胃肠道的刺激和梗阻,减慢肠蠕动,减少粪便量。少渣膳食是软食和普食的过渡膳食。

1)适用对象

少渣膳食适用于消化道狭窄并有梗阻危险的患者,如食管或肠管狭窄、食管静脉曲张;肠憩室病、各种急、慢性肠炎、痢疾、伤寒、肠道肿瘤、肠道手术前后、痔瘘患者等。

2)配膳原则

①限制膳食中纤维的含量

尽量少用富含膳食纤维的食物,如蔬菜、水果、粗粮、整粒豆、硬果,以及含结缔组织多的动物跟腱、老的肌肉等。选用的食物应细软、渣少、便于咀嚼和吞咽,如肉类应选用嫩的瘦肉部分;蔬菜应选用嫩叶、花果部分;瓜类应去皮。

②脂肪含量不宜过多

腹泻患者对脂肪的消化吸收能力减弱,易导致脂肪泻,故应控制膳食脂肪量。

③烹调方法

将食物切碎煮烂,做成泥状,忌用油炸、油煎的烹调方法。禁用烈性、刺激性调味品。

④少量多餐,注意营养素平衡

由于食物选择的限制,膳食营养难以平衡,而且限制蔬菜和水果,易引起维生素C和部分矿物质的缺乏,有些果汁含较多的有机酸,易刺激肠道蠕动。必要时可补充维生素和矿物质制剂。

3)宜用食物

宜食用精细米面制作的粥、面包、软面条、饼干;软烂的嫩肉、动物内脏、鸡、鱼等;豆浆、豆腐脑;乳类、蛋类;菜水、菜汁,去皮制软的瓜类、番茄、胡萝卜、马铃薯等。

(12)低嘌呤膳食

低嘌呤膳食(Low Purine Diet)是限制膳食中嘌呤含量的一种膳食。嘌呤在体内参与遗传物质核酸的代谢,有重要的生理功能。嘌呤在体内代谢的最终产物是尿酸,如果嘌呤代谢紊乱,血清中尿酸水平升高,或尿酸经肾脏排出量减少,可引起高尿酸血症,严重时出现痛风症状,此类患者必须限制膳食中嘌呤的含量。

注意事项

○长期缺乏膳食纤维,易导致便秘、痔疮、肠憩室及结肠肿瘤等,也易导致高脂血症、动脉粥样硬化和糖尿病等,故少渣膳食不宜长期食用,待病情好转应及时调整。

注意事项

○忌(少)用食物:各种粗粮、老的玉米;整粒豆、硬果;富含膳食纤维的蔬菜、水果;油炸、油腻的食物;辣椒、胡椒、咖喱等浓烈刺激的调味品。

1)适用对象

低嘌呤膳食适用于痛风患者及无症状高尿酸血症患者。

2)配膳原则

限制外源性嘌呤的摄入,增加尿酸的排泄。

①限制嘌呤摄入量

选用嘌呤含量低于150 mg/100 g的食物。

②限制总能量摄入量

每日摄入总能量应较正常人减少10%~20%,肥胖症患者应逐渐递减,以免出现酮血症,促进尿酸的生成,减少尿酸的排泄。

③适当限制蛋白质摄入量

每日蛋白质的摄入量为50~70 g,并以含嘌呤少的谷类、蔬菜类为主要来源,或选用含核蛋白很少的乳类、干酪、鸡蛋、动物血、海参等动物蛋白。

④适量限制脂肪摄入量

痛风患者多伴有高脂血症和肥胖症,且体内脂肪堆积可减少尿酸排泄,故应适量限制。脂肪应占总能量的20%~25%,为40~50 g。

⑤合理供给碳水化合物

碳水化合物具有抗生酮作用,并可增加尿酸的排出量,每日摄入量可占总能量的60%~65%。但果糖可促进核酸的分解,增加尿酸生成,应减少果糖类食物的摄入,如蜂蜜等。

⑥保证蔬菜和水果的摄入量

尿酸及尿酸盐在碱性环境中易被中和、溶解,因此应多食用蔬菜、水果等碱性食物。

3)宜用食物

严格限制嘌呤者宜用嘌呤含量低于25 mg/100 g的食物,中等限制者可用嘌呤含量为25~150 mg/100 g的食物。

常见微量嘌呤食物、中等量嘌呤食物的嘌呤含量总结如下:

微量嘌呤食物(嘌呤含量低于25 mg/100 g):乳类及乳制品、蛋类、动物血、海参、海蜇皮中嘌呤含量极低。其他微量嘌呤食物有谷类中的米、麦、米粉、面条、通心粉、麦片、玉米等;根茎类的马铃薯、芋头等;蔬菜类中的白菜、苋菜、芥蓝、芹菜、韭菜、韭黄、苦瓜、黄瓜、冬瓜、丝瓜、胡瓜、茄子、胡萝卜、萝卜、青椒、洋葱、番茄、木耳、腌菜等;各种水果。

中等量嘌呤食物(嘌呤含量为25~150 mg/100 g):豆类中的绿豆、红豆、四季豆、豌豆、豇豆、豆腐、豆干、豆浆等;畜禽类中的鸡肉、猪肉、牛肉、羊肉、鸡心、鸡胗、鸭肠、猪腰、猪肚、猪脑等;水产品中的黑鲳鱼、草鱼、鲤鱼、秋刀鱼、鳝鱼、鳗鱼、乌贼、虾、螃蟹、鲍鱼、鱼翅、鱼丸等;蔬菜类中的菠菜、花椰菜、茼蒿菜、洋菇、鲍鱼菇、海带、笋干、金针菇、银耳等;干果类中的花生、腰果、栗子、莲子、杏仁等。

注意事项

○嘌呤广泛存在于各类食物中,但含量高低不等,需结合病情确定限制程度,以免出现蛋白质营养不良。

注意事项

○忌(少)用食物:不论病情如何,痛风患者和高尿酸症患者都忌(少)用高嘌呤食物。

注意事项

○高嘌呤食物(嘌呤含量为150~1 000 mg/100 g):豆类中的黄豆、豆芽;畜禽类中的肝脏、肠等;水产类中的白鲳鱼、鲢鱼、带鱼、乌鱼、海鳗、沙丁鱼、草虾、牡蛎、蛤蜊、蚌蛤、干贝、鱼干等;蔬菜类中的豆苗、芦笋、紫菜、香菇等;各种肉汤、鸡精、酵母粉等。

2.技能操作

某医院住院部，66岁的王爷爷因冠心病住院，既往有高脂血症。查体：身高160 cm，目前体重70 kg，无水肿。护理员小王需要根据患者情况给予其适宜的营养膳食。假如你是小王，该如何做？

（1）沟通评估

在进行治疗膳食选择前，需要先与患者沟通，收集评估信息。

（2）操作准备

在进行治疗膳食选择前，需要做好必要的准备，见表6-2-19。

表6-2-19　治疗膳食选择前的物品准备

准备类型	准备记录
用物准备	□各膳食每日食物参考摄入量 □身高体重秤 □纸 □笔

（3）操作记录

根据患者目前营养状况及饮食情况等选择治疗膳食，并记录在表6-2-20中。

表6-2-20　治疗膳食选择操作记录表

患者	姓名：王爷爷 住院缘由：________	
治疗膳食选择	膳食调查	根据患者情况，选择膳食种类：__________
	配膳原则	膳食总能量：□增加 □减少 蛋白质：占总能量__________ 碳水化合物：占总能量__________ 脂肪：占总能量__________ 食盐：______g
	食物选择	□肥肉 □瘦肉 □禽类 □甜点心 □红糖 □谷类 □蔬菜 □豆类 其他：__________

检查评估

操作者根据表6-2-21中的检查项目进行自我检查，并将检查结果和自我点评记录在表中。

表6-2-21　常见医院膳食检查记录表（操作者自查）

序号	检查项目	检查结果	自我点评
1	是否穿工作服并保持服装整洁	是□ 否□	
2	操作前是否洗净双手	是□ 否□	
3	是否在操作前对患者进行营养评估	是□ 否□	
4	是否在操作过程中与患者进行有效沟通	是□ 否□	

续表

序号	检查项目	检查结果	自我点评
5	是否按照标准步骤进行操作	是□ 否□	
6	是否完成操作记录	是□ 否□	

服务对象根据表6-2-22中的检查项目对操作者的服务情况进行检查，并将检查结果和结果点评记录在表中。

表6-2-22 常见医院膳食检查记录表（服务对象点评）

序号	检查项目	检查结果	结果点评
1	态度是否和蔼，语言是否亲切	是□ 否□	
2	是否清楚说明对应营养膳食选择的原因及意义	是□ 否□	
3	操作过程中是否询问有无其他特殊需求	是□ 否□	

教师根据表6-2-23中的检查项目对操作者的任务完成情况进行检查，并将检查结果和结果点评记录在表中。

表6-2-23 常见医院膳食检查记录表（教师点评）

序号	检查项目	检查结果	结果点评
1	是否按时完成任务	是□ 否□	
2	团队协作是否顺畅	是□ 否□	
3	设备、用具及物品是否整理恢复	是□ 否□	
4	工作页填写是否准确、完整	是□ 否□	

任务小结

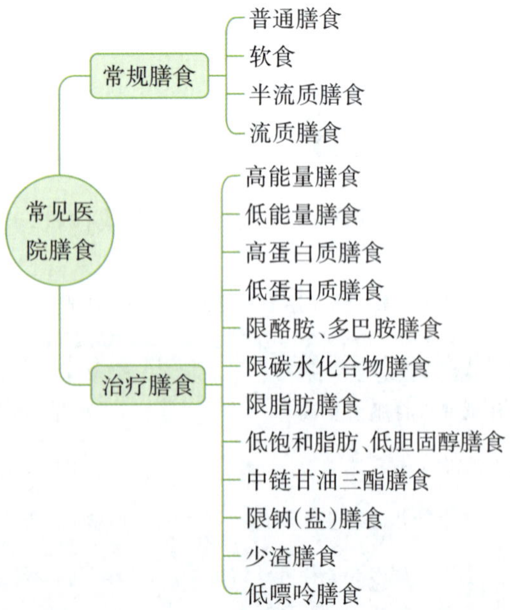

参考文献

[1] 中国营养学会. 中国居民膳食指南(2022). 北京:人民卫生出版社,2022.

[2] WHO/FAO/UNU. Protein and Amino Acid Requirements in Human Nutrition. WHO World Health Organ Tech Rep Ser 935, 2007.

[3] 孙长灏. 营养与食品卫生学.8版. 北京:人民卫生出版社,2017.

[4] 荫士安. 现代营养学.9版. 北京:人民卫生出版社,2008.

[5] 杨月欣,王光亚,潘兴昌. 中国食物成分表.2版. 北京:北京大学医学出版社,2009.

[6] Ellie Whitney, Sharon Rady Rolfes. Understanding Nutrition. 8th ed. Thomson Wadsworth, 1999.

[7] 尚红,王毓三,申子瑜. 全国临床检验操作规程.4版. 北京:人民卫生出版社,2015.